U0385715

口腔局部麻醉精要

Successful Local Anesthesia

针对牙髓治疗和修复治疗

FOR RESTORATIVE DENTISTRY AND ENDODONTICS

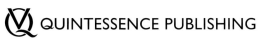 QUINTESSENCE PUBLISHING

Beijing, Chicago, Berlin, Tokyo, London, Paris, Milan, Barcelona, Istanbul, São Paulo, New Delhi, Moscow, Prague, and Warsaw

口腔局部麻醉精要

Successful Local Anesthesia

针对牙髓治疗和修复治疗

FOR RESTORATIVE DENTISTRY AND ENDODONTICS

（美）艾尔·里德（Al Reader）

（美）约翰·纳斯特（John Nusstein） 主编

（美）梅利莎·德拉姆（Melissa Drum）

徐礼鲜 主译

北方联合出版传媒（集团）股份有限公司

辽宁科学技术出版社

沈 阳

图文编辑

邢俊杰　杨　红　张贤军　周以云　马　兴　马宏志　李宏龙　胡玉彪　廖学河

曾志英　周蛟丽　胡建军

图书在版编目 (CIP) 数据

口腔局部麻醉精要/（美）艾尔·里德（Al Reader），（美）约翰·纳斯特（John Nusstein），（美）梅利莎·德拉姆（Melissa Drum）主编；徐礼鲜主译. —沈阳：辽宁科学技术出版社，2018.4（2018.5 重印）

ISBN 978-7-5591-0570-7

Ⅰ.①口… Ⅱ.①艾… ②约… ③梅… ④徐… Ⅲ.①口腔外科手术—局部麻醉 Ⅳ.①R782.05

中国版本图书馆 CIP 数据核字（2017）第 308933 号

出版发行：辽宁科学技术出版社
　　　　　（地址：沈阳市和平区十一纬路 25 号　邮编：110003）
印　刷　者：辽宁新华印务有限公司
经　销　者：各地新华书店
幅面尺寸：168mm×236mm
印　　张：11
插　　页：4
字　　数：200 千字
出版时间：2018 年 4 月第 1 版
印刷时间：2018 年 5 月第 2 次印刷
责任编辑：陈　刚　苏　阳
封面设计：袁　舒
责任校对：栗　勇

书　　号：ISBN 978-7-5591-0570-7
定　　价：198.00 元

投稿热线：024-23280336
邮购热线：024-23280336
http://www.lnkj.com.cn

译者简介Translator

主　译

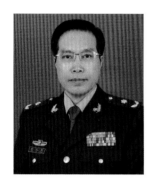

　　徐礼鲜，现任第四军医大学口腔医学研究所副所长，口腔麻醉学教授/主任医师，博士生导师，全国口腔麻醉学首席科学传播专家，国务院政府特殊津贴享受专家，全国优秀科技工作者，中国麻醉学科杰出研究奖和"十一五"军队医学科技重大成果奖获得者。学术兼职亚洲齿科麻醉学术联盟前任主席/常务理事、中华口腔医学会理事、中华口腔医学会麻醉学专业委员会前任主任委员/常务理事、中华口腔医学会镇静镇痛专业委员会主任委员、中国药理学会麻醉药理学分会副主任委员、西安医学会麻醉学分会主任委员、陕西省医学会麻醉学分会副主任委员、陕西省麻醉质控中心副主任、中华医学会麻醉学分会委员、中国医生协会住院医生规范化培训口腔医学科专业委员会委员和中华医学会医疗事故技术鉴定专家。

译者简介Translator

副主译

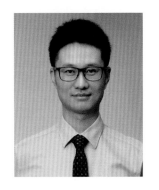

　　每晓鹏，中华口腔医学会镇静镇痛学专业委员会青年委员会副主任委员、中华口腔医学会麻醉学专业委员会青年委员。现任西安交通大学第一附属医院麻醉科副教授，副主任医师，硕士研究生导师。主要从事头面部整形美容手术麻醉、小儿麻醉以及门诊舒适化医疗工作。

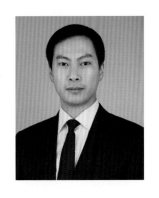

　　徐浩，现任西安医学院基础医学部人体解剖教研室副教授，第四军医大学生物医学工程系博士后，西安医学院主讲教师。学术兼职西安医学会疼痛学分会委员、中国药理学会麻醉药理学分会青年委员。

译者名单

程　杰　刘颖凤　王　晶　吴　杨　严　佳　杨　燃　周建峰

目录Table of Contents

献辞Dedication

这本书献给以掌握深奥的齿科麻醉为共同目标的学生和临床医生们。

前言Preface

为什么患者避免去看牙科医生？根据美国牙科协会的调查[1]，害怕疼痛是阻止患者去看牙科医生的最大因素。更加深入的调查[2,3]已经发现90%的牙科医生在修复牙科手术的过程中有一些麻醉方面的困难。因为充分的口腔麻醉是一个临床问题，在过去的25年里，我们和其他学者已经在局部麻醉领域进行了大量的调查研究。我们很兴奋可以在这本书中把其中的一些结果呈现出来。

口腔麻醉是提供齿科保健的基石。局部麻醉的实施是临床实践中最为常见的步骤之一。它总是我们实施的第一个步骤，并且还几乎影响了我们在这个过程中所做的一切。如果患者没有被充分地麻醉，而你又有一些计划好的伤害性的修复性工作，困难便出现了。这本书解释了为什么会出现困难并且提供了临床解决方案，以帮助临床医生可以按计划行事。

幸运的是，就像材料和技术在口腔学中取得了发展一样，局部麻醉在过去的20年里已经取得了惊人的发展。当前用于局部麻醉的技术和药物制剂已经使成功治疗患者变得容易了许多。现在我们有能力在一开始麻醉患者，并且在整个过程中都提供麻醉，如果需要的话还可以逆转一些软组织的麻醉效果。真是难能可贵！

这本书包括了以研究为基础的基本原理、优势以及各种麻醉药剂和路径的局限性。需要特别强调的是追加麻醉技术对口腔医学实践至关重要。然而，本书没有涉及实施局部麻醉所需要利用的基本技术，因为那些信息很容易在其他教科书和出版物中找到。

另外，本书重点介绍了口腔修复学和口腔内科学，因为口腔麻醉的要求不同于口腔外科学、口腔种植学、牙周病学和儿童口腔医学，口腔学院里85%的局部麻醉教学都只完成了口腔和颌面外科学部分[4]，虽然他们完成得很出色，但是有时对口腔外科医生而言，依然很难满足口腔修复学和口腔内科治疗领域对口腔麻醉的要求。

整本书中的知识分成了特定的主题以便理解和参考，必要时提供了摘要信息。参考文献也包含在章节中，便于口腔临床医生们（我们是其中的一员）通过引用与其作者和研究者相互交流。我们同样对引文作者们对局部麻醉领域的贡献表示感谢！

本书是一个临床助手，来帮助你应用最新的技术和可用的药物以便成功地麻醉患者。这里呈现的知识的确会帮助你提供无痛治疗。口腔麻醉也将会在整本书中重点强调。换言之，口腔麻醉将会成为口腔修复学医生和口腔内科学专家的必需要求以实施无痛治疗。我们认为对于牙科专业来说这是一个十分有价值的目标。

参考文献

[1] ADA survey. Influences on dental visits. ADA News 1998;11(2):4.
[2] Kaufman E, Weinstein P, Milgrom P. Difficulties in achieving local anesthesia. J Am Dent Assoc 1984;108:205–208.
[3] Weinstein P, Milgrom P, Kaufman E, Fiset L, Ramsay D. Patient perceptions of failure to achieve optimal local anesthesia. Gen Dent 1985;33:218–220.
[4] Dower JS. A survey of local anesthesia course directors. Anesth Prog 1998;45:91–95.

致谢Acknowledgments

在这里，首先，我们要感谢家人的支持（Dixie Reader, Tammie Nusstein, and Jason Drum）！我们很感激他们愿意帮助我们为局部麻醉领域增添有思想深度的砖瓦。

本书所有的销售版税将会公平地分给美国牙髓病学家基金会协会和俄亥俄州州立大学口腔内科学研究生研究基金，以支持麻醉和疼痛控制领域的进一步研究。

局部麻醉的相关临床因素

Clinical Factors Related to Local Anesthesia

阅读本章节后，读者应该掌握：
- 讨论局部麻醉的相关临床因素。
- 提供确定临床麻醉的方法。
- 叙述与局部麻醉相关的问题。
- 解释焦虑对局部麻醉的影响。
- 讨论血管收缩剂的应用。
- 描述注射痛的特征。
- 评估表面麻醉药物的使用。
- 讨论减轻注射痛的替代方法。

临床牙髓麻醉取决于三大要因素的相互作用：（1）牙科医生；（2）患者；（3）局部麻醉（图1-1）。牙科医生依赖局部麻醉药物如同依赖其他的技术一样。此外，牙科医生还依赖与患者的相互关系（和谐/信任）。多种临床因素决定患者与局部麻醉实施效果之间的相互关系。

确定无痛性活髓牙的牙髓麻醉效果

嘴唇麻木

传统确认麻醉效果的方法通常涉及询问患者嘴唇是否麻木（图1-2）。即使100%的患者嘴唇木，仍有23%的可能性下颌第一磨牙牙髓麻醉失败[1-16]。因此，嘴唇麻木不一定预示牙髓麻醉成功。但是，下牙槽神经阻滞（inferior alveolar nerve block，IANB）如无嘴唇麻木，则提示麻醉失败，牙髓麻醉效果不存在。

结论：嘴唇麻木不一定预示牙髓麻醉成功。

软组织测试

用针头刺神经分布区域的软组织（牙龈、黏膜、唇、舌）（图1-3），无痛则麻醉成功可能性为90%~100%[2-5]。但无论如何，牙髓麻醉对于23%的患者来说仍无法企及下颌第一磨牙[11-16]。针刺黏膜无痛

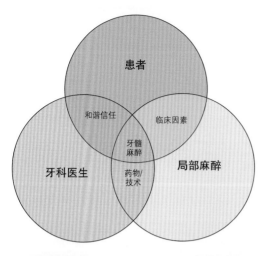

图1-1 牙髓麻醉和患者、牙科医生及局部麻醉的关系。

患者

和谐信任 临床因素

牙髓麻醉

牙科医生 药物/技术 局部麻醉

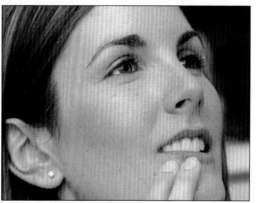

图1-2 嘴唇麻木并不能保证牙髓麻醉效果。

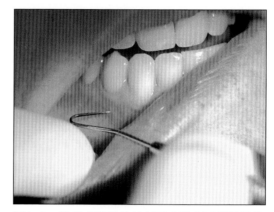

图1-3 黏膜或牙龈的针刺反应缺失不能很好地提示牙髓麻醉效果。

提示黏膜组织麻醉完善。

结论：黏膜或牙龈的针刺反应缺失并不能很好地提示牙髓麻醉效果。

开始治疗

在没有确定麻醉效果的情况下就开始治疗，带来的问题就是，直到开始钻牙才能知道患者手术部位是否被麻醉，这将给患者和牙科医生都带来担心和焦虑。典型示例：如果钻头碰到近中颊的牙质时患者感到疼痛，那么下颌磨牙的牙冠准备可能存在问题。如果患者对疼痛有反应，医生说"哦，你感到疼吗？"然后尝试继续治

疗。如果患者继续对钻头碰到近中颊有疼痛反应，医生通常会尝试在患者感到疼痛的部位周围操作，并告诉患者"我马上就好。"这对患者或医生来说都非常不愉快。

结论：没有确定麻醉效果就开始治疗会加重牙科医生和患者的恐惧心理，因为在这种状况下两者都不知道牙齿是否被麻醉。

制冷剂和牙髓电活力测试

无痛活髓牙更客观的麻醉效果测量法是应用制冷剂1,1,1,2-四氟乙烷或采用牙髓电活力测试（electric pulp tester，EPT）。制冷剂或EPT测试可以在开始临床治疗操

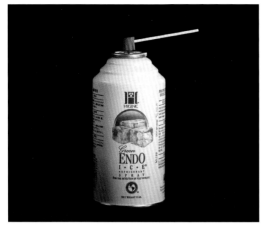

图1-4　制冷剂在临床牙科操作开始前被用以测试牙髓麻醉效果。(Courtesy of Coltène/Whaledent, Cuyahoga Falls, Ohio.)

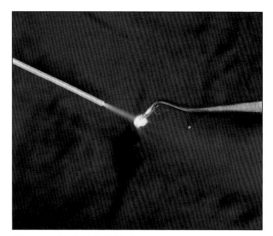

图1-5　制冷剂喷洒棉球。

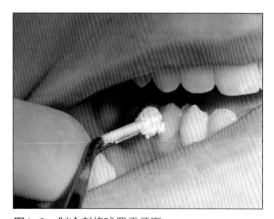

图1-6　制冷剂棉球置于牙面。

作前检测牙髓麻醉的效果[17-20]。牙科助理可以预先检测确定牙髓麻醉效果，然后告知牙科医生是否开始临床治疗。

　　如果是一位非常焦虑的患者，牙髓活力测试可以导致很严重的疼痛反应。焦虑的患者对很小的刺激都会有很强的反应，他们可能会说"我当然要跳起来，这很痛！"或者"当你知道这将很痛而跳起来是正常的"。

　　结论：用制冷剂或EPT来进行活力测试能判断患者是否达到满意的牙髓麻醉。对于焦虑的患者而言，牙髓活力测试需要推迟到患者可以完全控制自己并接受这个无创的诊断性操作。

冷测试

　　制冷剂四氟乙烯（Hygenic Endo-Ice，Coltène/Whaledent）（图1-4）可以在开始钻牙之前用来测试牙髓麻醉的效果。冷测试的技术简单快捷，仅需要几秒钟时间且不需要特殊器械。当患者感到广泛的口唇麻木时，可以将制冷剂喷到棉花球上，并用镊子夹住（图1-5），然后将冷的棉花球放置在牙齿上（图1-6）。如果局部麻醉成功有效，那么患者将无法感知到制冷剂。如果患者对制冷剂的接触感觉疼痛，那么需要补充注射麻醉药。如果对于冷刺激没有感觉，那么牙髓麻醉基本成功。用制冷剂测试临床麻醉效果比用EPT测试方便。

　　制冷剂牙髓活力测试可以有效地应用在金牙冠及金瓷复合牙冠上。实际上，牙髓活力测试在这些情况下很容易进行,因为金属有很好的导热性。Miller等[21]证实制冷剂活力测试在所有陶瓷牙冠上都有效。

　　结论：对于临床牙髓麻醉而言，制冷剂牙髓活力测试是一项很可靠的技术，即

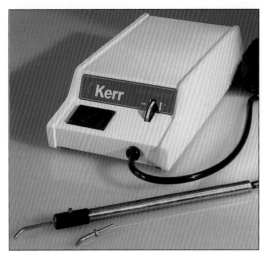

图1-7 使用EPT仪测试牙髓麻醉效果(Courtesy of SybronEndo, Glendora, California.)。

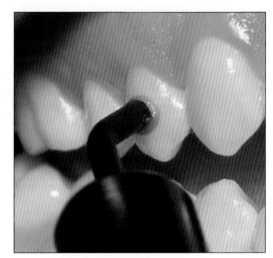

图1-8 EPT探针置于牙面。

使是金牙冠、金瓷复合牙冠及陶瓷牙冠也都适用。

EPT

为了进行EPT（Kerr Vitality Scanner, SybronEndo）（图1-7），牙齿首先需要用干棉球或纱布擦干。在活力测试仪器探针置于需要被麻醉的牙齿唇面中部（前牙）或颊面（后牙）前需要用一些牙膏(图1-8)。Kerr EPT能自动地接触牙面并且持续地给予电流刺激，直到最大的输出读数达到80。当从牙面移除时，EPT自动归零。现代的EPT使用非常简便，不需要再像以往那样由牙科医生手动地转动表盘来调整电流。

Kitamura等[22]报道了EPT测试牙活性有99%的准确率。Dreven等[17]以及 Certosimo和Archer[18]指出当EPT读数达到80时，患者仍没有反应则可确认牙髓麻醉有效且无痛。Certosimo和Archer[18]指出，当EPT读数小于80时，患者在常规牙科手术时会感觉到疼痛。因此，在临床牙科操作前应用EPT测试可以为临床医生判断牙髓麻醉是否有效提供可靠提示。本书中概述的多个牙髓活力测定，主要适用于超过60min持续的牙髓活力测定。

结论：EPT对于判断有活力、无痛牙的牙髓麻醉效果非常可靠。EPT读数小于最大输出读数（80）时提示牙髓麻醉需要加强。

EPT及冷测试在临床的应用

本书中列出的几乎所有的研究都能复制到牙科医生的工作中应用，也就是在实施不同类别不同技术的局部麻醉后，可以通过同样的电活力测试来评估牙髓麻醉的效果。

有些人可能会说，活力测试的阴性结果对于牙科修复而言不是必需的，就是不要介意患者不断抱怨在治疗过程中的疼痛[18]。然而牙科医生的目标是让患者感觉不到牙髓疼痛。而患者经常在牙科手术中忍受疼痛的痛苦，我们认为在当代牙科实践中，这样的情况是不应该发生的。

结论：电活力测试对于临床工作中牙髓麻醉的测试是非常有价值的。

临床局部麻醉相关问题

患者因素

治疗过程中的疼痛与压力

有经验的医生经常会告诉患者，在接受治疗的过程中他们只会感受到压力，而不是疼痛。这个现象的解释是局部麻醉药能有效地阻滞疼痛的传导，但不能阻滞压力感觉的传导。这样的说法虽有点儿道理，但从未被证实过，而且患者手术过程中感觉到疼痛的原因非常复杂（见第2章及第4章）。比如，电压控制的钠离子通道（VGSCs）存在于神经细胞表面，但对周围神经痛的传导起着不同作用[23-25]。它们进一步被分类为河豚毒素阻滞通道（toxin tetrodotoxin，TTX）和抗河豚毒素通道（TTX-R）[26]，大多数TTX-R钠离子通道被发现存在痛觉感受器Na_V1.8及Na_V1.9[26]。TTX-R钠离子通道的重要性在于对局麻药物有一些抵抗作用[27]。

结论：压力传递并不能完全解释牙科患者在术中的感受，TTX-R钠离子通道对局麻药物有抵抗作用。

患者对局麻药物注射的反应

Brand等[28]发现，感到紧张（42%）、紧握拳头（14%）和呻吟（13%）是局麻注射时的最常见反应。Vika等[29]报道大约17%的患者对上一次牙科治疗中的注射疼痛有高度的恐惧以至于会导致他们对未来必要的治疗采取躲避的态度。

结论：一些患者对于接受局麻药物注射显得很消极。

前次局部麻醉不佳的患者

前次局部麻醉不佳的患者再次局部麻醉的失败率更高[30]。这些患者逐渐会认为"普鲁卡因对我没有作用"或者"我的牙齿需要打好多针麻醉药才能麻木"。临床经验丰富的医生会预先询问患者，以往有无局部麻醉不成功的经历。如果有这样的经历，可以考虑额外增加局部麻醉药物的应用。

结论：以往有局麻失败的患者，本次局麻效果不佳的概率更高。

牙科医生因素

牙科医生对局麻药物注射的反应

Simon等[31]发现，19%的牙科医生认为注射局麻药物导致的不悦感曾促使他们重新考虑是否继续将牙科医生作为自己的职业。6%的牙科医生认为这是个很严重的问题。这项研究证明，局麻药的注射是一些牙科医生职业紧张症的重要因素。

焦虑的患者可能并不是唯一对局麻药物注射紧张的人群。Dower等[32]发现，2/3的牙科医生认为他们的紧张来源于患者的焦虑和紧张。16%的牙科医生认为儿童也是他们紧张和焦虑的主要原因。

结论：一些牙科医生对于注射局麻药物有所顾虑，焦虑的患者以及儿童也是牙科医生紧张焦虑的原因。

同情疲劳

此外，将这一类情感耗竭称之为同情疲劳（compassion fatigue），可能会影响许多医务工作者[33,34]。虽然医生们是因努力想帮助患者，但每天要控制患者的疼痛，要高水准地实施治疗措施会使之倦怠。实际上，如果患者在恢复性治疗中感觉疼痛，我们通常会默认他的感觉不真实。

我们作为牙科医生或者专家，对患者

表1-1	美国常用的局部麻醉药物*			
麻醉药物	血管收缩药物	针筒颜色[†]	最大允许剂量[††]	常规最大剂量[††]
2%利多卡因	1：100,000肾上腺素	红	13	8
2%利多卡因	1：50,000肾上腺素	绿	13	8
2%利多卡因	无	浅蓝	8	8
2%甲哌卡因	1：20,000左旋异肾上腺素	棕色	11	8
3%甲哌卡因	无	黄褐色	7	5.5
4%丙胺卡因	1：200,000肾上腺素	黄	5.5	5.5
4%丙胺卡因	无	黑	5.5	5.5
0.5%布比卡因	1：200,000肾上腺素	蓝	10	10
4%阿替卡因	1：100,000肾上腺素	金	7	7
4%阿替卡因	1：200,000肾上腺素	银	7	7

*剂量摘自Malamed[35]。
[†]统一的针筒颜色。
[††]本表提供了两种最大剂量，最大允许剂量（maximum allowable dose，MAD）是指在复杂的口腔手术及颌面部手术中允许的最大剂量。常规最大剂量（typical maximum dose，TMD）是指常规的牙科手术操作的最大用量。两列数据的数字是指最大使用的包装剂量数字，适用于65kg的成人患者。

表1-2	局部麻醉药物、常用名和每个包装针筒毫克数	
局麻药物	制造商名	包装（mg）
含1：100,000肾上腺素的2%利多卡因	Xylocaine (APP Pharmaceuticals) Lidocaine	36
含1：50,000肾上腺素的2%利多卡因	Xylocaine Lidocaine	36
含1：20,000左旋异肾上腺素的2%甲哌卡因	Carbocaine (Hospira) Polocaine (Dentsply)	36
3%甲哌卡因（无血管收缩剂）	Carbocaine Polocaine	54
含1：200,000肾上腺素的4%丙胺卡因	Citanest Forte (Dentsply)	72
4%丙胺卡因（无血管收缩剂）	Citanest Forte (Dentsply)	72
含1：200,000肾上腺素的0.5%布比卡因	Marcaine (Hospira)	9
含1：100,000肾上腺素的4%阿替卡因	Septocaine (septodont) Zorcaine (Cook–Wait) Articadent (Dentsply)	72
含1：200,000肾上腺素的4%阿替卡因	Septocaine Zorcaine Articadent	72

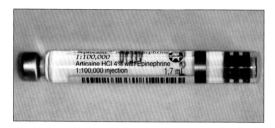

图1-9　阿替卡因包装显示1.7mL的麻醉药物容量。

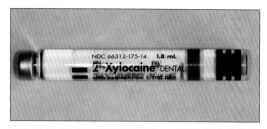

图1-10　利多卡因包装显示1.8mL的麻醉药物容量。

提供的是特殊的医疗服务。我们在为患者提供专业的医疗服务的同时，能保持关怀的态度则是一种值得褒奖的艺术。然而，我们同样有避免失败的能力，因为我们有方法去避免失败的发生。牙科医生多年来被患者的疼痛所抱怨。不幸的是，我们现在所知的一些可以缓解患者疼痛的方法在当时并不为牙科医生所知。对于IANB而言更是如此，局麻药物注射的失败常常导致一些临床问题。本书将会罗列如何克服局麻阻滞失败的一些步骤。

结论：当我们有办法防止牙髓麻醉的失败，就不应该让失败发生。

麻醉药物及剂量

表1-1列举的是美国常用的一些局部麻醉药物。美国牙科医生协会规定了一系列特定的颜色码来防止不同品牌药物的混淆，制订了口腔颌面部手术中最大允许剂量。常规最大剂量是指成人（体重68kg/150bl）接受常规康复治疗及牙髓手术的剂量。局部麻醉药、常用名、每个包装针筒毫克数可见表1-2。

针筒包装容量——1.7mL vs 1.8mL

Robertson等[36]用最小测量精度为0.01mL的标准针筒测量过普通抽吸针筒、标准的27-G针筒及50个针筒包装的阿替卡因和50个针筒包装的利多卡因中注射局部

麻醉药物的量。虽然阿替卡因针筒包装标注净含量为1.7mL（图1-9），但它的平均注射量为1.76mL。而利多卡因包装标注净含量为1.8mL（图1-10），而平均注射量也是1.76mL。通常有小剂量的麻醉药物留在包装内，但阿替卡因和利多卡因两者最终的注射量相同。尽管实际麻醉溶液的净注射量为1.76mL，但一些制造商将净含量标注为1.7mL。

结论：包装标注的1.7mL及1.8mL针剂实际注射量是一样的。

局部麻醉的分类和临床意义

就一般而言，局部麻醉药根据其pK_a、脂溶性及蛋白结合力的不同分为短效、中效及长效局部麻醉药[35]。短效局部麻醉药包括3%甲哌卡因以及4%丙胺卡因，长效的局部麻醉药包括0.5%布比卡因加1：200,000肾上腺素，利多卡因、阿替卡因、甲哌卡因及丙胺卡因加上血管收缩剂为中效局部麻醉药物。然而Pateromichelakis和Prokopiou[37]发现，通过阻滞不同神经来比较局部麻醉药物作用的研究对临床的指导意义不大。例如临床研究表明，同样的药物其作用时间在神经阻滞、浸润及骨内注射麻醉的应用中不完全相同。一个明显的例子就是，长效局部麻醉药布比卡因和依替卡因的时间效应只适用于神经阻滞，而非上颌骨浸润麻醉及韧

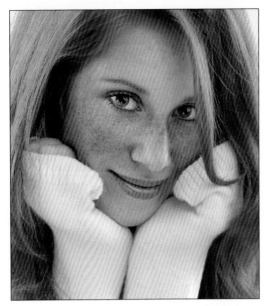

图1-11 这位红头发的女士是否会更难麻醉?

带内或骨内麻醉[11,38-40]。短效药物如3%甲哌卡因以及4%丙胺卡因对于局部麻醉神经阻滞至少可以持续50min，但如果用于上颌浸润麻醉则时效较短[41,42]。

结论：局部麻醉药物的时效分类对于临床效应而言并不完全相符。

影响局部麻醉作用的因素

遗传

一些患者对局麻药物的反应并不充分。许多研究将疼痛或者局部麻醉无效归咎于遗传因素[43-46]。也许在未来的某一天，人们可以通过基因检测来筛选针对患者最有药效的局部麻醉药物。

结论：基因因素可能在局部麻醉失败中扮演一定的角色。

红发表型

局部麻醉药在红发的患者中药效较低，也可能提示该类患者可能对疼痛更加敏感[47-49]。自然的红发源于黑皮质素受体-1（melanocortin-1 receptor，MC1R）基因的突变，同时会调节疼痛通路[47-49]。红发是MC1R的显性基因，与红色头发、白皙皮肤和雀斑相关（图1-11）。红发女性可能对某些种类的疼痛特别敏感而且皮下注射利多卡因可能对其无效[47]。Liem等[48]报道了地氟烷的用药量在红发人群中显著增加。在另一项随访研究中，Binkley等[49]发现与红发相关的基因突变也和对牙科医生的恐惧和焦虑相关。由于利多卡因对红发人群效果不显著，因此可能是这类人群麻醉失败的原因之一[47]。

结论：红发患者可能更难达到理想的麻醉效果。

性别差异

研究者发现，女性更容易躲避疼痛，更不能忍受疼痛，也更惧怕疼痛[50-52]。Morin等[53]发现，女性的术后疼痛感比男性强烈，但男性比起女性更容易被轻微的疼痛所困扰[51]。因此，我们需要警惕女性和男性对疼痛的反应可能不同。此外，Tofoli等[54]发现，注射痛及局麻药的效果与女性的月经周期及口服避孕药的使用无关。

结论：女性比男性更容易躲避疼痛，更不能忍受疼痛，也更惧怕疼痛。

怀孕及哺乳

对于怀孕患者，择期治疗需要推迟进行，特别是在怀孕初期。然而，如果必须进行有疼痛的治疗，那么许多临床上常用的局麻药物对于孕妇而言都是安全的[55]。美国食品药品管理局将阿替卡因、甲哌卡因及布比卡因列为C类药物[35]。C类药物是指"没有动物生殖实验证明该药物有不良反应，没有针对女性的对照试验或者没有针对女性及动物的研究证实不能使用。但只有当药物的应用对患者带来的益处大于对胎儿带来的风险时才可被应用"[35,55]。利多卡因及丙胺卡因被归类于B类药物，B类药物是指"动物实验没有发现对胎儿有风险，但没有在怀孕初期（以及怀孕后期）女性对照研究或动物生殖实验中证实有副作用"[35]。

药物制造商常常在药物说明书中警告该药物不能用于孕期妇女。这些声明是基于医疗法律的关系，因为这些药物的不良作用的确未在怀孕期妇女中得到验证。客观地说，先天畸形的发生率在总人群中是3%，其中能明确原因的只有不到50%[55]。

对于哺乳的患者而言，局麻药物进入母乳的量很少[56]。如果存在担忧，患者可以用吸奶器将当天的母乳吸出丢弃，并用配方奶替代一天。

对于孕妇疼痛治疗最重要的方面是控制疼痛的病因，这有助于减少全身用药量[55]。

结论：特别对于怀孕早期患者择期治疗需要延期。然而如果必须进行有疼痛的治疗，那么许多临床上常用的局麻药物对于孕妇而言都是安全的。

老年患者

Nordenram等[57]发现老年患者相比年轻患者局麻药物的起效时间更快。总体而言，老年患者对疼痛的忍受度好于年轻患者[58,59]。

结论：老年患者对疼痛的忍受度好于年轻患者。

酒精成瘾

酒精成瘾的患者对疼痛刺激反应更敏感，患有抑郁症的患者接受牙髓麻醉更容

易失败[60,61]。但正在戒酒的患者对于局麻药物的应用并没有特殊影响[61]。

结论：那些有酒瘾并且没有戒酒的患者可能更难获得成功的麻醉效果。

局麻药物和过敏

局麻药物

一般而言，酰胺类局麻药很少发生过敏反应[62]。被报道对局麻药物有不良反应的患者中，没有出现对皮内注射局部麻醉药物发生过敏反应[62]。然而局麻药物的过敏反应有个案报道[62-67]，那些有过敏史或者过敏体质患者在手术前需要提前告知牙科医生或者口腔外科医生，可采取深度镇静或者全身麻醉。

结论：那些有严重局麻药物过敏史的患者在接受治疗时需要有口腔麻醉医生或口腔外科医生一同在场。

针剂包装中的橡胶

Shojaei和Haas[68]对橡胶过敏进行了综述，有证据表明橡胶性过敏源可能通过针剂包装的天然橡胶螺帽的直接接触被释放到药物溶液中去。然而，他们声明在牙科局麻药物并没有橡胶过敏的备案。近来，一些生产商开始使用无橡胶的牙科针剂包装生产线。

结论：牙科针剂包装存在极低的橡胶过敏风险。

亚硫酸盐

亚硫酸盐是许多食物制品的添加剂，同样也会少量地出现于局麻药针剂包装中。亚硫酸盐用以避免牙科局麻药包装中血管收缩剂氧化。Smolinske[69]认为，静脉注入亚硫酸盐所引起的过敏及哮喘反应

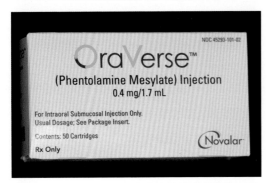

图1-12 OraVerse是一种安全的改善软组织麻木的药物。

不同于食物中亚硫酸盐过敏，反应发生迅速且无激素依赖的哮喘倾向。Naftalin和Yagiela[70]认为，避免有亚硫酸盐过敏患者发生过敏反应的最好方法是避免使用含有血管收缩剂的局麻药物。

结论：如果患者有严重的亚硫酸盐过敏，应避免使用含有血管收缩剂的局麻溶液。

改善软组织麻木

患者通常不希望在治疗后的数小时内仍然感觉唇舌麻木。甲磺酸酚妥拉明（包装为1.7mL溶液含0.4mg，OraVerse；Septodont）是最近推出的用以缩短患者软组织麻醉时间的药物（图1-12）。软组织的麻醉时间通常长于牙髓麻醉时间并伴有进食、饮水及言语困难等症状[71-73]。OraVerse主要应用在口腔治疗后疼痛不明显的患者中。OraVerse将患者软组织感觉恢复的中位值时间减少至55%~62%，而且非常安全，很少有术后症状。许多牙髓病患者如从事语言工作、参加重要会议甚至演唱及剧场演出，将会从此药中得益。

和我们最初注射局麻药物一样，OraVerse使用常规针筒注射在相同的地方（浸润麻醉或神经阻滞）并且使用相同比例（1：1）。

结论：OraVerse是一种安全的改善软组织麻木的产品。

焦虑和疼痛

对焦虑患者实施局部麻醉有一定难度，虽然牙科注射麻醉对于牙科治疗很重要，但是注射本身可导致患者焦虑并可能成为患者拒绝牙科治疗的原因[74]。Van Wijk和Hoogstraten[75]发现，焦虑的患者比起不焦虑的患者更容易感觉疼痛。焦虑的患者同时有对预期疼痛夸大的倾向[76]。Vika等[77]报道，有17%的患者在最近一次牙科就诊中有高度的恐惧感。

患者焦虑情况下对疼痛的忍耐度下降[78]，因此对焦虑患者实施更加困难，并且可能需要额外的技术（阿替卡因浸润上颌牙、骨内注射或韧带内注射）。

此外，年长者（50岁以上者）牙科焦虑的症状比年轻人要轻[79]。

在牙科医学生成长为牙科医生的过程中，最严重的焦虑之一就是怕伤害到患者[80]。当面对特殊的临床情况时，牙科医学生最怕的是局麻药注射失败[80]。

然而，Corah等[81]发现，牙科医生直接告诉患者要尽力消除治疗中的疼痛是牙科医生缓解患者焦虑、增加患者满意度最重要的手段。友善的态度、高效的工作、沉着冷静以及精神鼓励是非常重要的辅助手段。

结论：焦虑患者可能更难麻醉成功。而牙科医生直接告诉患者要尽力消除治疗中的疼痛是牙科医生缓解患者焦虑、增加患者满意度最重要的手段。

口服药清醒镇静

患者经常对牙科治疗焦虑且害怕[82]。

需要紧急接受带有疼痛治疗的患者会更加恐惧。因此，对于焦虑且恐惧的患者，清醒镇静下实施IANB是否会有更高的成功率？Lindemann等[83]研究了舌下含服三唑仑（Halcion, Pfizer）对于治疗不可逆性牙髓炎患者IANB的有效性。58位诊断为下颌后牙不可逆性牙髓炎的急诊患者在接受常规IANB前30min随机双盲舌下含服0.25mg三唑仑或者安慰剂。牙髓治疗在完成IANB15min后开始(所有患者需要感觉口唇麻木)。IANB的成功表现为钻孔打通牙髓及其他器械操作时无痛或轻度疼痛。三唑仑组的IANB成功率为43%，而安慰剂组是57%，两组之间没有显著的统计学差异。因此，对于下颌后牙不可逆性牙髓炎，舌下含服0.25mg三唑仑并不能提高IANB的成功率。

因此，如果治疗过程伴有疼痛，三唑仑并不能减轻治疗中的疼痛感，局部麻醉仍然必不可少。也就是说，清醒镇静不能常规用于牙科治疗中减轻疼痛！但是这个研究的结果并不意味三唑仑不能减轻患者的焦虑，减轻焦虑可能使牙科治疗的过程更能被患者接受。

结论：口服三唑仑的清醒镇静并不会减轻牙科治疗中的疼痛感。

患者对疼痛治疗的满意度

正如先前提到的，牙科医生对疼痛治疗的方式与患者满意度息息相关（包括疼痛治疗的满意度）。Lindemann等[83]报道，尽管在牙髓钻孔和追加局麻药前伴有中到重度疼痛，但患者满意度在三唑仑组（清醒镇静）和安慰剂组均是100%。Gale等[84]、Davidhizar和Shearer[85]、Schouten等[86]以及Fletcher等[87]发现，患者满意度与保持良好的专业态度、积极鼓励患者、关怀及避

免防备心理有关。即使治疗过程中伴有疼痛，牙科医生要善于与患者交流是提高满意度的要素。

结论：即使治疗过程中伴有疼痛，牙科医生的关怀与患者的满意度相关。

一氧化二氮（笑气）

笑气有很高的安全性，非常适合接受小手术焦虑患者的清醒镇静[88]。笑气还具有镇痛作用，被用于减轻静脉穿刺的疼痛、儿童小手术的麻醉以及缓解患者IANB（包括标准阻滞、Gow-Gates或Vazirani-Akinosi阻滞技术）的注射痛[89-94]。然而，笑气对于疼痛程度严重的牙术麻醉效果存在争议[95,96]。

结论：尽管一氧化二氮具有镇痛作用，但它在牙科镇痛中的应用需要进一步研究。

芳香疗法

Kiecolt-Glaser等[97]对芳香疗法进行了研究，但是发现并没有镇痛作用。然而，柠檬香味可以促进积极情绪，而薰衣草则对情绪没有影响。开玩笑地说，也许我们可以对患者、助手以及我们自己喷洒些柠檬香味来提神。

结论：芳香疗法对焦虑患者的镇痛并没有作用。

血管收缩剂

心血管反应

一些学者报道了用2%利多卡因加1：100,000的肾上腺素进行浸润麻醉或神经阻滞会导致心率上升[98-102]，而另有一些研究则报道并没有心率加快或心率加快没

有显著性的临床意义[103-108]。就剂量和心率增快的具体数据而言，有5项研究发现平均心率有所升高[98-102]，其中两项研究发现当应用了大约20μg肾上腺素（1个针剂包装1：100,000肾上腺素含有18μg）时，心率平均上升4次/min[99,100]。另3项研究发现应用45～80μg的肾上腺素（大约4个针剂包装1：100,000的肾上腺素），心率增加了10～15次/min[98,100,101]。另有一项研究发现，当应用了144μg肾上腺素（大约8个针剂包装1：100,000的肾上腺素）时，心率上升21次/min[102]。

Moore等[103]发现，用4%阿替卡因加1：100,000肾上腺素或1：200,000肾上腺素并未造成心血管系统的变化。然而，Hersh等[104]报道当应用大剂量时（7个针剂包装，几乎是4%阿替卡因的最大允许剂量），1：100,000肾上腺素组在注射后10min发生显著心率上升及收缩压升高。心率上升是由于激动β₁受体，因此增加浸润麻醉或神经阻滞中肾上腺素的含量可能会导致心率上升。

骨内注射、而非韧带内注射含有血管收缩剂的局麻药物同样会导致心率上升[11,13,109-111]（详细讨论见第4章）。

结论：应用1.8mL的局麻药物加血管收缩剂浸润麻醉或神经阻滞并不会增加心率，而用量增加时将会使心率上升。骨内注射加血管收缩剂的局麻药物一般而言总是会引起心率加快的。

心血管疾病患者注意事项

基于对患者的综合评估，治疗必须个体化。Niwa等[112]认为，1.8mL 2%利多卡因加1：80,000肾上腺素对于心血管疾病患者的血液流动力学改变是安全的。同样Elad等[113]发现，用1.8mL 4%阿替卡因加1：200,000肾上腺素或者2%利多卡因加1：100,000肾上腺素对于心脏病患者是安全的。Niwa等[114]报道了许多不稳定性心绞痛患者及急性心肌梗死（6个月内）的患者只要采取适当的控制应激措施，都能很好地耐受局部麻醉下拔牙或根管治疗术。

结论：在给有心血管疾病患者治疗前需要进行医疗评估。

禁忌证

肾上腺素的禁忌证是未行治疗的甲状腺功能亢进及嗜铬细胞瘤[35]。

*嗜铬细胞瘤*是一种罕见的肾上腺髓质的肿瘤，可导致分泌过多的儿茶酚胺[115]。患有此类疾病的患者需要高度警惕，医疗会诊是必需的。由于分泌过多的儿茶酚胺，他们需要避免应用血管收缩剂。

*甲状腺功能亢进*是甲状腺激素分泌过多，可能导致心律失常[115]。在最严重情况下，未经治疗的甲状腺功能亢进会导致甲状腺危象，包括高血压、高热以及心衰症状。通常甲亢发病初期症状并不明显，以至于患者发现时已经比较严重，这就意味着患者可能在发现自己患有甲状腺功能亢进前的几个星期或几个月内就已经发病了。在老年患者中，甲状腺功能亢进的部分或者全部典型症状可能并不会出现，患者可能仅仅出现体重下降及情绪低落。因此，患者来牙科诊所就诊时可能伴有未被诊断的甲状腺功能亢进，症状包括患者经常比周围的人更容易感到燥热以及患者虽然进食很多但体重逐渐下降[115]。患有甲状腺功能亢进的患者每天都会感到疲惫，但是却常发生睡眠困难，手部震颤及心悸也可能出现，患者可能比较急躁和易怒。当甲亢比较严重时，患者可能出现呼吸困难、胸痛及肌无力[115]。

此外，Malamed[35]指出，血管收缩剂在高血压患者（收缩压高于200mmHg或者舒张压高于115mmHg）、心律不齐、不稳定性心绞痛、6个月内的心肌梗死或脑血管意外及严重的心脏疾病中需要避免使用。必须说明，这些情况对于常规的牙科治疗可能也是禁忌证。因此，对于这类患者，肾上腺素或左旋异肾上腺素的禁忌证已经不是主要问题，患者的主要问题应该是在牙科诊所治疗的安全性。

另外，患者可能对针剂包装中的肾上腺素过敏，但这可能是非常罕见的现象。Kohase和Umino[116]报道了两例对2%利多卡因中的肾上腺素（盐酸盐或酒石酸盐）过敏的病例。尽管一些患者的确对外源性肾上腺素过敏，一些因为心率上升及心悸而自称对肾上腺素过敏的患者其实只是肾上腺素进入血循环后的反应。

结论：严重的病情对于常规牙科治疗是禁忌证。患者有对肾上腺素过敏的可能，但是这是非常罕见的。

与内科医生协商

在患者治疗前，与内科医生进行交流是最好不过的。这样做可以使内科医生更了解牙科医生治疗中担忧的问题和治疗原则。牙科医生也想与内科医生讨论注射问题，注射需要非常缓慢并延续1min以上。最好不要询问应用肾上腺素是否安全，因为许多内科医生通常会用高剂量的肾上腺素治疗过敏反应——0.3～0.5mg的1∶100,000肾上腺素溶液。他们对牙科用药物并不熟悉。

对于IANB，3%甲哌卡因与2%利多卡因加1∶100,000肾上腺素效果差不多，时长都是约50min。额外的骨内注射，而非韧带内注射，用3%甲哌卡因会很有效。

因此，3%甲哌卡因对于这类情况很适用。

结论：需要强调牙科医生的预期治疗及局麻药物应用原则。

基本麻醉原则

传统上，总是关注于血管收缩剂在特殊情况下的应用及与其他药物的相互作用。但是有一点很重要，临床医生需要意识到局麻药溶液不含血管收缩剂时，需要用更大的局麻药量，因为局麻药物的浓度需要更高（3%甲哌卡因和4%丙胺卡因）。考虑到这些药物比不加血管收缩剂的局麻药溶液更安全，临床医生可能会使用更大剂量，导致局麻药中毒或中枢神经系统抑制[117]。需要牢记，局麻药物不加血管收缩药物时，药物会更快地从注射部位进入循环系统，导致循环系统内局麻药物水平上升。

结论：局麻药溶液不加血管收缩剂并不比加用血管收缩剂更安全，局麻药需要避免大剂量的使用。

药物相互作用

对于一些服用系统性药物的患者，包括抗抑郁药、β受体阻滞剂、帕金森药物以及可卡因，我们在使用血管收缩剂时需要小心，或者限制其用量。对于服用以上药物的患者而言，3%甲哌卡因可以用于IANB。对于追加的骨内注射，只能应用3%甲哌卡因；韧带内注射3%甲哌卡因并没有什么作用。

单胺氧化酶抑制剂

肾上腺素和左旋异肾上腺素是一类被儿茶酚-o-甲基转移酶而非单胺氧化酶（MAO）代谢的儿茶酚胺类药物[118]。因此，接受MAO治疗的患者对这两种血管收缩剂都适用。

抗抑郁药物

氟西汀（Prozac, Eli Lilly）选择性抑制五羟色胺摄取，并不存在问题[118]。然而，接受三环类抗抑郁药物的患者应用血管收缩剂后可能出现心律失常[119]。对含有肾上腺素和左旋异肾上腺素的药物应用需限制在1～2支针剂内。

β受体阻滞剂

接受非选择性β受体阻滞药物（普萘洛尔、纳多洛尔）的患者可能对升压药很敏感，导致血压升高并反射性引起心率降低[118]，使用血管收缩剂需要非常谨慎。接受常规剂量选择性$β_1$受体阻滞剂（阿替洛尔、美托洛尔）的患者对血管加压药物并不敏感[118]，但是血管收缩剂的应用也不应该超量。

治疗帕金森病的药物

由于治疗帕金森病的药物（左旋多巴和恩他卡朋）间的相互作用会放大血管收缩剂对血压心率的作用，我们需要将2%利多卡因加1:100,000肾上腺素的用量限制在30min 3个针剂内[120]。如果患者使用司立吉林，则肾上腺素和左旋异肾上腺素都不能使用[120]。

可卡因

可卡因能产生儿茶酚胺高敏状态，导致心律失常及其他严重的心脏问题[35]。局麻药物加血管收缩剂禁止用于24h内服用过可卡因的患者[35]。不幸的是，服用可卡因的患者并不会如实告知他们的用药史。对于有药物滥用药物症状的患者，医生需要直言不讳地询问其是否使用过可卡因，

症状包括：眼睛充血、流涕、过敏或感冒症状的抽鼻、血压升高、瞳孔扩大、心率增加以及鼻衄。

注射痛

如同牙科注射，其他医疗注射同样会产生疼痛。儿童接受疫苗注射，通常的反应就是疼痛，可能小儿对医疗注射的注射痛更加敏感，此外疫苗注射过程中并不会进行局部麻醉。其他医疗注射包括静脉注射、美容注射以及整形手术操作等都有伴随疼痛的可能。

Versloot等[121]在一例牙科注射中通过患儿、牙科医生和独立观察者对疼痛进行了评估，发现了患儿自述的疼痛与观察者评估的疼痛有一定的相关性，牙科医生对疼痛的评估相关性最低。因此，牙科医生对疼痛的评估有时候并不准确。

医生自认为对大多数的患者实施了相对无痛的注射，但很少去客观地评估患者的疼痛感受。

牙科注射及疼痛的阶段

每次牙科注射都分3个阶段：（1）最初的针头进入牙槽黏膜。（2）针尖置入目标区域。（3）药物在目标区域的注射。每个步骤对控制疼痛都有不同的要求。

IANB注射痛

IANB与无症状的疼痛有关。在针尖穿刺阶段，Nusstein等[122]的一项1,635个IANB病例的回顾性研究报道了中到重度的疼痛发生率在14%～22%。在针尖置入目标区域阶段，Nusstein等[123]报道了39%～54%的中到重度疼痛发生率。药物在目标区域

的注射阶段，不同学者报道了中到重度疼痛发生率在20%~40%[2,7,15,16,124]。即使注射持续时间超过1min时间，疼痛仍然不可避免。Nusstein等[123]发现，针尖置入目标区域比起针尖穿刺和IANB药物在目标区域的注射来更为疼痛。因此，需要探索如何减轻IANB疼痛的方法。

结论：IANB是一项伴随疼痛的操作。

上颌骨和下颌骨的注射痛

Kaufman等[125]发现，IANB比局部浸润、韧带内注射以及颏神经阻滞造成更多不适，而上颌骨前区局部浸润导致的不适感最强烈。Aminabadi等[126]也发现，儿童上颌骨前区的局部浸润疼痛评分高于IANB和下颌浸润麻醉。Wahl等[127]发现，上腭注射所致的疼痛比上颌后部浸润或IANB产生更为显著的疼痛。Meechan等[128]比较了针尖穿透上腭前部和后部的疼痛，发现上腭前部比后部局部浸润更为不适。

上颌骨浸润麻醉是一种伴有疼痛的注射。Nusstein等[122]在一项对422例上颌前牙浸润麻醉病例的回顾性研究中，报道了在针头穿刺阶段中到重度的疼痛发生率为18%~21%。对于上颌后牙浸润麻醉，Nusstein等[122]在一项包含279例病例的回顾性研究中，报道了中到重度的疼痛发生率为12%~17%。在上颌前部浸润麻醉中，表面麻醉显著增加了针尖置入时患者无痛的比例，但对于上颌后部浸润则无效。

在针尖置入侧切牙时，Scott[129]报道了有20%~28%患者发生中度疼痛，3%的患者发生重度疼痛。Mikesell等[130]和Scott等[129]报道了予侧切牙注射1.8mL的2%利多卡因加1:100,000肾上腺素，23%~34%的患者有中度疼痛，而3%的患者有重度疼痛。Mikesell等[130]报道了9%的患者在前磨牙注

射时有中度疼痛，6%的患者在第一磨牙注射时有中度疼痛。即使注射持续时间超过1min，疼痛仍然不可避免。

结论：上颌浸润麻醉是一项较为疼痛的操作。

针头规格

由于认为损伤小，牙科医生可能采用更小的针头（图1-13）。然而，Fuller等[131]发现，25号、27号和30号针头在磨牙后窝注射时产生的疼痛感并没有显著差异。Flanagan等[132]发现，用25号、27号和30号针头在930例IANB、上颌颊部浸润及上腭注射中，疼痛感并没有显著差异。其认为，至少在牙科注射中"疼痛与针头尺寸无关"。

Meechan等[128]发现在上腭注射中，用先前注射过的针头再次注射在女性患者中会导致更多不适，提示上腭再次注射局麻药物最好换一个新的针头。

结论：针头尺寸（25号、27号和30号针头）在口腔注射中产生的疼痛并没有差异。

单纯局麻药物和含肾上腺素局麻药物的注射不适

一些研究者发现注射单纯麻醉药物对于注射痛有一定的减轻作用[133]，原因可能是因为单纯局麻药溶液的pH较高。然而，Meechan和Day[134]在上腭注射中发现，使用单纯局麻药物和含肾上腺素局麻药物的注射痛并没有显著差异。Wahl等[135]在上颌颊侧浸润及IANB注射中发现，使用单纯局麻药物和含肾上腺素局麻药物的注射痛并没有显著差异。在后来的研究中，Wahl等发现，在上颌颊侧浸润、上腭浸润及IANB中，纯丙胺卡因的注射痛显著低于利多卡因加肾上腺素、纯甲哌卡因及阿替卡

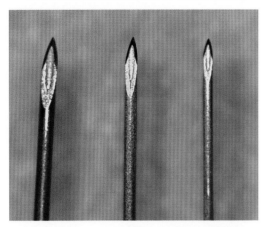

图1-13 Tribeveled 25号、27号和30号针头。不同型号针头在口腔注射中产生的疼痛无差异。

因加肾上腺素[136]。然而，针尖的置入及针尖的放置并不受局麻药溶液影响。尽管纯4%丙胺卡因注射可以减轻药物注射痛，但并不代表无注射痛。

在上颌骨，不含血管收缩剂的单纯局麻药物浸润麻醉只能维持牙髓麻醉10～15min，因此如果需要麻醉时间超过15min，则需追加浸润麻醉。在IANB中，单纯局麻药物浸润麻醉可提供最少50min的牙髓麻醉时间。

另一个考虑因素是使用标准注射器注射4%丙胺卡因的疼痛是否要好于计算机控制局麻输注系统（computer-controlled local anesthetic delivery，CCLAD）。

Mikesell等[137]、Evans等[138]、Haase等[139]以及Robertson等[136]发现在注射的3个阶段，应用4%阿替卡因加1∶100,000肾上腺素较之2%利多卡因加1∶100,000肾上腺素并没有显著的差异。Sumer等研究了497例使用阿替卡因或利多卡因进行上颌骨浸润麻醉或IANB的病例，同样发现对于两种局麻药物，效果并没有差异[140]。

Bhalia等[141]发现，局部5%利多卡因涂于上腭黏膜表面2min、5min及10min可以减轻针尖穿刺的疼痛，但是这对于局麻药物注射过程中的疼痛并没有作用。

结论：除了上腭注射，单纯丙胺卡因比其他局麻药物的注射痛轻，但注射仍然不是无痛的。其他因素如4%丙胺卡因的效应在临床应用中也应被考虑到。阿替卡因和利多卡因注射液的注射痛基本相同。

注射技术

慢注射

Hochman和Kudo[142,143]测试了牙科注射的压力，低压力注射（慢注射）可显著减轻疼痛和焦虑[143]。因此，慢注射（局麻药物溶液）降低了注射过程中的注射压力和患者的不适感。Kanaa等[144]发现，IANB慢注射（60s）比快注射（15s）更为舒适。

慢注射的一种方式是使用先前Wand提及过的CompuDent（Milestone scientific）CCLAD系统（图1-14）。CCLAD系统可以控制在4min45s时间内注射1.4mL药液（慢注射）。CompuDent同样可以使用较快的速率。关于CCLAD系统的文献大多数是比较其与标准注射器的注射痛[145-170]。在20个相关研究中，有力的证据表明CompuDent CCLAD系统减轻了注射痛并且能减少儿童的抵抗行为[145-165]。有4项研究表明两者注射痛没有差异[166-169]，一项研究表明CCLAD系统的疼痛评分更高[170]。尽管CCLAD系统减轻注射痛，但注射仍然不是无痛的过程[145-170]。

结论：慢注射比快注射更为舒适，CCLAD系统可以减轻注射痛。

两阶段注射

两阶段注射包括最初的在黏膜下非常缓慢地注射大约1/4局麻药物。当局部

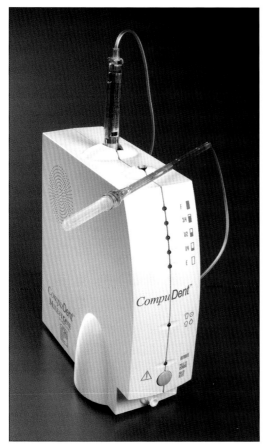

图1-14　先前Wand介绍的CCLAD系统和微管注射（Milestone Scientific, Livingston, NJ.）。

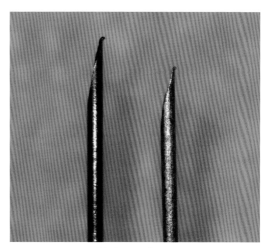

图1-15　在下牙槽神经阻滞时，注射中针尖在接触下颌骨表面时受到损伤。

麻木后，剩余药液注射于深部目标区域。Nusstein等[23]发现，在两阶段注射中使用标准注射器，在IANB中减轻了针头置入的疼痛，但只对女性有效。这个技术适用于焦虑和忧郁的患者，但可能也适用于儿童患者和所有人。

结论：两阶段注射对注射痛的缓解可能有效。

IANB后神经损伤

舌神经和下牙槽神经的永久性损伤是非常罕见的，Pogrel和Thamby[171]报道其发生率在1/26,762 ~ 1/16,0571之间，其中舌神经受损患者占70% ~ 79%，而下牙槽神经受损占21% ~ 30%[172,173]。造成舌神经损伤发生率大于下牙槽神经的原因可能是因为局麻药物注射处的舌神经束的数量小于下牙槽神经[172]。Krafft和Hickel[173]报道了在12,104例患者中出现18例舌神经感觉障碍，其中17例在6个月后恢复。

Rout等[174]、Stacy和Hajjar[175]发现，在IANB后有60% ~ 97%的针尖发生损伤（图1-15），注射中针尖会在接触下颌骨表面时受到损伤。Stacy和Hajjar[175]推测，在拔出损伤后带倒钩的针头时可能会造成舌神经及下牙槽神经的损伤，所以在行IANB时最好不要将针头触及下颌骨表面。

结论：舌神经损伤较下牙槽神经损伤多见，而永久性损伤非常罕见。此外，针尖在触及下颌骨表面时会损伤而产生倒钩。

断针

根据Pogrel[176]的报道，绝大多数断针是在用30号针头为儿童进行IANB时儿童突然移动发生的。他建议：不要将针头埋没至接口处，避免用30号针头来完成IANB，注射前不要在接口处弯折针头（最后一项建议对骨内注射麻醉不适用，因为短针通常被折弯用来置入后牙）。尽管针头损坏在新的一次性针头中很少出现，牙科医生仍然需要注意这些建议，安全总比发生事故好。

结论：为避免IANB时断针，不要使用30号针头，不要将针头埋没至接口中，不要在接口处弯折针头。

表面麻醉药

对针的恐惧是牙科患者忧虑的主要原因[177-179]。尽管一些研究者证明应用表面麻醉有一定的效果，但另有人报道表面麻醉药对减轻疼痛并没有显著作用[180-186]。然而，口腔内有一个特定区域是表面麻醉非常有效的，那就是上颌前区[122]。Nusstein和Beck报道，在上颌前区浸润麻醉中，表面麻醉能显著提高患者无进针疼痛感觉的比例[122]。

对于用CCLAD进行上腭注射，Johnson和Primosch[186]比较了表面麻醉、使用棉签压迫麻醉以及两者结合和两者都不使用的上腭浸润麻醉痛，发现这些技术之间没有显著差异，因为疼痛并不明显，可能是由于使用了CCLAD慢注射的原因。

Nusstein和Beck[122]及其他研究学者[180,182,183,187-189]，20%苯佐卡因(Hurricaine, Beutlich)在上颌骨至少需要1min起效，但是在IANB中等待再长的时间可能也未必有效。利多卡因的有效浓度据报道为5%[180,190-192]、10%和20%[181,193,194]，有报道5%利多卡因在使用后30s内无效[183]。局麻药物混合制剂（EMLA）含有利多卡因和

丙胺卡因被证实在应用2min和5min后有效果[190,191,195,196]。

Franz-Montan等[197]比较了脂粒包裹的罗哌卡因、EMLA（2.5%利多卡因/2.5%丙胺卡因）以及20%苯佐卡因凝胶在上颌骨尖牙区的表面麻醉作用，发现脂粒包裹的罗哌卡因和EMLA在缓解进针痛方面的效果相似，而没有一种表面麻醉药物对牙髓麻醉起效。

Al-Melh等[198-200]发现，对于上腭尖牙区浸润麻醉和上颌前庭尖牙区浸润麻醉时的疼痛，EMLA制剂比苯佐卡因凝胶更有效。

Martin等[185]发现，患者只要认为他们接受了表面麻醉，无论他们是否真的接受，他们都会感觉疼痛有所减轻。因此，使用表面麻醉最重要的作用可能并不是其临床有效性，而是通过患者的心理感觉让患者觉得医生在想尽办法来缓解他的疼痛。

结论：表面麻醉药在上颌前区最有效。表面麻醉需要使用1min以上，并且在注射前需要向患者说明了我们已经想尽办法来缓解疼痛了。

表面麻醉药物合剂的安全性

Kravitz[201]综述了丁卡因、可卡因、丙胺卡因、利多卡因等表面麻醉药物的5种药物合剂，分别含有或不含有血管收缩剂，认为其安全性的是否合法值得关注，因为这些合剂并未得到批准。他认为在表面麻醉药合剂得到政府注册前，它对表面麻醉益处的重要性不应超过对牙科患者的风险。此外，合剂中每个表面麻醉药的含量差异也很大。Macdonnel[202]也质疑了这类合剂的使用，虽然牙科医生在口腔中使用的量不大，但对其中不同成分的作用并不了解。

结论：表面麻醉药物合剂含有不同的

成分，且并未得到很好的临床研究。

缓解疼痛的其他可选方法

麻醉药溶液加热

有3项研究发现加热局麻药物到人体温度相较常温局麻药物注射并未减轻皮下注射的疼痛[203-205]。然而其他研究发现加热局麻药物溶液可以减轻局部浸润麻醉的疼痛[206-208]。Oikarinen等[209]发现，大多数受试者并不能区分局麻药物溶液是常温的（21℃）还是和体温一致的（37℃）。Volk和Gargiulo质疑了药液加热，当药液从加热器中拿出并装入针筒中并从金属针头中输注时，药液的温度其实已经差不多下降为室温了[210]。

结论：麻醉药溶液加热的有效性值得进一步研究。

注射部位的冷却

在用药过程中，Hijazi等[211]发现，静脉穿刺前使用表面蒸汽冷冻喷雾剂可减轻疼痛。Robinson等[212]报道了在静脉穿刺前皮下注射利多卡因比氯乙烷表面喷雾更能缓解疼痛。而Hartstein和Barry[213]发现，皮肤表面冷却剂在静脉穿刺中并没有效果。

对于儿童患者，使用冰块事先预冷软组织可以减轻局麻药物注射的疼痛[214]。Harbert[215]同样介绍了在上腭注射中于表面使用冰块冷却来减轻疼痛的技术。Kosaraju和Vandewalle[216]比较了上腭后区使用冷凝剂5s和20%苯佐卡因凝胶2min的效果，虽然冷凝剂在减轻疼痛方面效果更好，但是术后并没有随访冷凝剂对患者组织是否有损伤，这是临床比较关心的问题。

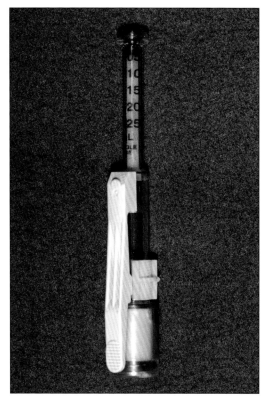

图1-16　J-Tip喷射注射器可在装上局麻药物后实施压力注射局麻。

结论：使用注射部位冷却来减轻针头穿刺的疼痛需要进一步随访研究。

用缓冲液处理局麻药物溶液

局麻药物加血管收缩剂是酸性溶液，可以用碳酸氢钠溶液进行缓冲中和局麻药物的酸性。在一项医学综述中，Davies[217]发现缓冲作用可以减轻局麻药物在医疗操作中的注射痛。然而在牙科，Primosch和Robinson[218]以及Whitcomb等[219]并没有发现缓冲利多卡因溶液对降低疼痛评分有效。除非有新的证据，缓冲局麻药物来减轻疼痛在口腔中并没有效果。

结论：缓冲局麻药物对缓解注射痛可能并没有效果。

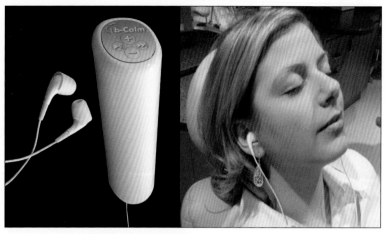

图1-17 患者使用音频镇静(Courtesy of b-Calm, Anakeny, Iowa.)。

喷射注射

在静脉穿刺前使用皮内无针喷射注射(J-Tip, National Medical Products)（图1-16）显示出了良好的效果[220-223]，它还被用于无针输精管结扎[224]。Geenen等[225]报道了Injex喷射注射器(Injex Pharma)可能在儿童牙科治疗中的价值。然而，患者对Injex系统的认可度并不比传统的针筒注射局麻药物高。Dabarakis等[226]发现，尽管Injex对软组织麻醉效果良好，但是对于上颌侧切恒牙的牙髓麻醉成功率很低（通过牙髓电活力测试结果成功率13%）。Arapostathis等[227]同样发现Injex对于浸润麻醉的效果不佳，81%的患者需要追加麻醉以完成常规的牙科操作。他们还认为在口腔中某些区域很难应用Injex系统。

喷射注射可能对于表面麻醉很有用，但对于牙髓麻醉并非如此。此外，因为喷射注射器使用二氧化碳气体的压力来完成注射，它的使用过程就像打开汽水。在嘴里操作时，这个声音可能会使患者受惊而产生恐惧[226,227]。

结论：喷射注射在口腔科中可能效果不大且对牙髓麻醉效果不确切。

揉擦和分散注意

揉擦（用手指在口腔组织处不断揉擦）以及分散注意（抬起左右腿）被证实在儿科患者中可有效缓解疼痛[228]。Nanitsos等[229]同样发现揉擦软组织可以减轻局麻药物注射的疼痛感。Furman等[230]发现，在牙周刮治和牙根平整术中，虚拟现实比电影更有利于控制疼痛。Dahlquist等[231]研究了电子游戏和虚拟现实技术对于儿童冷压痛的分散注意力的效果，发现两种方法都能提高疼痛的阈值以及疼痛的忍受度。

最近，一项名叫噪声消除装置（b-Calm）的新技术被引入临床，在治疗中对患者起到舒缓作用（图1-17）。对于此装置效果的评估还需进一步研究。

结论：揉擦和分散注意的方法可能有效，但还需进一步研究。

可振动附属装置

Saijo等[232]在一项研究中使用了局部麻醉附属装置（Vibraject）来缓解注射痛，其原理和振动剃须刀相似。Vibraject的电池驱动组件附着在传统针筒上可被用于任何注射技术（图1-18）。临床上并未发现此装置可降低进针和药物注射的疼痛评分[232]。DentalVibe（Bing Innovations）可在口腔注射中振动、照明并收缩组织，但未得到过临床同行评议认可的研究结果。

结论：可振动附属装置看似并不能减轻注射痛。

牙科电子麻醉和经皮神经电刺激

诸多儿科研究发现，牙科电子麻醉（electronic dental anesthesia，EDA）可以减轻小儿或者镇静患者在局麻药物注射过程中的不适感，并且对疼痛控制有效[233,234]。Meechan和Winter[235]发现，对于上腭注射，EDA的作用与安慰剂对照组并无差异。然而，Meechan等[236]发现，在IANB中经皮神经电刺激（transcutaneous electrical nerve stimulation，TENS）对于注射不适的缓解作用优于20%苯佐卡因。Yap和Ho发现局麻比EDA更有效[237]。Modaresi等[238]报道了EDA比起安慰剂组并没有优势，EDA的作用可能只是分散了患者的注意而已。Schäfer等[239]发现，TENS作为局麻药的替代，并不很有效，它的作用仅仅比安慰剂略好。

结论：EDA和TENS对于疼痛的控制并不完全有效。

其他可选方法

激光

激光治疗被推荐为一种口腔治疗时的镇痛手段。Hadley等[240]研究了激光用于口腔治疗时拒绝接受局部麻醉的患者，发现可以缓解不适。Liu等[241]发现在儿童中用激光进

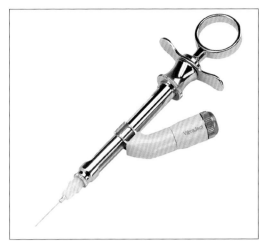

图1-18　Vibraject的振动组件可附着在传统的局麻注射针筒上（Courtesy of Vibraject, Irvine, CA.）。

行口腔准备比起传统方法来说疼痛更轻。Whitters等发现，用激光治疗会小幅提高疼痛阈值（电活力测试的结果）[242]，或许激光可以缓解疼痛但不能消除疼痛[243-245]。

结论：激光缓解疼痛需要进一步研究。

旋转聚合物钻

Allen等[246]发现，比起局部麻醉下使用碳化合金钻，一些受试者更愿意接受无局部麻醉的旋转聚合物钻。然而受试者称在使用聚合物钻时承受更大的疼痛和压力。

结论：旋转聚合物钻的临床应用是否有效需要进一步研究。

空气喷磨

比起传统技术，空气喷磨技术被推荐应用于牙科康复阶段是因为它对麻醉的需求较低。一项研究发现当应用空气喷磨来清除下颌前磨牙咬颌间隙的龋性病灶时并不需要麻醉[247]。

结论：需要更多的研究来客观评估空气喷磨对于牙科无痛康复治疗的价值。

启示

综上所述，关于局部麻醉的临床因素，我们必须参照Evvie Nef定律：任何问题都有解决方案，唯一的困难就是去发现这个解决方案！

（严佳 译，姜虹 审校）

参考文献

[1] Ågren E, Danielsson K. Conduction block analgesia in the mandible. A comparative investigation of the techniques of Fischer and Gow-Gates. Swed Dent J 1981;5:81–89.

[2] Vreeland DL, Reader A, Beck M, Meyers W, Weaver J. An evaluation of volumes and concentrations of lidocaine in human inferior alveolar nerve block. J Endod 1989;15:6–12.

[3] Hinkley SA, Reader A, Beck M, Meyers WJ. An evaluation of 4% prilocaine with 1:200,000 epinephrine and 2% mepivacaine with 1:20,000 levonordefrin compared with 2% lidocaine with 1:100,000 epinephrine for inferior alveolar nerve block. Anesth Prog 1991;38:84–89.

[4] McLean C, Reader A, Beck M, Meyers WJ. An evaluation of 4% prilocaine and 3% mepivacaine compared with 2% lidocaine (1:100,000 epinephrine) for inferior alveolar nerve block. J Endod 1993;19:146–150.

[5] Chaney MA, Kerby R, Reader A, Beck FM, Meyers WJ, Weaver J. An evaluation of lidocaine hydrocarbonate compared with lidocaine hydrochloride for inferior alveolar nerve block. Anesth Prog 1991;38:212–216.

[6] Dunbar D, Reader A, Nist R, Beck M, Meyers WJ. Anesthetic efficacy of the intraosseous injection after an inferior alveolar nerve block. J Endod 1996;22:481–486.

[7] Nist RA, Reader A, Beck M, Meyers WJ. An evaluation of the incisive nerve block and combination inferior alveolar and incisive nerve blocks in mandibular anesthesia. J Endod 1992;18:455–459.

[8] Childers M, Reader A, Nist R, Beck M, Meyers WJ. Anesthetic efficacy of the periodontal ligament injection after an inferior alveolar nerve block. J Endod 1996;22:317–320.

[9] Clark S, Reader A, Beck M, Meyers WJ. Anesthetic efficacy of the mylohyoid nerve block and combination inferior alveolar nerve block/mylohyoid nerve block. Oral Surg Oral Med Oral Pathol Oral Radiol Endod 1999;87:557–563.

[10] Reitz J, Reader A, Nist R, Beck M, Meyers WJ. Anesthetic efficacy of the intraosseous injection of 0.9 mL of 2% lidocaine (1:100,000 epinephrine) to augment an inferior alveolar nerve block. Oral Surg Oral Med Oral Pathol Oral Radiol Endod 1998;86:516–523.

[11] Stabile P, Reader A, Gallatin E, Beck M, Weaver J. Anesthetic efficacy and heart rate effects of the intraosseous injection of 1.5% etidocaine (1:200,000 epinephrine) after an inferior alveolar nerve block. Oral Surg Oral Med Oral Pathol Oral Radiol Endod 2000;89:407–411.

[12] Gallatin E, Stabile P, Reader A, Nist R, Beck M. Anesthetic efficacy and heart rate effects of the intraosseous injection of 3% mepivacaine after an inferior alveolar nerve block. Oral Surg Oral Med Oral Pathol Oral Radiol Endod 2000;89:83–87.

[13] Guglielmo A, Reader A, Nist R, Beck M, Weaver J. Anesthetic efficacy and heart rate effects of the supplemental intraosseous injection of 2% mepivacaine with 1:20,000 levonordefrin. Oral Surg Oral Med Oral Pathol Oral Radiol Endod 1999;87:284–293.

[14] Hannan L, Reader A, Nist R, Beck M, Meyers WJ. The use of ultrasound for guiding needle placement for inferior alveolar nerve blocks. Oral Surg Oral Med Oral Pathol Oral Radiol Endod 1999;87:658–665.

[15] Ridenour S, Reader A, Beck M, Weaver J. Anesthetic efficacy of a combination of hyaluronidase and lidocaine with epinephrine in inferior alveolar nerve blocks. Anesth Prog 2001;48:9–15.

[16] Mikesell P, Nusstein J, Reader A, Beck M, Weaver J. A comparison of articaine and lidocaine for inferior alveolar nerve blocks. J Endod 2005;31:265–270.

[17] Dreven LJ, Reader A, Beck M, Meyers WJ, Weaver J. An evaluation of an electric pulp tester as a measure of analgesia in human vital teeth. J Endod 1987;13:233–238.

[18] Certosimo A, Archer R. A clinical evaluation of the electric pulp tester as an indicator of local anesthesia. Oper Dent 1996;21:25–30.

[19] Jones V, Rivera E, Walton R. Comparison of carbon dioxide versus refrigerant spray to determine pulpal responsiveness. J Endod 2002;28:531–533.

[20] Cohen H, Cha B, Spangberg L. Endodontic anesthesia in mandibular molars: A clinical study. J Endod 1993;19:370–373.

[21] Miller SO, Johnson JD, Allemang JD, Strother JM. Cold testing through full-coverage restorations. J Endod 2004;30:695–700.

[22] Kitamura T, Takahashi T, Horiuchi H. Electrical characteristics and clinical application of a new automatic pulp tester. Quintessence Int 1983;1:45–53.

[23] Black JA, Liu S, Tanaka M, Cummins TR, Waxman SG. Changes in the expression of tetrodotoxin-sensitive sodium channels within dorsal root ganglia neurons in inflammatory pain. Pain 2004;108:237–247.

[24] Hargreaves K, Keiser K. Local anesthetic failure in endodontics: Mechanisms and management. Endodontic Topics 2003;1:26–39.

[25] Lai J, Porreca J, Hunter J, Gold M. Voltage-gated sodium channels and hyperalgesia. Ann Rev Pharmacol 2004;44:37–97.

[26] Wells JE, Bingham V, Rowland KC, Hatton J. Expression of Na_v 1.9 channels in human dental pulp and trigeminal ganglion. J Endod 2007;33:1172–1176.

[27] Roy M, Narahashi T. Differential properties of tetrodotoxin-sensitive and tetrodotoxin-resistant sodium channels in rat dorsal root ganglion neurons. J Neurosci 1992;12:2104–2111.

[28] Brand HS, Bekker W, Baart JA. Complications of local anaesthesia. An observational study. Int J Dent Hyg 2009;7:270–272.

[29] Vika M, Raadal M, Skaret E, Kvale G. Dental and medical injections: Prevalence of self-reported problems among 18-yr-old subjects in Norway. Eur J Oral Sci 2006;114:122–127.

[30] Kaufman E, Weinstein P, Milgrom P. Difficulties in achieving local anesthesia. J Am Dent Assoc 1984; 108:205–208.

[31] Simon JF, Peltier B, Chambers D, Dower J. Dentists troubled by the administration of anesthetic injections: Long term stresses and effects. Quintessence Int 1994; 25:641–646.

[32] Dower JS Jr, Simon JF, Peltier B, Chambers D. Patients who make a dentist most anxious about giving injections. J Calif Dent Assoc 1995;23(9):35–40.

[33] Cohen SP. Compassion fatigue and veterinary health team. Vet Clin North Am Small Anim Pract 2007; 37:123–124.

[34] Aycock N, Boyle D. Interventions to manage compassion fatigue in oncology nursing. Clin J Oncol Nurs 2009; 13:183–191.

[35] Malamed S. Handbook of Local Anesthesia, ed 5. St Louis: Mosby, 2004.

[36] Robertson D, Nusstein J, Reader A, Beck M, McCartney M. The anesthetic efficacy of articaine in buccal infiltration of mandibular posterior teeth. J Am Dent Assoc 2007;138:1104–1112.

[37] Pateromichelakis S, Prokopiou AA. Local anaesthesia efficacy: Discrepancies between in vitro and in vivo studies. Acta Anaesthesiol Scand 1988;32:672–675.

[38] Danielsson K, Evers H, Nordenram A. Long-acting local anesthetics in oral surgery: An experimental evaluation of bupivacaine and etidocaine for oral infiltration anesthesia. Anesth Prog 1985;32:65–68.

[39] Gross R, McCartney M, Reader A, Beck M. A prospective, randomized, double-blind comparison of bupivacaine and lidocaine for maxillary infiltrations. J Endod 2007;33:1021–1024.

[40] Johnson G, Hlava G, Kalkwarf K. A comparison of periodontal intraligamental anesthesia using etidocaine HCl and lidocaine HCl. Anesth Prog 1985;32:202–205.

[41] Mason R, Drum M, Reader A, Nusstein, Beck M. A prospective, randomized, double-blind comparison of 2% lidocaine with 1:100,000 and 1:50,000 epinephrine and 3% mepivacaine for maxillary infiltrations. J Endod 2009;35:1173–1177.

[42] Katz S, Drum M, Reader A, Nusstein J, Beck M. A prospective, randomized, double-blind comparison of 2% lidocaine with 1:100,000 epinephrine, 4% prilocaine with 1:200,000 epinephrine and 4% prilocaine for maxillary infiltrations. Anesth Prog 2010;57:45–51.

[43] Fishbain DA, Fishbain D, Lewis J, et al. Genetic testing for enzymes of drug metabolism: Does it have clinical utility for pain medicine at the present time? A structured review. Pain Med 2004;5:81–93.

[44] Sheets PL, Jackson JO 2nd, Waxman SG, Dib-Haij SD, Cummins TR. A Na$_V$ 1.7 channel mutation associated with hereditary erythromelalgia contributes to neuronal hyperexcitability and displays reduced lidocaine sensitivity. J Physiol 2007;581:1019–1031.

[45] Kleiber C, Schutte DL, McCartney AM, Floria-Santos M, Murray JC, Hanrahan K. Predictors of topical anesthetic effectiveness in children. J Pain 2006;8:168–174.

[46] Diatchenko L, Slade GD, Nackley AG, et al. Genetic basis for individual variations in pain perception and the development of a chronic pain condition. Hum Mol Genet 2005;14:135–143.

[47] Liem EB, Joiner TV, Tsueda K, Sessler DI. Increased sensitivity to thermal pain and reduced subcutaneous lidocaine efficacy in redheads. Anesthesiology 2005;102:509–514.

[48] Liem EB, Lin CM, Suleman MI, et al. Anesthetic requirement is increased in redheads. Anesthesiology 2004;101:279–283.

[49] Binkley CJ, Beacham A, Neace W, Gregg RG, Liem EB, Sessler DI. Genetic variations associated with red hair color and fear of dental pain, anxiety regarding dental care and avoidance of dental care. J Am Dent Assoc 2009;140:896–905.

[50] Dougher MJ, Goldstein D, Leight KA. Induced anxiety and pain. J Anxiety Discord 1987;1:259–264.

[51] Fillingim R, Edwards R, Powell T. The relationship of sex and clinical pain to experimental pain responses. Pain 1999;83:419–425.

[52] Liddell A, Locker D. Gender and age differences in attitudes to dental pain and dental control. Community Dent Oral Epidemiol 1997;25:314–318.

[53] Morin C, Lund JP, Villarroel T, Clokie CM, Feine JS. Differences between the sexes in post-surgical pain. Pain 2000;85:79–85.

[54] Tofoli GR, Ramacciato JC, Volpato MC, Meechan JG, Ranali J, Groppo FC. Anesthetic efficacy and pain induced by dental anesthesia: The influence of gender and menstrual cycle. Oral Surg Oral Med Oral Pathol Oral Radiol Endod 2007;103:e34–38.

[55] Haas D, Pynn B, Sands T. Drug use for the pregnant or lactating patient. Gen Dent 2000;48:54–60.

[56] Little J, Falace DA, Miller CS, Rhodus NL. Dental Management of the Medically Compromised Patient, ed 7. St Louis: Mosby Elsevier, 2008.

[57] Nordenram A, Danielsson K. Local anesthesia in elderly patients. An experimental study of oral infiltration anaesthesia. Swed Dent J 1990;14:19–24.

[58] Harkins SW, Chapman CR. Detection and decision factors in pain perception in young and elderly men. Pain 1976;2:253–264.

[59] Harkins SW, Chapman CR. The perception of induced dental pain in young and elderly women. J Gerontol 1977;32:428–435.

[60] Stewart SH, Finn PR, Pihl RO. A dose-response study of the effects of alcohol on the perceptions of pain and discomfort due to electric shock in men at high familial-genetic risk for alcoholism. Psychopharmacology (Berl)1995;119:261–267.

[61] Fiset L, Leroux B, Rothen M, Prall C, Zhu C, Ramsay DS. Pain control in recovering alcoholics: Effects of local anesthesia. J Stud Alcohol 1997;58:291–296.

[62] Seng G, Kraus K, Cartridge G. Confirmed allergic reactions to amide local anesthetics. Gen Dent 1996;44:52–54.

[63] Rood JP. Adverse reaction to dental local anesthetic injection: "Allergy" is not the cause. Br Dent J 2000;189:380–384.

[64] Bosco DA, Haas DA, Young ER, Harrop KL. An anaphylactoid reaction following local anesthesia: A case report. Anesth Pain Control Dent 1993;2:87–93.

[65] Chiu CY, Lin TY, Hsia SH, Lai SH, Wong KS. Systemic anaphylaxis following local lidocaine administration during a dental procedure. Pediatr Emerg Care 2004;20:178–180.

[66] Morais-Almeida M, Gaspar A, Marinho S, Rosado-Pinto J. Allergy to local anesthetics of the amide group with tolerance to procaine. Allergy 2003;58:827–828.

[67] Harboe T, Guttormsen AB, Aarebrot S, Dybendal

T, Irgens A, Florvaag E. Suspected allergy to local anaesthetics: Follow-up in 135 cases. Acta Anaesthesiol Scand 2010;54:536–542.

[68] Shojaei A, Haas D. Local anesthetic cartridges and latex allergy: A literature review. J Can Dent Assoc 2002;68:622–626.

[69] Smolinske SC. Review of parenteral sulfite reactions. J Toxicol Clinical Toxicol 1992;30:597–606.

[70] Naftalin L, Yagiela J. Vasoconstrictors: Indications and precautions. Dent Clin North Am 2002;46:733–746.

[71] Laviola M, McGavin SK, Freer GA, et al. Randomized study of phentolamine mesylate for reversal of local anesthesia. J Dent Res 2008;87:635–639.

[72] Hersh EV, Moore PA, Papas AS, et al. Reversal of soft-tissue local anesthesia with phentolamine mesylate in adolescents and adults. J Am Dent Assoc 2008;139:1080–1093.

[73] Rutherford B, Zeller JR, Thake D. Local and systemic toxicity of intraoral submucosal injections of phentolamine mesylate (OraVerse). Anesth Prog 2009;56:123–127.

[74] Van Wijk AJ, Hoogstraten J. Experience with dental pain and fear of dental pain. J Dent Res 2005;84:947–950.

[75] Van Wijk AJ, Hoogstraten J. Anxiety and pain during dental injections. J Dent 2009;37:700–704.

[76] Arnzt A, Dreessen L, de Jong. The influence of anxiety on pain: Attentional and attributional mediators. Pain 1994;56:307–314.

[77] Vika M, Raadal M, Skaret E, Kvale G. Dental and medical injections: Prevalence of self-reported problems among 18-yr-old subjects in Norway. Eur J Oral Sci 2006;114:122–127.

[78] Carter LE, McNeil DW, Vowles KE, et al. Effects of emotion on pain reports, tolerance and physiology. Pain Res Manag 2002;7:21–30.

[79] Locker D, Liddell AM. Correlates of dental anxiety among older adults. J Dent Res 1991;70:198–203.

[80] Kieser J, Herbison P. Clinical anxiety among dental students. N Z Dent J 2000;96:138–139.

[81] Corah NL, O'Shea RM, Bissell GD, Thines TJ, Mendola P. The dentist-patient relationship: Perceived dentist behaviors that reduce patient anxiety and increase satisfaction. J Am Dent Assoc 1988;116:73–76.

[82] Jackson DL, Johnson BS. Conscious sedation for dentistry: Risk management and patient selection. Dent Clin North Am 2000;46:767–780.

[83] Lindemann M, Reader A, Nusstein J, Drum M, Beck M. Effect of sublingual triazolam on the success of inferior alveolar nerve block in patients with irreversible pulpitis. J Endod 2008;34:1167–1170.

[84] Gale EN, Carlsson SG, Ericksson A, Jontell M. Effects of dentists' behavior on patients' attitudes. J Am Dent Assoc 1984;109:444–446.

[85] Davidhizar R, Shearer R. Improving your bedside manner. J Pract Nurs 1998;48:10–14.

[86] Schouten BC, Eijkman MA, Hoogstraten J. Dentists' and patients' communicative behavior and their satisfaction with the dental encounter. Community Dent Health 2003;20:11–15.

[87] Fletcher KE, Furney SL, Stern DT. Patients speak: What's really important about bedside interactions with physician teams. Teach Learn Med 2007;19:120–127.

[88] Becker DE, Rosenberg M. Nitrous oxide and the inhalation anesthetics. Anesth Prog 2008;55:124–130.

[89] Emmanouil DE, Dickens AS, Heckert RW, et al. Nitrous oxide-antinociception is mediated by opioid receptors and nitric oxide in the periaqueductal gray region of the midbrain. Eur Neuropsychopharmacol 2008;18:194–199.

[90] Georgiev SK, Baba H, Kohno T. Nitrous oxide and the inhibitory synaptic transmission in rat dorsal horn neurons. Eur J Pain 2010;14:17–22.

[91] Duarte R, McNeill A, Drummond G, Tiplady B. Comparison of the sedative, cognitive, and analgesic effects of nitrous oxide, sevoflurane, and ethanol. Br J Anaesth 2008;100:203–210.

[92] Furuya A, Ito M, Fukao T, et al. The effective time and concentration of nitrous oxide to reduce venipuncture pain in children. J Clin Anesth 2009;21:190–193.

[93] Burnweit C, Diana-Zerpa JA, Nahmad MH, et al. Nitrous oxide analgesia for minor pediatric surgical procedures: An effective alternative to conscious sedation? J Pediatr Surg 2004;39:495–499.

[94] Jacobs S, Haas DA, Meechan JG, May S. Injection pain: Comparison of three mandibular block techniques and modulation by nitrous oxide:oxygen. J Am Dent Assoc 2003;134:869–876.

[95] Babl FE, Oakley E, Puspitadewi A, Sharwood LN. Limited analgesic efficacy of nitrous oxide for painful procedures in children. Emerg Med J 2008;25:717–721.

[96] Kan AS, Caves N, Wong SY, Ng EH, Ho PC. A double-blind, randomized controlled trial on the use of a 50:50 mixture of nitrous oxide/oxygen in pain relief during suction evacuation for the first trimester pregnancy termination. Hum Reprod 2006;21:2606–2611.

[97] Kiecolt-Glaser JK, Graham JE, Malarkey WB, Porter K, Lemeshow S, Galser R. Olfactory influences on mood and autonomic, endocrine, and immune function. Psychoneuroendocrinology 2008;33:328–339.

[98] Aelig W, Laurence D, O'Neil R, Verrill P. Cardiac effects of adrenaline and felypressin as vasoconstrictors in local anaesthesia for oral surgery under diazepam sedation. Br J Anaesth 1970;42:174–176.

[99] Hasse A, Heng M, Garrett N. Blood pressure and electrocardiographic response to dental treatment with use of local anesthesia. J Am Dent Assoc 1986;113:639–642.

[100] Knöll-Kohler E, Frie A, Becker J, Ohlendorf D. Changes in plasma epinephrine concentrations after dental infiltration anesthesia with different doses of epinephrine. J Dent Res 1989;68:1098–1101.

[101] Salonen M, Forsell H, Sceinin M. Local dental anesthesia with lidocaine and adrenalin: Effects on plasma catecholamines, heart rate, and blood pressure. Int J Oral Maxillofac Surg 1988;17:392–394.

[102] Troullos E, Goldstein DS, Hargreaves K, Dionne R. Plasma epinephrine levels and cardiovascular responses to high administered doses of epinephrine contained in local anesthesia. Anesth Prog 1987;34:10–13.

[103] Moore PA, Boynes SG, Hersh EV, et al. The anesthetic efficacy of 4% articaine 1:200,000 epinephrine: Two clinical trials. J Am Dent Assoc 2006;137:1572–1581.

[104] Hersh EV, Giannakopoulos H, Levin LM, et al. The pharmacokinetics and cardiovascular effects of high-dose articaine with 1:100,000 and 1:200,000 epinephrine. J Am Dent Assoc 2006;137:1562–1571.

[105] Wood M, Reader A, Nusstein J, Beck M, Padgett D, Weaver J. Comparison of intraosseous and infiltration injections for venous lidocaine blood concentrations and heart rate changes after injection of 2% lidocaine with 1:100,000 epinephrine. J Endod 2005;31:435–438.

[106] Meechan J, Rawlins M. The effects of two different

dental local anesthetic solutions on plasma potassium levels during third molar surgery. Oral Surg Oral Med Oral Pathol 1988;66:650–653.

[107] Tolas A, Pflug A, Halter J. Arterial plasma epinephrine concentrations and hemodynamic responses after dental injection of local anesthetic with epinephrine. J Am Dent Assoc 1982;104:41–43.

[108] Vanderheyden P, Williams R, Sims T. Assessment of ST segment depression in patients with cardiac disease after local anesthesia. J Am Dent Assoc 1989;119:407–412.

[109] Replogle K, Reader A, Nist R, Beck M, Weaver J, Meyers WJ. Cardiovascular effects of intraosseous injections of 2 percent lidocaine with 1:100,000 epinephrine and 3 percent mepivacaine. J Am Dent Assoc 1999;130:649–657.

[110] Chamberlain T, Davis R, Murchison D, Hansen S, Richardson B. Systemic effects of an intraosseous injection of 2% lidocaine with 1:100,000 epinephrine. Gen Dent 2000;48:299–302.

[111] Nusstein J, Berlin J, Reader A, Beck M, Weaver J. Comparison of injection pain, heart rate increase and post-injection pain of articaine and lidocaine in a primary intraligamentary injection administered with a computer controlled local anesthetic delivery system. Anesth Prog 2004;51:126–133.

[112] Niwa H, Sugimura M, Satoh Y, Tanimoto A. Cardiovascular response to epinephrine-containing local anesthesia in patients with cardiovascular disease. Oral Surg Oral Med Oral Pathol Oral Radiol Endod 2001;92:610–616.

[113] Elad S, Admon D, Kedmi M, et al. The cardiovascular effect of local anesthesia with articaine plus 1:200,000 adrenalin versus lidocaine plus 1:100,000 adrenalin in medically compromised cardiac patients: A prospective, randomized, double blind study. Oral Surg Oral Med Oral Pathol Oral Radiol Endod 2008;105:725–730.

[114] Niwa H, Sato Y, Matsuura H. Safety of dental treatment in patients with previously diagnosed acute myocardial infarction or unstable angina pectoris. Oral Surg Oral Med Oral Pathol Oral Radiol Endod 2000;89:35–41.

[115] Isselbacher KJ, Braunwald E, Wilson JD, Martin JB, Fauci AS, Kasper DL (eds). Harrison's Principles of Internal Medicine, ed 13. New York: McGraw-Hill, 1994.

[116] Kohase H, Umino M. Allergic reaction to epinephrine preparation in 2% lidocaine: Two case reports. Anesth Prog 2004;51:134–137.

[117] Chin KL, Yagiela JA, Quinn CL, Henderson KR, Duperon DF. Serum mepivacaine concentrations after intraoral injection in young children. J Calif Dent Assoc 2003;31:757–764.

[118] Becker DE. Preoperative medical evaluation. Part 1: General principles and cardiovascular considerations. Anesth Prog 2009;56:92–103.

[119] Yagiela JA, Duffin SR, Hunt LM. Drug interactions and vasoconstrictors used in local anesthetic solutions. Oral Surg Oral Med Oral Pathol 1985;59:565–571.

[120] Friedlander AH, Mahler M, Norman KM, Ettinger RL. Parkinson disease. Systemic and orofacial manifestations, medical and dental management. J Am Dent Assoc 2009;140:658–669.

[121] Versloot J, Veerkamp JS, Hoogstraten J. Assessment of pain by the child, dentist, and independent observers. Pediatr Dent 2004;26:445–449.

[122] Nusstein JM, Beck M. Effectiveness of 20% benzocaine as a topical anesthetic for intraoral injections. Anesth Prog 2003;50:159–163.

[123] Nusstein J, Steinkruger G, Reader A, Beck M, Weaver J. The effects of a 2-stage injection technique on inferior alveolar nerve block injection pain. Anesth Prog 2006;53:126–130.

[124] Willett J, Reader A, Drum M, Nusstein J, Beck M. The anesthetic efficacy of diphenhydramine and the combination diphenhydramine/lidocaine for the inferior alveolar nerve block. J Endod 2008;34:1446–1450.

[125] Kaufman E, Epstein JB, Naveh E, Gorsky M, Cohen G. A survey of pain, pressure, and discomfort induced by commonly used oral local anesthesia injections. Anesth Prog 2005;52:122–127.

[126] Aminabadi NA, Farahani RMZ, Oskouei SG. Site-specificity of pain sensitivity to intraoral anesthetic injections in children. J Oral Science 2009;51:239–243.

[127] Wahl MJ, Schmitt MM, Overton DA, Gordon MK. Injection pain of bupivacaine with epinephrine vs. prilocaine plain. J Am Dent Assoc 2002;133:1652–1656.

[128] Meechan JG, Howlett PC, Smith BD. Factors influencing the discomfort of intraoral needle penetration. Anesth Prog 2005;52:91–94.

[129] Scott J, Drum M, Reader A, Nusstein J, Beck M. The efficacy of a repeated infiltration in prolonging duration of pulpal anesthesia in maxillary lateral incisors. J Am Dent Assoc 2009;140:318–324.

[130] Mikesell A, Drum M, Reader A, Beck M. Anesthetic efficacy of 1.8 mL and 3.6 mL of 2% lidocaine with 1:100,000 epinephrine for maxillary infiltrations. J Endod 2008;34:121–125.

[131] Fuller NP, Menke RA, Meyers WJ. Perception of pain to three different intraoral penetrations of needles. J Am Dent Assoc 1979;99:822–824.

[132] Flanagan T, Wahl MJ, Schmitt MM, Wahl JA. Size doesn't matter: Needle gauge and injection pain. Gen Dent 2007;55:216–217.

[133] Kramp LF, Eleazer PD, Scheetz JP. Evaluation of prilocaine for the reduction of pain associated with transmucosal anesthetic administration. Anesth Prog 1999;46:52–55.

[134] Meechan JG, Day PF. A comparison of intraoral injection discomfort produced by plain and epinephrine-containing lidocaine local anesthetic solutions: A randomized, double-blind, split-mouth, volunteer investigation. Anesth Prog 2002;49:44–48.

[135] Wahl MJ, Overton D, Howell J, Siegel E, Schmitt MM, Muldoon M. Pain on injection of prilocaine plain vs. lidocaine with epinephrine. A prospective double-blind study. J Am Dent Assoc 2001;132:1396–1401.

[136] Wahl MJ, Schmitt MM, Overton DA. Injection pain of prilocaine plain, mepivacaine plain, articaine with epinephrine, and lidocaine with epinephrine. Gen Dent 2006;54:168–171.

[137] Mikesell A, Drum M, Reader A, Beck M. Anesthetic efficacy of 1.8 mL and 3.6 mL of 2% lidocaine with 1:100,000 epinephrine for maxillary infiltrations. J Endod 2008;34:121–125.

[138] Evans G, Nusstein J, Drum M, Reader A, Beck M. A prospective, randomized double-blind comparison of articaine and lidocaine for maxillary infiltrations. J Endod 2008;34:389–393.

[139] Haase A, Reader A, Nusstein J, Beck M, Drum M. Comparing anesthetic efficacy of articaine versus lidocaine as a supplemental buccal infiltration of the mandibular first molar after an inferior alveolar nerve block. J Am Dent Assoc 2008;139:1228–1235.

[140] Sumer M, Misir F, Çelebi N, Muğlali M. A comparison of injection pain with articaine with adrenaline, prilocaine with phenylpressin and lidocaine with adrenaline. Med Oral Patol Oral Cir Buccal 2008;13:E427–430.

[141] Bhalia J, Meechan JG, Lawrence HP, Grad HA, Haas DA. Effect of time on clinical efficacy of topical anesthesia. Anesth Prog 2009;56:36–41.

[142] Hochman MN, Friedman MJ, Williams W, Hochman CB. Interstitial tissue pressure associated with dental injections: A clinical study. Qunitessence Int 2006;37:469–476.

[143] Kudo M. Initial injection pressure for dental local anesthesia: Effects on pain and anxiety. Anesth Prog 2005;52:95–101.

[144] Kanaa M, Meechan J, Corbett I, Whitworth J. Speed of injection influences efficacy of inferior alveolar nerve blocks: A double-blind randomized controlled trial in volunteers. J Endod 2006;32:919–923.

[145] Hochman M, Chiarello D, Bozzi-Hochman C, Lopatkin R, Pergola S. Computerized local anesthetic delivery vs. traditional syringe technique. N Y State Dent J 1997;63:24–29.

[146] Levato C. Giving the Wand a shot. Dent Pract Finance 1998;4:53–57.

[147] Gibson RS, Allen K, Hutfless S, Beiraghi S. The Wand vs traditional injection: A comparison of pain related behaviors. Pediatr Dent 2000;22:458–462.

[148] Nicholson JW, Berry TG, Summitt JB, Yuan CH, Witten TM. Pain perception and utility: A comparison of the syringe and computerized local injection techniques. Gen Dent 2001;49:167–173.

[149] Tan PY, Vukasin P, Chin ID, et al. The Wand local anesthetic delivery system. A more pleasant experience for anal anesthesia. Dis Colon Rectum 2001;44:686–689.

[150] Rosenberg ES. A computer-controlled anesthetic delivery system in a periodontal practice: Patient satisfaction and acceptance. J Esthet Restor Dent 2002;14:39–46.

[151] Primosch RE, Brooks R. Influence of anesthetic flow rate delivered by the Wand local anesthetic system on pain response to palatal injections. Am J Dent 2002;15:15–20.

[152] True RH, Elliott R. Microprocessor-controlled local anesthesia versus the conventional syringe technique in hair transplantation. Dermatol Surg 2002;28:463–468.

[153] Allen KD, Kotil D, Larzelere RE, Hutfless S, Beiraghi S. Comparison of a computerized anesthesia device with a traditional syringe in preschool children. Pediatr Dent 2002;24:315–320.

[154] Ram D, Peretz B. The assessment of pain sensation during local anesthesia using a computerized local anesthesia (Wand) and a conventional syringe. J Dent Child 2003;70:130–133.

[155] Nusstein J, Lee S, Reader A, Beck M, Weaver J. Injection pain and postinjection pain of the anterior middle superior alveolar injection administered with the Wand or conventional syringe. Oral Surg Oral Med Oral Pathol Oral Radiol Endod 2004;98:124–131.

[156] Palm AM, Kirkegaard U, Poulsen S. The wand versus traditional injection for mandibular nerve block in children and adolescents: Perceived pain and time of onset. Pediatr Dent 2004;26:481–484.

[157] Loomer PM, Perry DA. Computer-controlled delivery versus syringe delivery of local anesthetic injections for therapeutic scaling and root planing. J Am Dent Assoc 2004;135:358–365.

[158] Versloot J, Veerkamp JS, Hoogstraten J. Computerized anesthesia delivery system vs. traditional syringe: Comparing pain and pain-related behavior in children. Eur J Oral Sci 2005;113:488–493.

[159] Oztas N, Ulusu T, Bodur H, Dougan C. The wand in pulp therapy: An alternative to inferior alveolar nerve block. Quintessence Int 2005;36:559–564.

[160] Sumer M, Misir F, Koyuturk AE. Comparison of the Wand with a conventional technique. Oral Surg Oral Med Oral Pathol Oral Radiol Endod 2006;101:106–109.

[161] Ashkenazi M, Blumer S, Eli I. Effectiveness of various modes of computerized delivery of local anesthesia in primary maxillary molars. Pediatr Dent 2006;28:29–38.

[162] Lee EW, Tucker NA. Pain associated with local anesthetic injection in eyelid procedures: Comparison of microprocessor-controlled versus traditional syringe techniques. Ophthal Plast Reconstr Surg 2007;23:37–38.

[163] Yesilyurt C, Bulut G, Taşdemir T. Summary of: Pain perception during inferior alveolar injection administered with the Wand or conventional syringe. Br Dent J 2008;205:258–259.

[164] Ram D, Kassirer J. Assessment of a palatal approach-anterior superior alveolar (P-ASA) nerve block with the Wand in paediatric dental patients. Int J Paediatr Dent 2006;16:348–351.

[165] Yenisey M. Comparison of the pain levels of computer-controlled and conventional anesthesia techniques in prosthodontics treatment. J Appl Oral Sci 2009;17:414–420.

[166] Asarch T, Allen K, Petersen B, Beiraghi S. Efficacy of a computerized local anesthesia device in pediatric dentistry. Pediatr Dent 1999;21:421–424.

[167] Saloum FS, Baumgartner JC, Marshall G, Tinkle J. A clinical comparison of pain perception to the Wand and a traditional syringe. Oral Surg Oral Med Oral Pathol Oral Radiol Endod 2000;86:691–695.

[168] Tahmassebi JF, Nikolaou M, Duggal MS. A comparison of pain and anxiety associated with the administration of maxillary local analgesia with Wand and conventional technique. Eur Arch Paediatr Dent 2009;10:77–82.

[169] Versloot J, Veerkamp JS, Hoogstraten J. Pain behavior and distress in children during two sequential dental visits: Comparing a computerized anaesthesia delivery system and a traditional syringe. Br Dent J 2008;205:30–31.

[170] Goodell GG, Gallagher FJ, Nicoll BK. Comparison of a controlled injection pressure system with a conventional technique. Oral Surg Oral Med Oral Pathol Oral Radiol Endod 2000;90:88–94.

[171] Pogrel MA, Thamby S. Permanent nerve involvement resulting from inferior alveolar nerve block. J Am Dent Assoc 2000;131:901–907.

[172] Pogrel MA, Thamby S. The etiology of altered sensation in the inferior alveolar, lingual and mental nerves as a result of dental treatment. J Calif Dent Assoc 1999;27:531, 534–538.

[173] Krafft TC, Hickel R. Clinical investigation into the incidence of direct damage to the lingual nerve caused by local anaesthesia. J Craniomaxillofac Surg 1994;22:294–296.

[174] Rout PG, Saksena A, Fisher SE. An investigation of the effect on 27-gauge needle tips following single local anaesthetic injection. Dent Update 2003;30:370–374.

[175] Stacy GC, Hajjar G. Barbed needle and inexplicable paresthesia and trismus after regional anesthesia. Oral Surg Oral Med Oral Pathol 1994;78:680–681.

[176] Pogrel MA. Broken local anesthetic needles. A case series

of 16 patients, with recommendations. J Am Dent Assoc 2009;140:1517–1522.

[177] Milgrom P, Coldwell SE, Getz T, Weinstein P, Ramsey D. Four dimensions of fear of dental injections. J Am Dent Assoc 1997;128:756–762.

[178] Kleinknect R, Klepac R, Alexander L. Origins and characteristics of fear of dentistry. J Am Dent Assoc 1993;86:842–848.

[179] Milgrom P, Fiset L, Melnick S, Weinstein P. The prevalence and practice management consequences of dental fear in a major US city. J Am Dent Assoc 1988;116:641–647.

[180] Rosivack R, Koenigsberg S, Maxwell K. An analysis of the effectiveness of two topical anesthetics. Anesth Prog 1990;37:290–292.

[181] Hersh E, Houpt M, Cooper S, Feldman R, Wolff M, Levin L. Analgesic efficacy and safety of an intraoral lidocaine patch. J Am Dent Assoc 1996;127:1626–1634.

[182] Hutchins H, Young F, Lackland D, Fishburne C. The effectiveness of topical anesthesia and vibration in alleviating the pain of oral injections. Anesth Prog 1997;44:87–89.

[183] Gill C, Orr D. A double-blind crossover comparison of topical anesthetics. J Am Dent Assoc 1979;98:213–214.

[184] Keller B. Comparison of the effectiveness of two topical anesthetics and a placebo in reducing injection pain. Hawaii Dent J 1985;16:10–11.

[185] Martin M, Ramsay D, Whitney C, Fiset L, Weinstein P. Topical anesthesia: Differentiating the pharmacological and psychological contributions to efficacy. Anesth Prog 1994;41:40–47.

[186] Johnson J, Primosch RE. Influence of site preparation methods on the pain reported during palatal infiltration using the Wand Local Anesthetic System. Am J Dent 2003;16:165–169.

[187] Vongsavan K, Vongsavan N. Comparison of topical anesthetic gel and TENS in reducing pain [abstract]. J Dent Res 1996;75:248.

[188] Meechan JG, Gowans A, Welbury R. The use of patient controlled transcutaneous electronic nerve stimulation (TENS) to decrease the discomfort of regional anesthesia in dentistry: A randomized controlled clinical trial. J Dent 1998;26:417–420.

[189] Nakanishi O, Haas D, Ishikawa T, Kameyama S. Nishi M. Efficacy of mandibular topical anesthesia varies with the site of administration. Anesth Prog 1996;43:14–19.

[190] Holst A, Evers H. Experimental studies of new topical anesthetics on the oral mucosa. Swed Dent J 1985;9:185–191.

[191] Vickers ER, Punnia-Moorthy A. A clinical evaluation of three topical anesthetic agents. Aust Dent J 1992;37:266–270.

[192] Carrel R, Friedman L, Binns W. Laboratory and clinical evaluation of a new topical anesthetic. Anesth Prog 1974;21:126–131.

[193] Carr MP, Horton J. Clinical evaluation and comparison of 2 topical anesthetics for pain caused by needle sticks and scaling and root planing. J Periodontol 2001;72:479–484.

[194] Carr MP, Horton J. Evaluation of a transoral delivery system for topical anesthesia. J Am Dent Assoc 2001;132:1714–1719.

[195] Svensson P, Peterson J. Anesthetic effect of EMLA occluded with Orahesive oral bandages on oral mucosa. A placebo-controlled study. Anesth Prog 1992;39:79–82.

[196] Meechan JG, Thomason J. A comparison of 2 topical anesthetics on the discomfort of intraligamentary injections. Oral Surg Oral Med Oral Pathol Oral Radiol Endod 1999;87:362–365.

[197] Franz-Montan M, Silva ALR, Cogo K, et al. Liposome-encapsulated ropivacaine for topical anesthesia of human oral mucosa. Anesth Anal 2007;104:1528–1531.

[198] Al-Melh MA, Andersson L. Comparison of topical anesthetics (EMLA/Oraquix vs. benzocaine) on pain experienced during palatal needle insertion. Oral Surg Oral Med Oral Pathol Oral Radiol Endod 2007;103(5):e16–20.

[199] Al-Melh MA, Andersson L, Behbehani E. Reduction of pain from needle stick in the oral mucosa by topical anesthetics: A comparative study between lidocaine/prilocaine and benzocaine. J Clin Dent 2005;16:53–56.

[200] Al-Melh MA, Andersson L. Reducing pain from palatal needle stick by topical anesthetics: A comparative study between two lidocaine/prilocaine substances. J Clin Dent 2008;19:43–47.

[201] Kravitz ND. The use of compound topical anesthetics: A review. J Am Dent Assoc 2007;138:1333–1339.

[202] Macdonnel WA. Compounded topical anesthetics more common place in dental offices? Am Dent Soc Anesth Pulse 2008;41(5):4–5.

[203] Martin S, Jones JS, Wynn BN. Does warming local anesthetic reduce the pain of subcutaneous injection? Am J Emerg Med 1996;14:10–12.

[204] Colaric KB, Overton DT, Moore K. Pain reduction in lidocaine administration through buffering and warming. Am J Emerg Med 1998;16:353–356.

[205] Sultan J. Towards evidence based emergency medicine: Best BETs from Manchester Royal Infirmary. Effect of warming local anaesthetics on pain of infiltration. Emerg Med J 2007;24:723–725.

[206] Fialkov JA, McDougall EP. Warmed local anesthetic reduces pain of infiltration. Ann Plast Surg 1996;36:11–13.

[207] Bell RW, Butt ZA, Gardner RF. Warming lignocaine reduces the pain of injection during local anaesthetic eyelid surgery. Eye (London) 1996;10:558–560.

[208] Sultan J. Towards evidence based emergency medicine: Best BETs from Manchester Royal Infirmary. The effect of warming local anaesthetics on pain of infiltration. Emerg Med J 2007;24:791–793.

[209] Oikarinen VJ, Ylipaavalniemi P, Evers H. Pain and temperature sensations related to local analgesia. Int J Oral Surg 1975;4:151–156.

[210] Volk RJ, Gargiulo AV. Local anesthetic cartridge warmer—First in, first out. Ill Dent J 1984;53:92–94.

[211] Hijazi R, Taylor D, Richardson J. Effect of topical alkane vapocoolant spray on pain with intravenous cannulation in patients in emergency departments: Randomised double blind placebo controlled trial. BMJ 2009;338:b215.

[212] Robinson PA, Carr S, Pearson S, Frampton C. Lignocaine is a better analgesic than either ethyl chloride or nitrous oxide for peripheral intravenous cannulation. Emerg Med Australas 2007;19:427–432.

[213] Hartstein BH, Barry JD. Mitigation of pain during intravenous catheter placement using a topical skin coolant in the emergency department. Emerg Med J 2008;25:257–261.

[214] Aminabadi NA, Farahani RM. The effect of pre-cooling the injection site on pediatric pain perception during the administration of local anesthesia. J Contemp Dent Pract

2009;10:43–50.

[215] Harbert H. Topical ice: A precursor to palatal injections. J Endod 1989;15:27–28.

[216] Kosaraju A, Vandewalle KS. A comparison of a refrigerant and a topical anesthetic gel as preinjection anesthetics: A clinical evaluation. J Am Dent Assoc 2009;140:68–72.

[217] Davies RJ. Buffering the pain of local anaesthetics: A systematic review. Emerg Med (Fremantle) 2003;15:81–88.

[218] Primosch RE, Robinson L. Pain elicited during intraoral infiltration with buffered lidocaine. Am J Dent 1996;9:5–10.

[219] Whitcomb M, Drum M, Reader A, Nusstein J, Beck M. A prospective, randomized double-blind study of the anesthetic efficacy of sodium bicarbonate buffered 2% lidocaine with 1:100,000 epinephrine in inferior alveolar nerve blocks. Anesth Prog 2010;57:59–66.

[220] Zsigmond EK, Darby P, Koenig HM, Goll EF. Painless intravenous catheterization by intradermal jet injection of lidocaine: A randomized trial. J Clin Anesth 1999;11:87–94.

[221] Cooper JA, Bromley LM, Baranowski AP, Barker SG. Evaluation of a needle-free injection system for local anaesthesia prior to venous cannulation. Anaesthesia 2000;55:247–250.

[222] Jimenez N, Bradford H, Seidel KD, Sousa M, Lynn AM. A comparison of a needle-free injection system for local anesthesia versus EMLA for intravenous catheter insertion in the pediatric patient. Anesth Analg 2006;102:411–414.

[223] Lysakowski C, Dumont L, Tramèr MR, Tassonyi E. A needle-free jet-injection system with lidocaine for peripheral intravenous cannula insertion: A randomized controlled trial with cost-effectiveness analysis. Anesth Analg 2003;96:215–219.

[224] Weiss RS. Re: No-needle jet anesthetic technique for no-scalpel vasectomy. J Urol 2006;176:842–843.

[225] Geenen L, Marks LA, Martens LC. Clinical evaluation of the INJEX system, a local anesthesia system without needles: A comfort evaluation study [in French]. Rev Belge Med Dent 2004;59:149–155.

[226] Dabarakis NN, Alexander V, Tsirlis AT, Parissis NA, Nikolaos M. Needle-less local anesthesia: Clinical evaluation of the effectiveness of the jet anesthesia Injex in local anesthesia in dentistry. Quintessence Int 2007;38:E572–576.

[227] Arapostathis KN, Dabarakis NN, Coolidge T, Tsirlis A, Kotsanos N. Comparison of acceptance, preference, and efficacy between jet injection INJEX and local infiltration anesthesia in 6-11 year old dental patients. Anesth Prog 2010;57:3–12.

[228] Aminabadi NA, Farahani RMZ, Gajan EB. The efficacy of distraction and counterstimulation in the reduction of pain reaction to intraoral injection by pediatric patients. J Contemp Dent Pract 2008;9(6):33–40.

[229] Nanitsos E, Vartuli R, Forte A, Dennison PJ, Peck CC. The effect of vibration on pain during local anaesthesia injections. Aust Dent J 2009;54:94–100.

[230] Furman E, Jasinevicius TR, Bissada NF, Victoroff KZ, Skillicorn R, Buchner M. Virtual reality distraction for pain control during periodontal scaling and root planing procedures. J Am Dent Assoc 2009;140:1508–1516.

[231] Dahlquist LM, Weiss KE, Law EF, et al. Effects of videogame distraction and a virtual reality type head-mounted display helmet on cold pressor pain in young elementary school-aged children. J Pediatr Psychol 2010;35:617–625.

[232] Saijo M, Ito E, Ichinohe T, Kaneko Y. Lack of pain reduction by a vibrating local anesthetic attachment: A pilot study. Anesth Prog 2005;52:62–64.

[233] Wilson S, Molina Lde L, Preisch J, Weaver J. The effect of electronic dental anesthesia on behavior during local anesthetic injection in the young, sedated dental patient. Pediatr Dent 1999;21:12–17.

[234] Munshi AK, Hegde AM, Girdhar D. Clinical evaluation of electronic dental anesthesia for various procedures in pediatric dentistry. J Clin Pediatr Dent 2000;24:199–204.

[235] Meechan JG, Winter RA. A comparison of topical anaesthesia and electronic nerve stimulation for reducing the pain of intra-oral injections. Br Dent J 1996;181:333–335.

[236] Meechan JG, Gowans AJ, Welbury RR. The use of patient-controlled transcutaneous nerve stimulation (TENS) to decrease the discomfort of regional anaesthesia in dentistry: A randomized controlled clinical trail. J Dent 1998;26:417–420.

[237] Yap AU, Ho HC. Electronic and local anesthesia: A clinical comparison for operative procedures. Quintessence Int 1996;27:549–553.

[238] Modaresi A, Lindsay SJ, Gould A, Smith P. A partial double-blind, placebo-controlled study of electronic dental anaesthesia in children. Int J Paediatr Dent 1996;6:245–251.

[239] Schäfer E, Finkensiep H, Kaup M. Effect of transcutaneous electrical nerve stimulation on pain perception threshold of human teeth: A double-blind, placebo-controlled study. Clin Oral Investig 2000;4:81–86.

[240] Hadley J, Young DA, Eversole LR, Gornbein JA. A laser-powered hydrokinetic system for caries removal and cavity preparation. J Am Dent Assoc 2000;131:777–785.

[241] Liu JF, Lai YL, Shu WY, Lee SY. Acceptance and efficiency of Er:YAG laser for cavity preparation in children. Photomed Laser Surg 2006;24:489–493.

[242] Whitters CJ, Hall A, Creanor SL, et al. A clinical study of pulsed Nd:YAG laser-induced pulpal analgesia. J Dent 1995;23:145–150.

[243] Giza S. Comparative studies of carious defects filling using the classical method and dental drill, and using the Carisolv chemomechanical method and YAG:Er CTL-1601 laser [in Polish]. Ann Acad Med Stetin 2007;53 (3):88–99.

[244] Matsumoto K, Hossain M, Hossain MM, Kawano H, Kimura Y. Clinical assessment of Er,Cr:YSGG laser application for cavity preparation. J Clin Laser Med Surg 2002;20:17–21.

[245] Matsumoto K, Nakamura Y, Mazeki K, Kimura Y. Clinical dental application of Er:YAG laser for class V cavity preparation. J Clin Laser Med Surg 1996;14:123–127.

[246] Allen KL, Salgado TL, Janal MN, Thompson VP. Removing carious dentin using a polymer instrument without anesthesia versus a carbide bur with anesthesia. J Am Dent Assoc 2005;136:643–651.

[247] Malmström HS, Chaves Y, Moss ME. Patient preference: Conventional rotary handpieces or air abrasion for cavity preparation. Oper Dent 2003;28:667–671.

下颌麻醉

Mandibular Anesthesia

阅读本章节后，读者应该掌握：
- 叙述使用含1：100,000肾上腺素的2%利多卡因进行下牙槽神经阻滞麻醉（inferior alveolar nerve block，IANB）的成功、失败、起效及持续时间。
- 探讨IANB的可行替代方案。
- 评估下颌注射的可替代位点。
- 叙述可提高IANB成功率的措施。
- 解释IANB失败的相关机制。
- 讨论无症状患者IANB未能成功实现牙髓麻醉的原因。
- 叙述提高IANB成功率的方法。

因为失败最常发生在IANB，所以本章首先关注下颌麻醉[1]。因为在不同的牙科治疗过程中对麻醉的要求不完全相同，有关IANB麻醉具体操作方法可复习教科书相关章节。下面重点讨论牙髓的麻醉。

常规IANB

我们以评估应用含1：100,000肾上腺素的2%利多卡因1.8mL对无痛患者进行常规IANB的预期效果作为参照标准。

麻醉成功

判断神经阻滞麻醉成功的方法之一是，应用牙髓电活力测试（electric pulp test，

EPT）方法，计算注射局部麻醉药15min之内对EPT测试无反应（连续两个80 EPT读数），并且可维持这种麻醉状态60min为麻醉成功[2-19]。成功的麻醉状态维持1h可满足全科医生一次预约牙科治疗的需要（多数在46~60min[20]）。除非另作说明，本章将以此作为麻醉成功的标准定义。

实现理想的牙髓麻醉对于口腔修复和牙髓治疗均具有重要临床意义。表2-1显示了下颌不同牙齿的麻醉成功率。重点是要认识到所有受试者都100%达到嘴唇麻木[2-19,21-23]，磨牙和前磨牙麻醉成功率最高，切牙相对较低。

结论：即使患者达到嘴唇麻木，麻醉

表2-1		使用含1：100，000肾上腺素的2%利多卡因含1.8mL进行IANB的麻醉成功率和失败率		
牙齿	成功率（%）*	参考文献	失败率（%）†	参考文献
第二磨牙	65	6 - 8,11 - 13,15,16	17	6 - 9,11,21,22,24,28
第一磨牙	51	2 - 8,10 - 18,23	23	4 - 9,11,21,22,24 - 26,28
第二前磨牙	58	6 - 8,11 - 13,15,16	19	6 - 9,11,21,22
第一前磨牙	60	2 - 8,10 - 18	21	3,7,9,11,21,24,28
尖牙	52	2,23	32	2,23
侧切牙	34	2 - 5,7,10 - 14,16 - 18,23	44	3 - 5,7,9,11,21 - 23,27
中切牙	10	7,11,12,16,23	58	7,9,11,21 - 23,27

*注射局部麻醉药15min之内对EPT测试无反应（连续两个80 EPT读数），并且可维持这种麻醉状态60min的患者比例。

†在60min内的任何时间都没有达到2次连续80 EPT读数的患者比例

成功率在各个牙位也不完全相同，第一磨牙麻醉成功率为51%，而中切牙仅为10%。

麻醉失败

麻醉失败是整个麻醉成功定义中的一个要素。麻醉失败定义为在60min内的任何时间都没有达到2次连续80 EPT读数。在口腔治疗中这些患者很有可能感到了疼痛。表2-1也显示了下颌不同牙位的麻醉失败率[2-19,21-28]。同样，所有这些记录的症状都有嘴唇麻木。尽管这些患者并没有达到完全的牙髓麻醉，其结果也正如同从样本整体所预测的那样。

结论：即便患者嘴唇部已经麻木，牙髓麻醉失败率范围可从第一磨牙的23%到中切牙的58%。

怎样处理麻醉失败？

临床操作中每个牙科医生都会遭遇牙髓麻醉失败（表2-1）。如果追求每次注射都必须达到100%牙髓麻醉，那将会在临床工作中背负沉重负担。相反，如果发生麻醉失败，我们应该对初期失败采取补救措施。

结论：每一位牙科医生都会遭遇牙髓麻醉失败。

牙髓麻醉的起效

在多数病例中，常规IANB牙髓麻醉起效时间在5~19min不等[2-5,12-14]。牙髓麻醉起效时间慢于嘴唇部麻木起效时间（嘴唇部麻木起效在4.5~6min）[2-5,18]。表2-2显示用含1：100,000肾上腺素的2%利多卡因1.8mL进行IANB不同牙齿的起效时间。我们注意到前牙比后牙起效慢。

结论：牙髓麻醉起效时间不同，第一磨牙大约9min，而中切牙为19min。

起效慢

在一些患者中，起效会延迟。在整个麻醉成功的定义中，起效慢也是其中一个要素。起效慢定义为15min后才达到80 EPT读数的患者比例。表2-2也显示了麻醉起效慢的比例，在下颌牙齿中发生率为12%~20%；大约8%患者30min后才起效[2-6,10,29]。经常会有这样的患者，他们在

表2-2	IANB牙髓麻醉起效的大致时间			
牙齿	起效时间（min）*	参考文献	起效慢比例（%）†	参考文献
第二磨牙	5.2	12,13	12	6,11
第一磨牙	9.2	2–5,12–14	14	2–6,11
第二前磨牙	9.5	12,13	19	6,11
第一前磨牙	9.9	3–5,12,13	20	3–5,11
尖牙	13.6	2	20	2
侧切牙	13.8	2–5,12–14	20	2–5,11
中切牙	19.2	12	16	11

*首先达到2次80 EPT读数的时间。
†15min后才达到80 EPT读数的患者比例。

表2-3	IANB牙髓和软组织麻醉的大致持续时间		
局麻药物（1.8mL）		牙髓麻醉	软组织麻醉
含1：100,000肾上腺素的2%利多卡因		2h24min[13]	超过3h[13]
含1：50,000肾上腺素的2%利多卡因		不少于60min[18]	未研究
含1：20,000左旋肾上腺素的2%甲哌卡因		不少于60min[3]	未研究*
3%甲哌卡因		不少于50min[4]	超过3h†
含1：200,000肾上腺素的4%丙胺卡因		不少于60min[3]	未研究*
4%丙胺卡因		不少于50min[4]	超过3h†
含1：200,000肾上腺素的0.5%布比卡因		3~4h[13]	超过8h[13]
含1：100,000肾上腺素的4%阿替卡因		不少于60min[11]	未研究*
含1：200,000肾上腺素的4%阿替卡因		未研究	未研究

*时间近似于含1：100,000肾上腺素的2%利多卡因。
†数据来自Hersh等[30]以及Femandez等[13]报告。

治疗期间没有麻醉，但治疗完成走出诊室他们会说："感觉牙齿开始麻木了。"要确定牙髓是否麻醉，简单做个牙髓冷测试即可。

结论：在牙髓麻醉中，12%～20%患者起效慢。

间断性麻醉

除了麻醉成功和失败之外，在实施下颌麻醉中还应考虑间断性麻醉的情况。它也是麻醉成功总体定义的一个要素。间断性麻醉是指患者在治疗期间并没有持续麻醉，这可能与神经的麻醉方法有关，在下颌牙齿中发生率为12%～20%[2–6,10]。

结论：患者在治疗中可能持续麻醉或间断性麻醉。

牙髓麻醉的持续时间

下颌牙髓麻醉的持续时间是非常理想的[2–19,21–29]。如果是首次麻醉，应用一支含1：100,000肾上腺素的2%利多卡因，麻醉可持续2.5h[13]。表2-3显示不同麻醉方式对

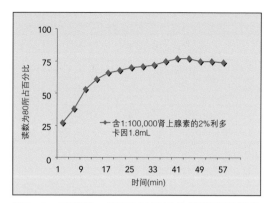

图2-1 下颌第一磨牙IANB后的牙髓麻醉发生率。结果以60min内对EPT80读数无反应的患者比例来定义。

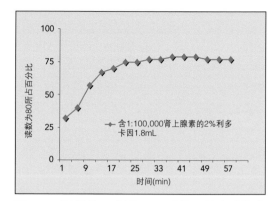

图2-2 下颌第二磨牙IANB后的牙髓麻醉发生率。结果以60min内对EPT80读数无反应的患者比例来定义。

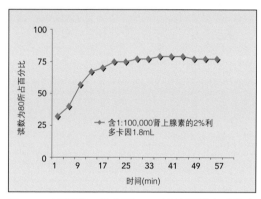

图2-3 下颌第一前磨牙IANB后的牙髓麻醉发生率。结果以60min内对EPT80读数无反应的患者比例来定义。

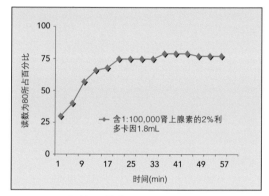

图2-4 下颌第二前磨牙IANB后的牙髓麻醉发生率。结果以60min内对EPT80读数无反应的患者比例来定义。

牙髓麻醉的持续时间。

牙髓麻醉的时间进程

到目前为止，所讨论的信息都是通过特定的图来表达的。正如Fiedler's Rule所说，通过详尽的图来表述复杂的研究结果——这已被证明更容易表达清楚。在牙髓麻醉时间进程图中，用60min内对EPT读数无反应的患者比例来定义牙髓麻醉。

第一磨牙和第二磨牙

图2-1和图2-2描述了完全牙髓麻醉

的无症状的第一、二磨牙的时间进程。我们可以看到，大多数患者15min内达到牙髓麻醉。然而，一些患者（12%～20%）在麻醉15min后起效。麻醉持续时间至少1h，但成功率并不是100%，因为有麻醉失败发生。第二磨牙与第一磨牙相似，有着很高的牙髓麻醉成功率。

第一前磨牙和第二前磨牙

图2-3和图2-4描述了完全牙髓麻醉的无症状的第一、第二前磨牙的时间进程。与第一磨牙相似，有着很高的牙髓麻醉成

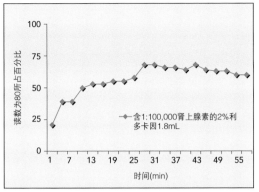

图2-5 下颌尖牙IANB后的牙髓麻醉发生率。结果以60min内对EPT80读数无反应的患者比例来定义。

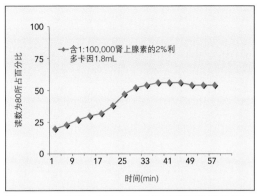

图2-6 下颌侧切牙IANB后的牙髓麻醉发生率。结果以60min内对EPT80读数无反应的患者比例来定义。

功率。

尖牙、中切牙、侧切牙

图2-5～图2-7描述了完全牙髓麻醉的无症状的尖牙、侧切牙和中切牙。尖牙的成功率低于前磨牙，而中切牙和侧切牙成功率最低。

软组织麻醉

软组织麻醉（通常指嘴唇麻木或黏膜对探针无反应）的出现并不能完全证明牙髓麻醉成功[2-19,21-29]。但是，软组织有没有麻醉经常会作为术者操作是否准确的重要暗示。有经验的临床医生注射失败率少于10%，而且在治疗前应补充神经阻滞麻醉，如果进行IANB达到嘴唇麻木，那么不用改变麻醉方式[17]。然而并不是所有患者都能达到牙髓麻醉，这很正常。考虑到阻滞失误，我们都碰到过这样的状况，连续几次注射失误，后面还有其他患者等待治疗。我们对此没有解释，但临床工作时常发生。可能这种情况印证了生活中坏事常常接踵而至的真理。

结论：唇麻木或软组织麻木并不意味

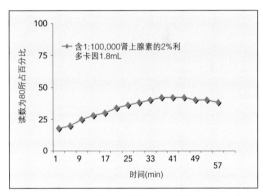

图2-7 下颌中切牙IANB后的牙髓麻醉发生率。结果以60min内对EPT80读数无反应的患者比例来定义。

着牙髓麻醉，也并非所有患者都能达到牙髓麻醉。

嘴唇部麻木的起效时间

进行IANB，使用含1∶100,000的2%利多卡因1.8mL唇部麻木起效时间在4.5～6min[2-5,18]。但嘴唇部麻木起效时间并不代表牙髓麻醉的起效时间。

结论：嘴唇部麻木起效时间为4.5～6min。

嘴唇部麻木持续时间

表2-3显示了不同局麻方式中嘴唇部麻木的大致持续时间。牙科医生通常认为，应用单纯3%甲哌卡因和4%丙胺卡因唇部麻木持续时间比用含1∶100,000肾上腺素的2%利多卡因进行IANB的时间短[30]。但是，Hersh等[30]发现，在这3种麻醉方式中，嘴唇部麻木的持续时间没有区别。因此，用单纯麻药做IANB来减少唇部麻木时间并无优势。

结论：用单纯麻药方式与使用含1∶100,000肾上腺素的2%利多卡因对于嘴唇部位的麻木时间方面并无区别。

IANB的颊神经麻醉

若没有单独的颊长神经注射，IANB的颊神经麻醉可能达不到预期效果[2]。但是，Vreeland等[2]发现，仅用1.8～3.6mL含1∶100,000肾上腺素的2%利多卡因进行IANB，颊部组织可达到30%～63%麻醉效果。Goldberg等[14]发现，用3.6mL含1∶100,000肾上腺素的2%利多卡因进行IANB，颊神经麻醉发生率为81%。不管在这些研究中报道的发生率是多少，颊神经麻醉达不到100%。

结论：在需要磨牙软组织麻醉时，应当加行颊长神经注射。

回抽阳性

在进行局部麻醉前回抽可以减少并发症的发生。在IANB麻醉中，报道回抽阳性率为3%～15% [31]。

结论：在IANB麻醉中，回抽阳性率为3%～15%。

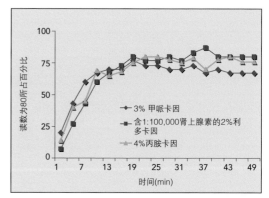

图2-8　3%甲哌卡因、4%丙胺卡因和含1∶100,000肾上腺素的2%利多卡因进行IANB后的下颌第一磨牙麻醉发生率。结果以60min内对EPT80读数无反应的患者比例来确定。结果显示3种药剂药效无显著差别（经许可转载于McLean等[4]）。

可替代IANB的其他麻醉方式

单纯麻药方法：甲哌卡因和丙胺卡因

McLean等[4]发现，3%甲哌卡因和4%丙胺卡因在50min内麻醉效果与含1∶100,000的2%利多卡因进行IANB效果相当（图2-8）。在针对不可逆性牙髓炎患者的临床研究中，Cohen等同样发现3%甲哌卡因和含1∶100,000肾上腺素的2%利多卡因进行IANB效果相当[32]。

这是一项很重要的临床发现，因为当药物条件或治疗方案要求谨慎应用肾上腺素时，可以用3%甲哌卡因代替。

结论：对50min以内的牙髓麻醉，3%甲哌卡因和4%丙胺卡因与含1∶100,000肾上腺素的2%利多卡因效果相当。

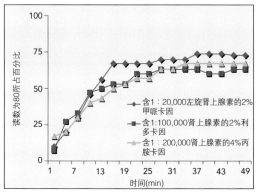

图2-9 含1∶200,000肾上腺素的4%丙胺卡因、含1∶20,000左旋异肾上腺素的2%甲哌卡因，与含1∶100,000肾上腺素的2%利多卡因进行IANB后的第一磨牙麻醉发生率。结果以60min内对EPT80读数无反应的患者比例来确定。结果显示3种药剂药效无显著差别（经许可转载于Hinkley等[3]）。

含肾上腺素的丙胺卡因和含左旋异肾上腺素的甲哌卡因

在实验研究中，Hinkley等[3]证实，在进行IANB牙髓麻醉中，1∶200,000肾上腺素的4%丙胺卡因和含1∶20,000左旋异肾上腺素的2%甲哌卡因，与含1∶100,000肾上腺素的2%利多卡因麻醉效果相当（图2-9）。

结论：在IANB牙髓麻醉中，1∶200,000肾上腺素的4%丙胺卡因和含1∶20,000左旋异肾上腺素的2%甲哌卡因，与含1∶100,000肾上腺素的2%利多卡因麻醉效果相当。

单纯麻药方法以及含肾上腺素利多卡因的联合应用

有些医生将3%甲哌卡因与含1∶100,000肾上腺素的2%利多卡因联合应

用于IANB。他们认为，3%甲哌卡因因其较高浓度比2%利多卡因含有更多的麻醉分子，而且它不含肾上腺素，所以有较高的pH，这可以在阻滞麻醉中有更多的可用基础分子。但是，两项研究发现对于IANB，3%甲哌卡因与含1∶100,000肾上腺素的2%利多卡因并无差别[4,32]。因此，将两种等效的酰胺类麻醉剂结合用于IANB将增强牙髓麻醉效果这一设想并不可靠。

Rood等[33]发现，在拔牙术中增加4%丙胺卡因对含肾上腺素的利多卡因麻醉效果并无增强作用。

结论：应用单纯麻药方法和含1∶100,000肾上腺素的2%利多卡因综合应用并不能对IANB产生更好的效果。

左旋异肾上腺素作为血管收缩剂

生产含1∶20,000左旋异肾上腺素的2%甲哌卡因的厂商（Neo-Cobefrin, Sanofi-Aventis）认为它可以作为一种血管收缩剂。相比肾上腺素减少心脏病及中枢神经系统刺激，这在药理学中是正确的。左旋异肾上腺素具有75%的α活性和25%的β活性，而肾上腺素具有50%的α活性和50%的β活性[35]。然而，市面上左旋异肾上腺素浓度为1∶20,000，是1∶100,000浓度的5倍[34]。较高浓度的左旋异肾上腺素与肾上腺素在临床和系统作用中的效果相当[3,28]。Goglielmo等[28]试验在含1∶20,000左旋异肾上腺素的2%甲哌卡因1.8mL和含1∶100,000肾上腺素的2%利多卡因1.8mL骨内注射后测量心率（脉搏）。他们论证两种麻醉方法在试验项目中均80%增加心率，但两者之间并无统计学差异。既而Goglielmo等[28]发现，在心率上两者无差异，而Hinkley等[3]发现，在注射成功率上两者也无差异，所以相较于1∶100,000肾

上腺素来说，1：20,000左旋异肾上腺素并无临床优势。

结论：相对于1：100,000肾上腺素，1：20,000左旋异肾上腺素并无临床优势。

阿替卡因

在美国阿替卡因的作用已于2000年4月得到确认[35]。其上市产品分别是Septocaine（Septodont公司）、Articadent（Dentsply公司）和Zorcaine（Cook-Waite公司），均为含1：100,000或者1：200,000肾上腺素的4%溶液。阿替卡因属于酰胺类，它包含有一个噻吩环而其他酰胺类局麻药包含一个苯环[35]。作为一种不是对氨基苯甲酸（PABA）的酯类，不必考虑对氨基苯甲酸衍生物交叉过敏现象。阿替卡因与其他酰胺类局麻药分子间的另一个区别就是阿替卡因分子中多出来的酯链，这可使得阿替卡因被血浆酯酶水解[35]。由此，阿替卡因比利多卡因时效短（利多卡因需经肝脏清除）。

安全性

大量研究评估阿替卡因后得出结论：在适宜用量使用时很安全[35-45]。阿替卡因和利多卡因对于一名成年患者最大剂量均是500mg（推荐剂量为6.6~7.0 mg/kg）[34]。因为市面上阿替卡因浓度为4%，所以厂商建议一名70kg检查成年人使用4%阿替卡因的最大剂为7支，2%利多卡因为13支[34]（表1-1）[参考第1章关于包装容量的讨论（1.8mL对比1.7 mL）]。

结论：阿替卡因是一种安全的局麻药。

感觉异常和高铁血红蛋白症

正如丙胺卡因，阿替卡因也可能引起高铁血红蛋白症和神经疾病[35]。尽管高铁血红蛋白症发生率很低，牙科医生们也应当警惕处于高风险的患者（如患者有呼吸系统疾病）的并发症[46]。

Haas和Lennon[47]与Miller和Lennon[48]调查了局部麻醉诱发神经疾病的发生率。使用阿替卡因和丙胺卡因时神经疾病（包括嘴唇和舌部）的发生率大约是使用利多卡因或甲哌卡因的5倍[47,48]。在Hoas和Lennon[47]的回顾性研究中，感觉异常的发生率为110,000,000人中发生14例或785,000位注射者中发生1例。

近来，Gaffen和Hoas[49]及Garisto等[50]发现，阿替卡因和丙胺卡因有更高的感觉异常发生率。感觉异常的发生率在丙胺卡因为1/2,070,678，在阿替卡因为1/4,159,848，在利多卡因为1/181,076,673。因此，根据这些回顾性研究，阿替卡因和丙胺卡因的感觉异常发生率较高，但临床上仍然很罕见。Pogrel[51]评估了因IANB造成下颌神经或舌神经损伤的患者，其中35%使用了利多卡因，30%使用了阿替卡因。他得出阿替卡因与神经损伤并不成比例的结论。

因此，感觉异常的担心并不能限制阿替卡因的临床应用。但是，对于有感觉异常或改变的患者（麻木、感觉异常或感觉迟钝），定期随访很重要。

我们应注意到，在神经阻滞麻醉方面利多卡因和阿替卡因在成功率上并无差异[11]。用阿替卡因做浸润麻醉，其他麻药做阻滞麻醉似乎更为合理。

结论：阿替卡因导致感觉异常很罕见。

刺激性

Hoffmeister[52]、Leuschner和Leblanc[43]

以及Ribeiro等[53]发现阿替卡因对神经并无细胞毒性作用，而且在组织耐受方面与其他麻药（甲哌卡因、布比卡因和利多卡因）相似。

结论：阿替卡因在组织耐受方面与其他麻药相似。

保险公司警示

美国Emery and Webb/ACE保险公司寄给数千名牙科医生的一封信中陈述：

近期，公司发现与麻醉相关的医疗事件在增多……公司注意到可逆性的医疗事件增加，在某些情况下为不可逆性的感觉异常（与阿替卡因有关）……这封信是要提醒各位牙科医生关注这些事件，希望你们不会成为这些事件中的受害者。

一些经验丰富的牙科医生和教育工作者表达了他们的关注，并在发布一份收回通告中陈述：遗憾的是，我们在对Emery and Webb/ACE保险公司进一步审查发现，审查包括随后的邮件，及不确切文件和危言耸听的语气，而这些没有证据……这两个公司并没有注意到在与阿替卡因有关医疗事故的索赔诉讼增加。应该明确指出，Emery and Webb/ACE保险公司并没有对阿替卡因相关麻醉事件进行任何科学的调查、取样、测试或其他的研究，也没有限定阿替卡因使用的特殊理论和数据。

结论：牙科医生应该咨询权威机构以获得有关使用阿替卡因的正确信息。

IANB的临床作用

阿替卡因可以提高局麻效果[55]。现有文献显示，阿替卡因与其他局麻药在IANB临床效果上并无统计学差异[11,44,56-63]。当比较含1∶100,000肾上腺素4%阿替卡因与含1∶100,000肾上腺素2%利多卡因效果时，

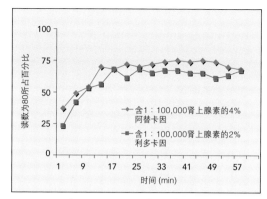

图2-10　含1∶100,000肾上腺素的4%阿替卡因与含1∶100,000肾上腺素的2%利多卡因进行IANB后的第一磨牙麻醉发生率。结果以60min内对EPT80读数无反应的患者比例来确定。结果显示两种药剂药效无显著差别（经许可转载于Mikesell等[11]）。

Mikesell等[11]发现两者并无显著差异（图2-10）。

Tofoli等[64]发现，含1∶100,000肾上腺素4%阿替卡因与含1∶200,000肾上腺素4%阿替卡因进行IANB时效果相当。Moore等[65]也发现4%阿替卡因分别配有1∶100,000和1∶200,000肾上腺素在临床研究中并无差异。

结论：对于IANB，阿替卡因与利多卡因效果相当。

下颌第一磨牙颊部麻醉的肾上腺素浓度

McEntire等[66]证实一支分别配有1∶100,000或1∶200,000肾上腺素的4%阿替卡因进行下颌第一磨牙颊部浸润麻醉效果并无差异。但是，对于上颌牙周手术而言，Moore等[67]发现含1∶100,000肾上腺素4%阿替卡因可以提供更清楚的手术视野，并可减少出血。

结论：在进行下颌第一磨牙颊部浸润麻醉时，4%阿替卡因配有1∶100,000或是1∶200,000肾上腺素在临床效果方面并无

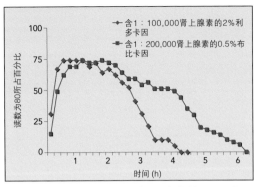

图2-11 含1∶200,000肾上腺素的0.5%布比卡因与含1∶100,000肾上腺素的2%利多卡因进行IANB后的下颌第一磨牙麻醉发生率。结果以60min内对EPT80读数无反应的患者比例来确定。结果显示两种药剂药效无显著差别（经许可转载于Fernandei等[13]）。

差异。

长效麻醉剂

布比卡因和依替卡因

在口腔外科手术[68,69]、牙体牙髓治疗[70,71]和牙周治疗[72,73]中应用布比卡因(Marcaine, Hospira)和依替卡因(Duranest, Astrazeneca)进行临床试验，登士柏公司在市面上已经撤回依替卡因。

Fernandei等[13]比较了用含1∶100,000肾上腺素5%布比卡因和1∶100,000肾上腺素2%利多卡因进行IANB，发现两者在第一磨牙麻醉中有相近成功率。但是，在第二磨牙、前磨牙、侧切牙使用布比卡因成功率较低。其一方面与布比卡因牙髓麻醉起效慢有关[13]。布比卡因牙髓麻醉平均持续时间为4h，而利多卡因平均为2h24min[13]（图2-11）。

与利多卡因相比，布比卡因显著延长了下嘴唇部麻木时长[13]。其他研究也得出了相似结果[70,71,74-84]。尽管嘴唇部麻醉比牙髓麻醉持续时间长，但延长嘴唇部麻醉时间并无意义。对于患者而言，进食或说话障碍或者可能引起的软组织创伤是很麻烦的。Rosenquist和Nystron[81]发现34%患者认为布比卡因引起的长时间麻醉令人讨厌。在一项随访研究中，Rosenquist等[82]发现，一些患者愿意让唇部感觉尽快恢复，即便口腔治疗后有些持续性疼痛。因此，当延长唇部麻醉或不需要常规施行长时间麻醉时，应当询问患者以考虑其个人倾向。

众所周知，IANB使用布比卡因可以延长止痛时间[73,80,83-85]。尽管布比卡因可以减轻术后痛感达到止痛作用，但它并不能完全消除疼痛或代替止痛药[70,71,81-83,86]。因此，当布比卡因延长止痛时间时，也应考虑术后疼痛时间。Neal等[85]发现，应用布比卡因相较于利多卡因在术后第一天可以显著降低疼痛的发生。但是，在随后几天利多卡因与布比卡因疼痛值相差不大。Rosenquist和Nistrom[81]发现，术后2～3h布比卡因疼痛值比利多卡因低，但6h时布比卡因的疼痛值较高。这意味着止痛时间并不会无限延长而解决术后整个时间的不适。而且，当应用布比卡因时，其在术后整个时间的止痛效果有待证实。

在上颌牙髓治疗中，Meechan和Blair[87]发现，相较于布比卡因，利多卡因有更好的麻醉效果，并且可以减少出血。因此，上颌牙髓治疗浸润麻醉使用布比卡因效果并不显著。

结论：相对于利多卡因，布比卡因起效时间慢，麻醉时间长，软组织麻醉时间长。

新型长效麻醉剂

一种相对长效局麻药是罗哌卡因。它是布比卡因结构同系物[88]。大量研究证明

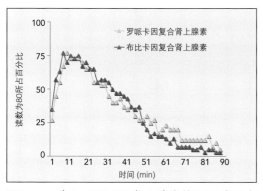

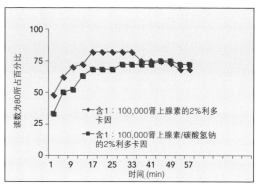

图2-12 含1:200,000肾上腺素的0.5%布比卡因与含1:200,000肾上腺素的0.5%罗哌卡因进行浸润麻醉后的上颌侧切牙麻醉发生率。结果以60min内对EPT80读数无反应的患者比例来确定。结果显示两种药剂药效无显著差别（经许可转载于Kennedy等[88]授权）。

图2-13 含1:100,000肾上腺素的缓冲2%利多卡因与含1:100,000肾上腺素的2%利多卡因进行IANB后的下颌第一磨牙麻醉发生率。结果以60min内对EPT80读数无反应的患者比例来确定。结果显示两种药剂药效无显著差别（经许可转载丁Whitcomb等[96]）。

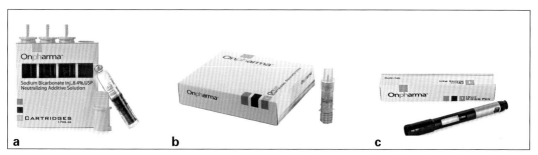

图2-14 Onpharma 系统包含一个中和装置 (8.4% 碳酸氢盐) (a)，药管连接器(b)，和一个混合笔 (c)。(Courtesy Onpharma, Los Gatos, CA)

罗哌卡因相比布比卡因对中枢神经系统和心血管系统毒副作用更小[88]。Kennedy等[88]证实了在药物学作用方面，含1:200,000肾上腺素0.5%罗哌卡因与含1:200,000肾上腺素0.5%布比卡因效果相当（图2-12）。Elsharrawy和Yagiela[89]发现，不含肾上腺素的0.5%和0.75%浓度的罗哌卡因对IANB都有效。另一项研究评估了左布比卡因（一种新型长效局麻药）对IANB的作用，发现其等同于布比卡因[90]。因此，由于罗哌卡因和左布比卡因可以降低对心血管和中枢神经系统的毒副作用，它们有望在临床上代替布比卡因。

结论：将来长效麻醉剂可望在临床上代替布比卡因。

麻醉缓冲方案

Galindo[91]采用pH调节的局麻药（pH7.4）用于骨膜外麻醉、神经末梢阻滞麻醉和区域性麻醉，他发现pH越高效果越好。大量学者也发现pH调节的局麻药起效更快[92–95]。Whitcomb等[96]比较了在IANB

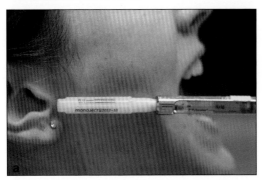

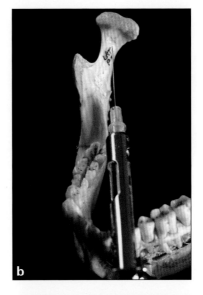

图2-15 （a）Gow-Gates技术口外标志点：耳屏与口角连线下缘。（b）Gow-Gates技术口内标志点：下颌髁突颈部。

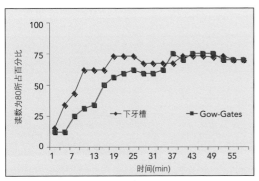

图2-16 Gow-Gates技术与常规IANB的下颌第一磨牙麻醉发生率。结果以60min内对EPT80读数无反应的患者比例来确定。结果显示两种技术之间无显著差别（经许可转载于Goldberg等[14]）。

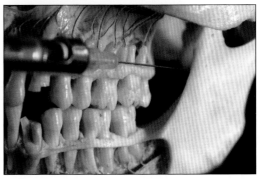

图2-17 Vazirani-Akinosi技术。这种闭口注射技术采用上颌第二磨牙膜龈交界线为标志点。

中应用含1：100,000肾上腺素/碳酸氢钠的2%利多卡因与含1：100,000肾上腺素2%利多卡因麻醉牙髓的效果，他们发现，缓冲了的利多卡因相比未被缓冲的利多卡因并没有在统计学上提高麻醉成功率或有更快的起效（图2-13）。

Onpharma介绍了一种用独特配方缓冲的局麻药系统（图2-14），但并没有同行在临床上使用。

结论：利多卡因加入缓冲剂的方案并不能提高IANB成功率或缩短起效时间。

改变注射位点

Gow-Gates和Vazirani-Akinosi技术：

Gow-Gates技术[97]（图2-15）与常规IANB相比较有更高的成功率[34,98]，但实验性研究并未证明其有优势（图2-16）[14,29,99-102]。

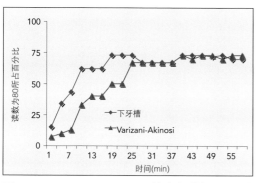

图2-18 Vazirani-Akinosi技术与常规IANB的下颌第一磨牙麻醉发生率。结果以60min内对EPT80读数无反应的患者比例来确定。结果显示两种技术之间无显著差别（经许可转载于Goldberg等[14]授权）。

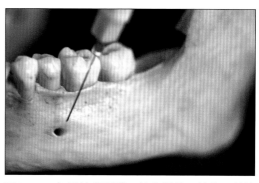

图2-19 切牙神经阻滞。针头沿第二前磨牙长轴向下前方向。

Akinosi[103]在1977年介绍了他的技术，而Vazirani[104]在1960年描述了一种类似的技术，所以采用现在的命名方式以彰显他们的贡献[34]。Vazirani-Akinosi[34,103]技术（图2-17）相对于标准下颌神经注射位点并未显现其优势[14,99,105-107]。Goldberg等[14]比较了用含1：100,000肾上腺素2%利多卡因3.6mL分别用常规方法、Gow-Gates技术和Vazirani-Akinosi技术麻醉健康无症状牙齿之后的效果，他们发现三者在麻醉成功率方面效果相似（图2-18）。但Gow-Gates技术和Vazirani-Akinosi技术相较于常规技术起效慢，这些技术并不能代替常规IANB技术。

当患者表现出牙关紧闭症或下颌开口受限时，可以采用Vazirani-Akinosi技术，因为它是闭口注射方式。在减轻注射疼痛方面，两种技术都不能代替常规技术[14,99,100,108]。

结论：Gow-Gates技术和Vazirani-Akinosi技术均不比常规技术更好。

颊神经麻醉发生率

Gow-Gates[97]和Akinosi[103]声称使用它们的方法，不需要对颊神经做单独麻醉即可使软组织麻醉。Goldberg等[14]证明使用含1：100,000肾上腺素2%利多卡因3.6mL，颊神经麻醉发生率在Gow-Gates技术为84%，Vazirani-Akinosi技术为80%。之前研究用Gow-Gates技术颊神经麻醉发生率分别为62%[109]、68%[102]、77%[98]、78%[110]、20%[100]和89%[101]。对于Vazirani-Akinosi技术，先前研究发现颊神经麻醉发生率为80%[105]和71%[111]。通常来讲，因为颊长神经横跨下颌支前缘[112]，如果注射针头插入、退回或注入足量麻醉剂可扩散至颊长神经，这几种注射方法均可由此导致颊长神经麻醉。不管这些技术的成功率如何，颊长神经麻醉成功率并非100%。因此，在磨牙位点软组织麻醉时，需要添加独立的颊长神经麻醉。

结论：用Gow-Gates技术和Vazirani-

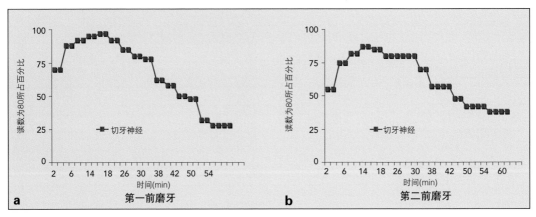

图2-20 切牙神经阻滞麻醉后下颌第一前磨牙（a）与第二前磨牙（b）的麻醉发生率。结果以60min内对EPT80读数无反应的患者比例来确定（经许可转载于Nist等[7]）。

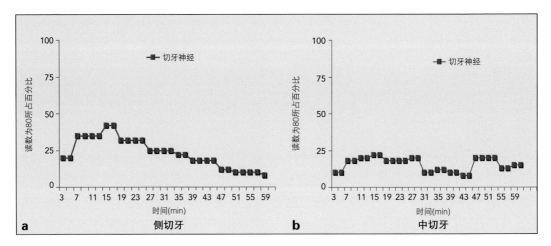

图2-21 切牙神经阻滞麻醉后下颌侧切牙（a）与中切牙（b）的麻醉发生率。结果以60min内对EPT80读数无反应的患者比例来确定（经许可转载于Nist等[7]）。

Akinosi技术并不能保证对颊神经的麻醉。

经颏孔的切牙神经阻滞

Nist等[7]、Joyce和Donnelly[113]以及Whituorch等[114]证明，在麻醉前磨牙时无论是否进入颏孔切牙神经均会麻醉（图2-19），牙髓麻醉时长为20～30min[7,113]（图2-20）。Batista da Silva等[115]证明，对于切牙神经阻滞麻醉4%阿替卡因比利多卡因效果更好，但只需注射0.6mL即可产生

大约10min麻醉时长。

Nist等[7]与Whiteworsh等[114]证明，这种技术对麻醉下颌侧切牙和中切牙并无效果（图2-21）。而且，Nist等[7]发现注射入颏孔并无困难。但Joyce和Donnelly[113]发现颏孔注射成功率仅有57%。

Phillips[116]认为，切牙神经阻滞比常规技术更为疼痛；但Pampush[117]认为其并没有常规技术疼痛。Nist等[7]发现，注射针插入颏孔仅中度疼痛（5%～8%）取决于是

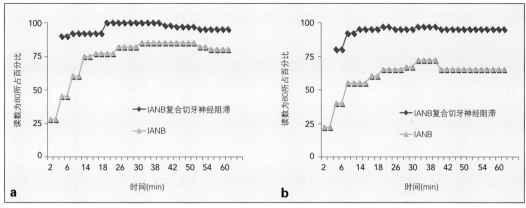

图2-22 IANB复合切牙神经阻滞麻醉，与单独IANB麻醉对下颌第一前磨牙（a）与第二前磨牙（b）的麻醉发生率。结果以60min内对EPT80读数无反应的患者比例来确定。复合麻醉技术提高了成功率（经许可转载于Nist等[7]）。

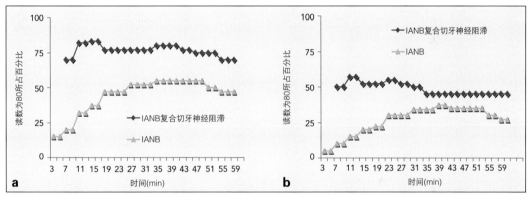

图2-23 IANB复合切牙神经阻滞麻醉，与单独IANB麻醉对下颌侧切牙（a）与中切牙（b）的麻醉发生率。结果以60min内对EPT80读数无反应的患者比例来确定。复合麻醉技术提高了成功率（经许可转载于Nist等[7]）。

独立操作还是在IANB之后进行。他们证明切牙神经麻醉会导致18%中度至重度疼痛，IANB有25%中重度疼痛。因此，根据这项研究证明，切牙神经阻滞痛感比IANB轻。

Joyce和Donnelly[113]记录了注射在颏孔内和颏孔外时，疼痛感觉并无差异。Whitworth等[115]发现慢速注射（60s）比快速注射（15s）痛感轻。

Northrop[118]认为，切牙神经阻滞麻醉比IANB更容易发生术后不适。Nist等[7]发现切牙神经阻滞麻醉（2%中毒疼痛）比IANB（17%中毒疼痛）有更少的术后疼痛，而且记录无感觉异常[7]。但Joyce和Donnelly[113]研究中有2例患者有感觉改变症状。

结论：切牙神经阻滞麻醉在前磨牙中是有些许效果的，但持续时间仅20~30min。

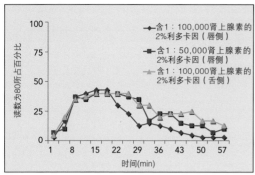

图2-24 下颌侧切牙麻醉发生率：含1：100,000和1：50,000肾上腺素2%利多卡因唇侧浸润麻醉，对比含1：100,000肾上腺素2%利多卡因舌侧浸润麻醉。结果以60min内对EPT80读数无反应的患者比例来确定。所有的麻醉剂牙髓麻醉成功率均低于50%且在60min内不断降低（经许可转载于Yonchak等[119]）。

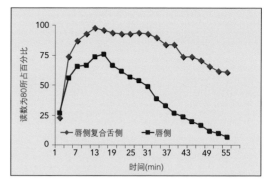

图2-25 下颌侧切牙麻醉发生率：含1：100,000肾上腺素4%阿替卡因唇舌侧浸润，对比仅唇侧浸润麻醉。结果以60min内对EPT80读数无反应的患者比例来确定。复合浸润麻醉在4~58min期间表现明显不同（经许可转载于Nuzum等[122]）。

IANB与切牙神经阻滞麻醉联合应用

Nist等[7]发现IANB与切牙神经阻滞麻醉联合应用在前磨牙中效果明确（图2-22），但在中切牙和侧切牙中无效果（图2-23）。尽管Nist等[7]论证了IANB与切牙神经阻滞麻醉联合应用可提高第一磨牙麻醉成功率，但如果IANB失败，用1支含1：100,000肾上腺素4%阿替卡因做浸润麻醉或骨内注射效果更好。

结论：在前磨牙联合应用IANB与切牙神经阻滞麻醉可提高牙髓麻醉效果。

下颌浸润麻醉

利多卡因浸润麻醉

在下颌牙齿麻醉中，单独使用唇侧或舌侧利多卡因注射效果并不显著[58,59,119,120]（图2-24）。Meecha等[121]发现，用含1：100,000肾上腺素2%利多卡因1.8mL对下颌第一磨牙做颊部或颊舌侧浸润麻醉会导致32%～39%的低成功率。

结论：对于下颌麻醉单独用利多卡因浸润效果并不显著。

前牙阿替卡因唇、舌侧浸润麻醉

Nuzum等[122]发现，相较于唇侧阿替卡因浸润麻醉，用含1：100,000肾上腺素4%阿替卡因在唇、舌侧复合注射可显著提高麻醉成功率至98%，而单独唇侧注射成功率只有76%[122]。唇、舌侧复合浸润麻醉仅使牙髓麻醉60min（图2-25）。

Jaber等[123]发现，在唇侧或唇、舌侧浸润麻醉下颌切牙，4%阿替卡因比2%利多卡因（均含1：100,000肾上腺素）效果好，但维持时间都不超过45min。

结论：前牙唇、舌侧采用阿替卡因浸润麻醉可增强麻醉效果，但麻醉效果仅持续60min。

IANB后利多卡因做前牙浸润麻醉

在常规IANB之后，增加唇侧浸润（含1：100,000肾上腺素2%利多卡因1.8mL）可增加前牙牙髓麻醉成功率，但并非100%成

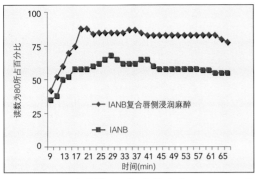

图2-26　下颌侧切牙麻醉发生率：1.8mL含1∶100,000肾上腺素2%利多卡因IANB复合唇侧浸润麻醉，对比仅IANB。结果以60min内对EPT80读数无反应的患者比例来确定。唇侧浸润提高了牙髓麻醉成功率，但并未达到100%（经许可转载于Clark等[23]）。

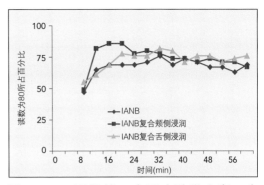

图2-27　下颌第一磨牙麻醉发生率：含1∶100,000肾上腺素2%利多卡因IANB复合颊侧浸润，和IANB复合舌侧浸润，对比仅IANB。结果以60min内对EPT80读数无反应的患者比例来确定。3种技术之间未见显著差异（经许可转载于Foster等[15]）。

功[23]（图2-26）。但对于IANB后增加唇侧或舌侧阿替卡因浸润麻醉或者补充骨内注射可提高麻醉成功率[6,122]。

结论：对前牙在IANB后增加利多卡因唇侧浸润麻醉比单独浸润麻醉成功率高。但增加唇侧和舌侧阿替卡因浸润麻醉或补充骨内注射应该更能提高成功率。

IANB后利多卡因第一磨牙浸润麻醉

Foster等[15]发现，在IANB后补充含1∶100,000肾上腺素2%利多卡因1.8mL颊侧或舌侧浸润麻醉并不能显著提高第一磨牙麻醉成功率（图2-27）。如果是下颌舌骨肌神经导致第一磨牙麻醉失败，那么采用1.8mL利多卡因舌侧浸润将会显著提高IANB的成功率。然而并不存在这种现象，因为下颌舌骨肌神经不会影响后牙神经支配。Clark等[9]也研究了下颌舌骨肌神经对下颌牙髓麻醉的作用，发现并没有充分证据支持下颌舌骨肌神经在牙髓麻醉中扮演活跃角色。

结论：在IANB后补充利多卡因对第一磨牙颊侧或舌侧浸润并不能增加麻醉成功率。

阿替卡因第一磨牙浸润麻醉

Kanaa等[124]证明，对于下颌第一磨牙颊侧浸润，用含1∶100,000肾上腺素4%阿替卡因比含1∶100,000肾上腺素2%利多卡因效果显著。但是，阿替卡因只有64%成功率。Jung等[125]、Gorbett等[126]同样也用阿替卡因做第一磨牙颊侧浸润麻醉，成功率分别为54%和64%～70%。Robertson等[127]发现，应用阿替卡因对下颌第一磨牙颊侧浸润麻醉成功率为87%，而应用利多卡因成功率仅为57%。阿替卡因优于利多卡因主要与其分子间的氢键有关，它可以更好地向骨渗透[128]。Pabst等[129]发现，用阿替卡因对第一磨牙做颊部浸润麻醉成功率在64%～69%，麻醉时长降至60min（图2-28）。McEntire等[66]报道了下颌第一磨牙颊部浸润麻醉。使用含1∶100,000肾上腺素和1∶200,000肾上腺素的阿替卡因成功率在59%～67%（图2-29）。用含

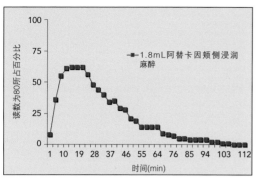

图2-28 下颌第一磨牙麻醉发生率：含1：100,000肾上腺素4%阿替卡因颊侧浸润麻醉。结果以60min内对EPT80读数无反应的患者比例来确定。牙髓麻醉成功率低于70%（经许可转载于Pabst等[129]）。

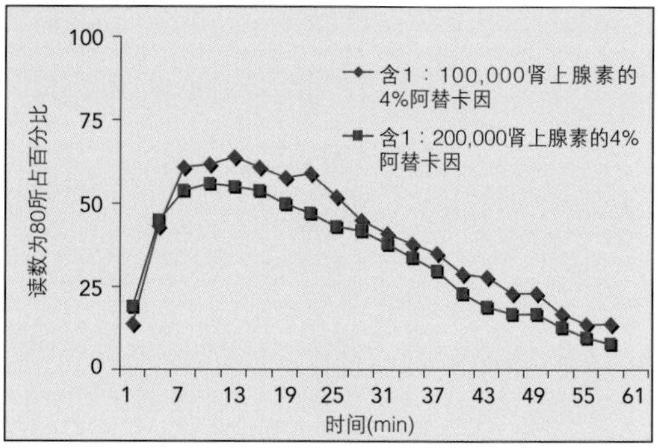

图2-29 下颌第一磨牙麻醉发生率：对比含1：100,000或1：200,000肾上腺素的4%阿替卡因。结果以60min内对EPT80读数无反应的患者比例来确定。两种浓度药液之间未见显著差异牙髓麻醉成功率低于70%（经许可转载于McEntire等[66]）。

1：100,000肾上腺素或1：200,000肾上腺素4%阿替卡因1.8mL并无区别。Meechan等[130]发现对下颌第一磨牙使用含1：100,000肾上腺素4%阿替卡因1.8mL颊部浸润麻醉（65%成功率）比同样剂量阿替卡因舌侧浸润麻醉（10%成功率）成功率高。

　　Robertson等[127]发现，阿替卡因比利多卡因起效快。他们也发现在第一磨牙颊部浸润时邻牙也被麻醉，麻醉区域更倾向于第一磨牙前方区域。比如说，第一磨牙麻醉后，前磨牙比第二磨牙更容易麻醉。而且，学者们推测麻醉可能通过颏孔，所以导致在前磨牙和第一磨牙有高的麻醉成功率。他们也发现两种方法都有着较高的单侧唇部麻醉发生率（98%~100%）和持续时长（60min），这暗示颊部浸润或第一磨牙麻醉可以导致主观唇部麻木。但是，牙髓麻醉成功率并非100%，在颊侧浸润或第一磨牙麻醉中唇部麻木并不能作为牙髓麻醉的观测指标。唇部麻木最可能的原因是颏神经接近第一磨牙注射区域（图2-30）。

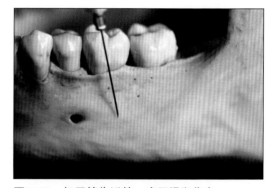

图2-30 切牙管临近第一磨牙浸润位点。

　　Robertson等[127]同样发现，使用阿替卡因和利多卡因颊侧浸润麻醉的疼痛3个阶段有所不同。同样，Kanan等[124]发现，对于下颌第一磨牙颊侧浸润麻醉使用阿替卡因和利多卡因在注射不适方面并无显著区别。注射3个阶段的疼痛指数被大致分为从微弱至衰弱。Kanan等[124]、Pabst等[129]以及McEntire等[66]同样发现，当使用阿替卡因或利多卡因对第一磨牙颊侧浸润麻醉时疼痛处于中等阶段。

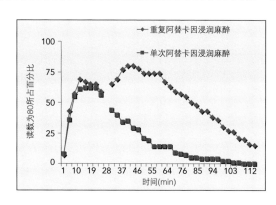

图2-31 下颌第一磨牙麻醉发生率：使用1支含1：100,000肾上腺素的4%阿替卡因颊侧浸润，对比颊侧阿替卡因浸润25min之后再次重复注射。结果以112min内对EPT80读数无反应的患者比例来确定。重复注射显著提高了牙髓麻醉才持续时间，但总的成功率没有达到100%（经许可转载于Pabst等[129]）。

Robertson等[127]发现，术后疼痛为轻度疼痛，而且在阿替卡因和利多卡因之间并无差别。Pabst等[129]以及McEntire等[66]报道了用含1：100,000或1：200,000肾上腺素的阿替卡因术后疼痛均为轻度，并无差别。在3项研究中并无患者感觉异常的报道。

结论：在第一磨牙麻醉时，单独阿替卡因颊侧浸润不能产生预期麻醉效果。

0.9mL麻药浸润麻醉下颌第一磨牙

先前研究使用含1：100,000肾上腺素2%利多卡因1.8mL或含1：100,000肾上腺素4%阿替卡因1.8mL。Abduluahab等[131]使用6种局麻药0.9mL对下颌第一磨牙做浸润麻醉，他们发现与其他麻药（利多卡因、丙胺卡因、甲哌卡因和布比卡因）相比，阿替卡因（含1：100,000或1：200,000肾上腺素4%阿替卡因）有最高的成功率。但是成功率也小于40%并且不能提供充足的口腔治疗所需麻醉，其成功率低于使用1.8mL阿替卡因。

结论：对于第一磨牙用0.9mL阿替卡因浸润麻醉不会产生预期麻醉效果。

下颌第一磨牙重复进行阿替卡因浸润麻醉

之前的研究显示了对下颌第一磨牙进行颊侧浸润麻醉时，使用一支含1：100,000肾上腺素4%阿替卡因，60min后麻醉效果下降。Pabst等[129]发现，在初次注射25min后重复用1：100,000肾上腺素4%阿替卡因浸润麻醉可以显著提高麻醉时长（28~109min）（图2-31）。但初始阿替卡因注射成功率仅有64%～69%。如果初次注射成功率增加，那么之后的重复浸润麻醉将会产生预期的麻醉效果。

结论：在下颌第一磨牙麻醉时，重复阿替卡因浸润麻醉可以显著提高麻醉效果。

第一磨牙IANB后阿替卡因浸润麻醉

Hassan等[132]在一个随机对照双盲交叉实验中比较了在IANB之后用含1：100,000肾上腺素4%阿替卡因与含1：100,000肾上腺素2%利多卡因对下颌第一磨牙颊侧浸润麻醉后麻醉程度做了研究。他们发现阿

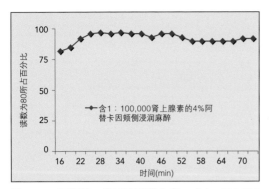

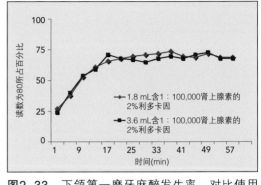

图2-32 下颌第一磨牙麻醉发生率：含1∶100,000肾上腺素4%的阿替卡因IANB复合颊侧浸润麻醉。结果以60min内对EPT80读数无反应的患者比例来确定。阿替卡因浸润麻醉取得了相当高的50min持续牙髓麻醉成功率（经许可转载于Haase等[132]）。

图2-33 下颌第一磨牙麻醉发生率：对比使用3.6mL和1.8mL含1∶100,000肾上腺素的2%利多卡因。结果以60min内对EPT80读数无反应的患者比例来确定。两种剂量之间未见显著差异（经许可转载于Nusstein等[10]）。

替卡因（88%成功率）比利多卡因（71%成功率）有更高的成功率。我们将成功定义为IANB与浸润注射之后10min内连续2次达到80读数，而且在60min内可以维持在80读数。对于4%阿替卡因，在初始注射后即达到稳定的麻醉，而且在50min内维持在80读数（图2-32）。因此，对于需要延长牙髓麻醉的口腔治疗过程至少在50min内有较高的成功率。这是一项非常重要的临床发现。Kanan等[133]也同样发现，IANB后补充颊侧阿替卡因（92%成功率）浸润麻醉比单独IANB（56%成功率）成功率更高。

谨慎起见，医生在进行IANB后需要在施加颊部浸润麻醉前等待嘴唇部麻醉迹象，因为若无IANB，单纯的颊部浸润麻醉并非完全有效，而且麻醉时效短[66,127,129]。另外，在第一磨牙颊侧浸润麻醉可以使颏神经麻醉，所以麻药扩散至前牙，当阻滞失败时可以引起唇部麻木[127]。

第二磨牙区相对致密的下颌骨可能会阻碍麻药的扩散。需要对第二磨牙颊侧浸润麻醉进行更深入的调查来确定这种注射方式的成功率。

Haase等[132]发现，颊侧浸润麻醉采用阿替卡因和利多卡因，疼痛的3个阶段并不相同。注射疼痛的3个阶段在轻度到重度之间。术后疼痛为轻度疼痛，而且阿替卡因和利多卡因之间并无区别。并没有任何患者有感觉异常的报道。

结论：IANB后对第一磨牙补充阿替卡因浸润麻醉会使麻醉时间持续大约1h。

提高IANB成功率的方法

接下来的讨论回顾了几种曾被尝试用于提高IANB成功率的方法。

增加局麻药量

一种方法就是加倍局麻药量。但增加利多卡因至3.6mL（2支）并未提高牙髓麻醉成功率[2,9,10,14,27,134]（图2-33）。Camarda

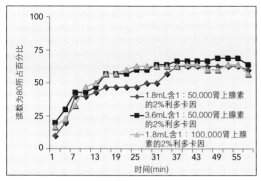

图2-34 下颌第一磨牙麻醉发生率：对比使用3.6mL1∶50,000肾上腺素的2%利多卡因、1.8mL1∶50,000肾上腺素的2%利多卡因和1.8mL含1∶100,000肾上腺素的2%利多卡因。结果以60min内对EPT80读数无反应的患者比例来确定。3种剂量之间未见显著差异（经许可转载于Wali等[18]）。

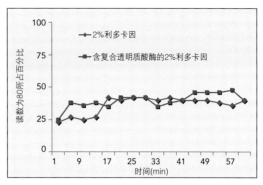

图2-35 下颌第一磨牙麻醉发生率：对比使用含1∶100,000肾上腺素的2%利多卡因、复合透明质酸酶的含1∶100,000肾上腺素的2%利多卡因用于IANB。结果以60min内对EPT80读数无反应的患者比例来确定。两种药液之间未见显著差异（经许可转载于Ridenour等[22]）。

等[135]在计算机控制局麻系统(Milestone Scientific)中使用2支利多卡因确实提高了麻醉成功率。但并未测量牙髓麻醉效果——仅有软组织麻醉。正如我们之前所说，软组织麻醉并不能代表牙髓麻醉。

结论：在IANB中将利多卡因增加至2倍并不能提高成功率。

增大肾上腺素浓度

另一种方法是增大肾上腺素浓度。但当评估临床正常牙齿时，在IANB中增大肾上腺素浓度（1∶50,000浓度）并无优势[18,136]。

Wali等[18]认为，与含1∶100,000肾上腺素2%利多卡因1.8mL相比，在2%利多卡因中增大肾上腺素浓度至1∶50,000或增大剂量至使用含1∶50,000肾上腺素2%利多卡因3.6mL并不能提高牙髓麻醉成功率（图2-34）。

结论：增大利多卡因中肾上腺素浓度并不能提高IANB麻醉成功率。

透明质酸酶

透明质酸酶降低注射组织黏度，更利于注射液扩散[138]。先前研究[138,139]发现，加入透明质酸酶后，IANB更容易、更彻底。但Ridenour等[22]发现，在利多卡因中加入透明质酸酶并不能增加IANB的麻醉作用（图2-35），而且还会引起术后疼痛、牙关紧闭等并发症增加。

结论：利多卡因中加入透明质酸酶并不能提高IANB的牙髓麻醉效果。

碳酸化麻醉剂

实验上，碳酸化麻醉剂更为有效[5]。另外，二氧化碳对局麻药有协同作用并且对神经具有镇静作用[5]。然而Chaney等[5]的研究并未证实碳酸化利多卡因用于IANB具有更好的效果（图2-36）。

结论：碳酸化利多卡因并不能增加IANB牙髓麻醉效果。

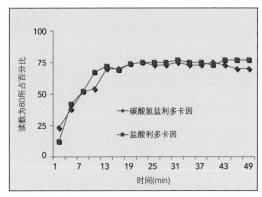

图2-36 下颌第一磨牙麻醉发生率：对比含1∶100,000肾上腺素的2%盐酸利多卡因，和含1∶100,000肾上腺素的2%利多卡因碳酸氢盐。结果以60min内对EPT80读数无反应的患者比例来确定。两种药液之间未见显著差异（经许可转载于Chaney等[5]）。

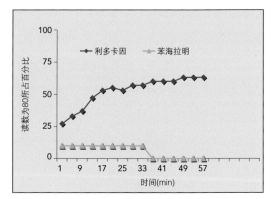

图2-37 下颌第一磨牙麻醉发生率：对比使用含1∶100,000肾上腺素的2%利多卡因，和含1∶100,000肾上腺素的苯海拉明用于IANB。结果以60min内对EPT80读数无反应的患者比例来确定。含肾上腺素的苯海拉明呈现出极低的牙髓麻醉成功率（经许可转载于Willett等[142]）。

苯海拉明作为局麻药的代用品

当患者对常用局麻药过敏时，我们通常提出用苯海拉明(Benadryl, Johnson & Johnson)代替。以前有两项研究发现，在拔牙术中苯海拉明效果不如利多卡因[140,141]。Willett等[142]发现，使用含肾上腺素的苯海拉明做IANB牙髓麻醉效果不如使用利多卡因（图2-37）。他们也发现注射苯海拉明更为疼痛，而且术后中度疼痛发生率增加。

Clausehe和Iacn[143]报道对局麻药过敏的患者上颌前牙注射含1∶100,000肾上腺素1%苯海拉明1.8mL有相反的术后反应。面部水肿、广泛性鼻部肿胀以及眶下瘀斑，并持续2周。

结论：对局麻药过敏的患者应用苯海拉明代替并非是一个好选择。

哌替啶与利多卡因联合应用

临床调查研究表明哌替啶(Demerol, Sanofi-Aventis)具有局部麻醉功能但效果不如利多卡因[16]。因此利多卡因与哌替啶联合应用有增强局麻效果的可能性。但Goodman等[16]发现哌替啶与利多卡因联合应用比单独应用利多卡因效果差（图2-38）。Bigby等[144]发现，在不可逆性牙髓炎患者中哌替啶与利多卡因联合应用并没有更好的牙髓麻醉效果。

结论：利多卡因与哌替啶联合应用并不能增强麻醉效果。

探求IANB失败的机制

副神经支配——下颌舌骨肌神经

从临床与解剖学研究来看[145,146]，最可能引起下颌麻醉失败的副神经是下颌舌骨肌神经。Glark等[9]比较了单独的IANB和IANB与下颌舌骨肌神经阻滞（应用神经末梢刺激物）这两种方法（图2-39、图2-40）。调查者发现下颌舌骨神经阻滞麻醉并未增强IANB的麻醉效果（图2-41、图

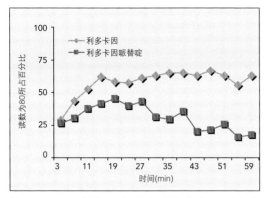

图2-38 下颌第一磨牙麻醉发生率：对比含1：100,000肾上腺素的2%利多卡因，和36mg哌替啶复合含1：100,000肾上腺素的2%利多卡因用于IANB。结果以60min内对EPT80读数无反应的患者比例来确定。哌替啶复合含肾上腺素并没有提高牙髓麻醉成功率，反而导致牙髓麻醉成功率降低（经许可转载于Goodman等[16]）。

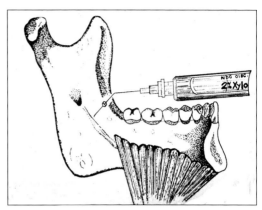

图2-39 下颌舌骨肌神经阻滞注射位点（经许可转载于Clark等[9]）。

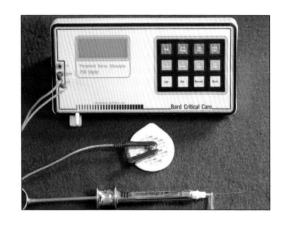

图2-40 末梢神经激动器（上）、心电图触垫（中）、注射器和针头（下）（经许可转载于Simon等[17]）。

2-42）。因此，研究的结果论证了下颌舌骨肌神经并不是导致IANB麻醉失败的主要原因。

Stein等[147]认为，在Clark等[9]进行的研究中，下颌舌骨沟上的骨桥可能阻碍完全的神经阻滞。遗憾的是学者们没有指出如果在目标注射部位有骨性的覆盖，Clark等[9]应用周围神经刺激器辅助注射就不会导致下颌舌骨肌的激活。

而且Foster等[15]做了一项研究，在IANB后对第一磨牙舌侧注射一致含1：100,000肾上腺素2%利多卡因并未增加牙髓麻醉效果。因此，下颌舌骨肌神经并非导致IANB麻醉失败的主要原因。

其他神经（颊神经、舌神经、颈丛神经和面神经）也被论证为是失败的原因，但副神经支配很难论证为失败的主要原因。

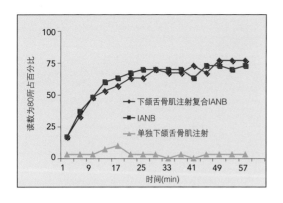

图2-41 下颌侧第一磨牙麻醉发生率：对比IANB复合下颌舌骨肌注射、单独下颌舌骨肌注射、和传统IANB。结果以60min内对EPT80读数无反应的患者比例来确定。两种IANB技术之间无显著差异，单独下颌舌骨肌注射牙髓麻醉成功率极低（经许可转载于Clark等[9]授权）。

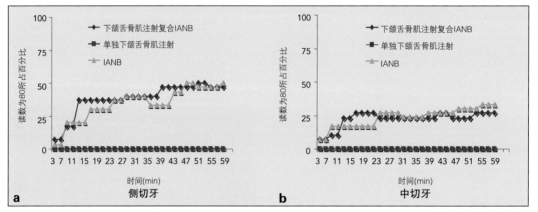

图2-42 下颌侧切牙（a）和中切牙（b）麻醉发生率：对比IANB复合下颌舌骨肌注射、单独下颌舌骨肌注射和传统IANB。结果以60min内对EPT80读数无反应的患者比例来确定。两种IANB技术之间无显著差异，单独下颌舌骨肌注射无法获得牙髓麻醉（经许可转载于Clark等[9]）。

这遵循Fetridge定律：人们特别期待的重要的事情是不会发生的。

结论：下颌舌骨肌神经并非导致IANB麻醉失败的主要原因。

注射的准确性

不准确的注射可导致下颌麻醉不充分。尽管神经阻滞麻醉要有准确的解剖知识，但解剖变异和神经移位可能会影响神经血管束的位置。Hannan等[21]用医学超声装置（图2-43）来指导注射位置进行IANB。尽管他们发现运用超声进行神经阻滞麻醉很准确，但相较于常规IANB成功率并未增加（图2-44）。

在药物学方面，神经末梢刺激物被用作区域神经阻滞麻醉来评估神经肌肉麻醉的程度[148]。Simon等[17]比较分别用末梢神经刺激物的IANB与1支常规含1：100,000肾上腺素2%利多卡因的IANB获得的牙髓麻醉程度（图2-40）。他们发现用末梢神经刺激器并未比常规IANB提高牙髓麻醉成功率（图2-45）。因此，注射位点的准确性并不是麻醉失败的主要原因。30年所做的两项研究得到了相似结论。

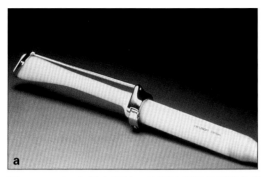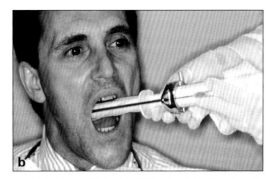

图2-43 （a）超声探头，该探头用于前列腺定位，引导针头以实现准确的组织取样。在该研究中，超声引导针头到达下牙槽神经血管束并给药。（b）超声探头引导针头进入口腔。

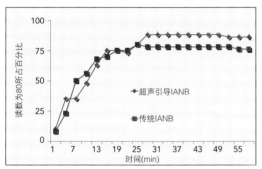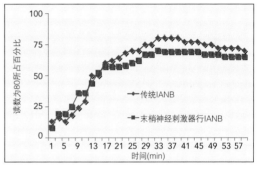

图2-44 下颌第一磨牙麻醉发生率：对比超声引导IANB，和传统IANB。结果以60min内对EPT80读数无反应的患者比例来确定。两种技术之间无显著差异（经许可转载于Hannan等[21]）。

图2-45 下颌侧第一磨牙麻醉发生率：对比使用末梢神经刺激器行IANB和传统IANB。结果以60min内对EPT80读数无反应的患者比例来确定。两种技术之间无显著差异（经许可转载于Simon等[17]）。

　　30年前进行的两项研究得出了相似的结论。Berns和Sadove[149]，Galbreath[150]使用不透明的放射染料和X线片来定位下颌孔，发现针头的精确位置也不能确保成功的麻醉，精确的阻滞可导致25%的麻醉失败率。学者们推测麻醉溶液的迁移时遵循最小阻力路径。这是由翼下颌间隙中筋膜的平面和结构决定的。这些研究提供了一个重要的临床要点：不完全的牙髓麻醉并不一定是由于注射部位不准确。

　　回想起Meta法则：对于每一个体问题，仅有一个简洁而简单的解决方案通常是错误的。

　　结论：一旦达到唇部麻醉，IANB麻醉不足的原因并非是不准确的注射。

并非你的过错!

　　即使唇部麻木时间延长，但并不意味着患者达到了牙髓麻醉。然而不准确的注射也并非是你的过错。

IANB平均注射深度

　　Malamed[34]建议IANB注射深度为20~25mm。Bremer[151]发现平均注射深度

为24mm。Menke和Gowgiel[152]发现平均注射深度为16mm。因此，注射深度有所不同。Hannan等[21]比较了超声注射与常规注射技术的进针深度，他们发现常规IANB进针深度为19mm而超声注射深度为17mm。Simon等[17]报道了使用神经末梢刺激器和常规IANB进针深度均为19mm，其神经末梢刺激器方法得出的结论与Hannan等[21]使用超声注射所得结论相似。

结论：IANB进针深度在不同研究结果不同，最好参考值大概为19mm。

注射偏差及双向技术

注射偏差已被证实是IANB失败的原因之一[153-155]。很多医生表示当进入不同密度的组织时，有斜面的针头会偏向无斜面一侧，即针尖会偏离斜面[153-158]。最近，Hochman和Fridman[155]发明了一种利用计算机控制局麻系统实现的双向针头旋转技术。传统注射器设计无法旋转进针（图2-46），而这种技术在针插入过程中可以减少针头偏差。Kennedy等[159]比较了这两种注射技术，发现这两种技术的成功率并无显著差异（传统技术有50%成功率，而旋转进针技术有56%成功率）。在不可复性牙髓炎患者都达不到较理想的成功率。

结论：应用双向技术并不能提高IANB成功率。

针斜面

在无痛项目中，Stinkruger等[12]发现，针斜面的方向对IANB失败或成功并无影响（图2-47）。因此用带有标示的商业针头来指示针斜面并非必需。

结论：针斜面的方向并不影响IANB麻醉成功率。

神经交叉分布

对侧下颌神经的神经交叉分布影响下颌神经注射后前牙麻醉效果。实验研究中神经交叉分布确实存在于下颌中切牙和侧切牙[27,160]，但对IANB失败影响很小。神经交叉分布并不是切牙麻醉失败的主要原因，是因为IANB未能充足麻醉这些牙齿。实施双侧IANB并不能麻醉中切牙和侧切牙[27]（图2-48）。

结论：神经交叉分布并不是IANB麻醉切牙失败的主要原因。

下颌对裂尖牙

Langlais等[161]证实了在曲面断层片中对裂尖牙的发生率为0.95%。最近的CBCT研究证实其发生率为16%~65%[162,163]。

尽管有报道称，对裂尖牙可能是下颌麻醉不足的原因[164]，但确切的关系还需要进一步研究。

结论：尽管有研究报道下颌存在对裂尖牙，但其与麻醉失败的确切关系还需进一步研究。

为什么无症状患者用IANB达不到牙髓麻醉？

对于为什么无症状患者用IANB达不到牙髓麻醉，最好的解释可能就是中心理论学说了[165,166]。该学说认为在神经束外围的神经支配磨牙，神经束内的神经支配前牙（图2-49）。即使麻药注射到达正确位点，可能也不会从神经干扩散至全部神经达以到充分阻滞。这个理论可以解释IANB前牙麻醉失败率[2-5,9,23]。

此外，即使麻药到达正确位置，也可能会扩散至其他神经或沿阻力最小方向扩散，使得准确注射无实际意义[149,150]。

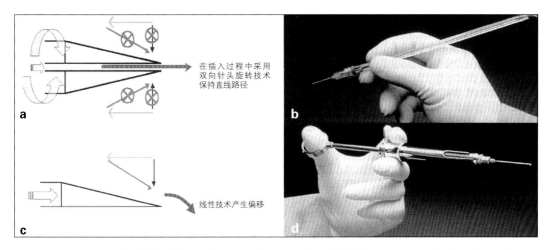

图2-46 （a和b）利用计算机控制局麻系统可实现双向针头旋转技术。（c和d）传统注射器设计无法旋转进针（经许可转载于Kennedy等[159]）。

图2-47 下颌第一磨牙麻醉发生率：对比IANB时针头斜面朝向和背向下颌孔。结果以60min内对EPT80读数无反应的患者比例来确定。两种针尖朝向之间无显著差异（经许可转载于Steinkruger等[12]）。

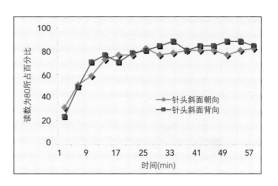

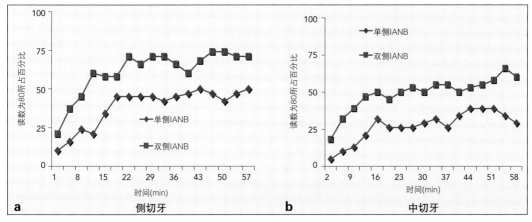

图2-48 下颌侧切牙（a）和中切牙（b）麻醉发生率：对比双侧IANB和单侧IANB。结果以60min内对EPT80读数无反应的患者比例来确定。双侧IANB获得更高的牙髓麻醉成功率，但成功率低于75%（经许可转载于Yonchak等[27]）。

结论：IANB失败的最好的解释就是中心理论学说，而且局部麻醉药会沿阻力最小的方向扩散。

提高无症状患者下颌麻醉成功率的方法

IANB后对第一磨牙增加阿替卡因颊侧浸润麻醉

正如之前讨论那样，Hass等[132]发现，含1：100,000肾上腺素4%阿替卡因1.8mL成功率高达88%，而含1：100,000肾上腺素2%利多卡因1.8mL成功率仅为71%（图2-32）。

结论：IANB后对第一磨牙增加阿替卡因浸润麻醉可以使牙髓麻醉大约1h。

补充骨内注射

局麻药和血管收缩剂

Dunbar等[6]及Guglielmo等[28]研究IANB后补充骨内注射的效果。应用局麻药和血管收缩剂和Stabident骨内系统，第一磨牙麻醉成功率显著提高到60min（图2-50）。而且与单独的IANB（18%发生率）相比，骨内注射（0发生率）显著减少了牙髓麻醉起效慢的发生率[6]。因此，当需要对无症状牙齿进行牙髓麻醉时，IANB后补充骨内注射会加快起效，并延长麻醉时长至60min。

结论：当补充骨内注射时，含有血管收缩剂的利多卡因和甲哌卡因起效更快，并且麻醉时长可延长至60min。

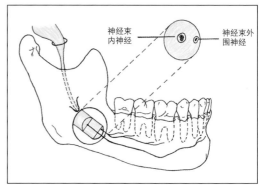

图2-49　中心理论学说。神经束外围的神经支配磨牙，神经束内的神经支配前牙。神经外部的局麻药从周围向核心扩散（De Jong理论[165]）。

3%甲哌卡因

Gallatin等[26]发现，IANB后补充3%甲哌卡因骨内注射可以延长麻醉时长至30min（图2-51）。与含1：100,000肾上腺素2%利多卡因相比，3%甲哌卡因麻醉时间短的原因可能与缺少血管收缩剂有关。

结论：补充骨内注射时，3%甲哌卡因可以提高IANB成功率，但麻醉时长大约只有30min。

补充牙周韧带注射

Ghilders等[8]研究了IANB后补充牙周韧带注射的效果，用含1：100,000肾上腺素2%利多卡因加压注射，麻醉时长显著延长至23min（图2-52）。麻醉成功率低与麻药剂量小有关。

结论：含1：100,000肾上腺素2%利多

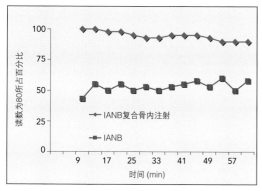

图2-50　下颌第一磨牙麻醉发生率：对比含1∶100,000肾上腺素2%利多卡因骨内注射复合IANB与单独IANB。结果以60min内对EPT80读数无反应的患者比例来确定。在整个注射后观察期复合技术均取得了明显更好的结果（经许可转载于Dunbar等[6]）。

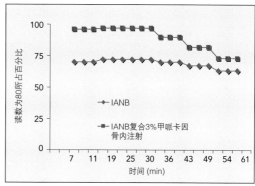

图2-51　下颌侧第一磨牙麻醉发生率：对比含3%甲哌卡因骨内注射复合IANB，与单独IANB。结果以60min内对EPT80读数无反应的患者比例来确定。在注射后30min内复合技术均取得了明显更好的结果（经许可转载于Gallation等[26]）。

卡因做牙周韧带加压注射可提高IANB成功率，但持续时间仅为23min。

注射速度

Kanaa等[167]发现，IANB缓慢注射（60s）比快速注射（15s）成功率高。

结论：IANB缓慢注射可提高成功率。

甘露醇

在独立神经的实验性研究中。Popitz-Berger等[168]发现阻滞麻醉后神经内利多卡因浓度仅有2%。因此，只有一小部分麻药渗透进入神经。增加神经内麻药浓度可能会提高麻醉成功率。

最近俄亥俄州州立大学小组研究用甘露醇来提高神经阻滞麻醉效果，甘露醇暂时中断感觉神经，使局麻药进入神经最深处[169]。若没有甘露醇，神经束膜是局麻药扩散入神经的屏障。他们发现甘露醇与利多卡因联合应用使麻醉成功率提高15%~20%（图2-53）。将来这种药物联合应用可能会被推广。

结论：甘露醇可以提高IANB成功率，但临床并未应用。

启示

还有一种达到下颌麻醉的方法是1914年Guido Fischer[170]介绍的阻塞绷带法，他是这样介绍的：

将绷带束缚在患者颈部，并通过孔调节松紧合适（图2-54）。绷带松紧度要达到使患者面部变红而不至于青紫。绷带可以使麻醉药物蓄积在局部位置以增强局麻效果[170]。

并没有证据证明绷带起作用，我们庆

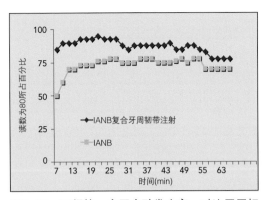

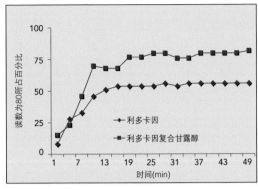

图2-52 下颌第一磨牙麻醉发生率：对比牙周韧带注射复合IANB，与单独IANB。结果以60min内对EPT80读数无反应的患者比例来确定。在注射后23min内复合技术均取得了明显更好的结果（经许可转载于Childers等[8]）。

图2-53 下颌第一磨牙麻醉发生率：对比0.5mol甘露醇复合含肾上腺素的2%利多卡因，与含1：100,000肾上腺素2%利多卡因用于IANB。结果以60min内对EPT80读数无反应的患者比例来确定。复合注射技术提高了麻醉成功率。

幸可以用补充注射方法来代替。

　　对于提高IANB成功率的方法还需进一步研究。请记住Soderquist的名言：即便虫儿稀少，鸟儿也会盯住不放。

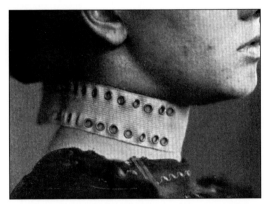

图2-54 Stasis绷带束缚在患者颈部（图片来自于Fischer和Riethmuller[170]）。

参考文献

[1] Kaufman E, Weinstein P, Milgrom P. Difficulties in achieving local anesthesia. J Am Dent Assoc 1984;108:205–208.

[2] Vreeland DL, Reader A, Beck M, Meyers W, Weaver J. An evaluation of volumes and concentrations of lidocaine in human inferior alveolar nerve block. J Endod 1989;15:6–12.

[3] Hinkley SA, Reader A, Beck M, Meyers WJ. An evaluation of 4% prilocaine with 1:200,000 epinephrine and 2% mepivacaine with 1:20,000 levonordefrin compared with 2% lidocaine with 1:100,000 epinephrine for inferior alveolar nerve block. Anesth Prog 1991;38:84–89.

[4] McLean C, Reader A, Beck M, Meyers WJ. An evaluation of 4% prilocaine and 3% mepivacaine compared with 2% lidocaine (1:100,000 epinephrine) for inferior alveolar nerve block. J Endod 1993;19:146–150.

[5] Chaney MA, Kerby R, Reader A, Beck FM, Meyers WJ, Weaver J. An evaluation of lidocaine hydrocarbonate compared with lidocaine hydrochloride for inferior alveolar nerve block. Anesth Prog 1991;38:212–216.

[6] Dunbar D, Reader A, Nist R, Beck M, Meyers WJ. Anesthetic efficacy of the intraosseous injection after an inferior alveolar nerve block. J Endod 1996;22:481–486.

[7] Nist RA, Reader A, Beck M, Meyers WJ. An evaluation of the incisive nerve block and combination inferior alveolar and incisive nerve blocks in mandibular anesthesia. J Endod 1992;18:455–459.

[8] Childers M, Reader A, Nist R, Beck M, Meyers WJ. Anesthetic efficacy of the periodontal ligament injection after an inferior alveolar nerve block. J Endod 1996;22:317–320.

[9] Clark S, Reader A, Beck M, Meyers WJ. Anesthetic efficacy of the mylohyoid nerve block and combination inferior alveolar nerve block/mylohyoid nerve block. Oral Surg Oral Med Oral Pathol Oral Radiol Endod 1999;87:557–563.

[10] Nusstein J, Reader A, Beck FM. Anesthetic efficacy of different volumes of lidocaine with epinephrine for inferior alveolar nerve blocks. Gen Dent 2002;50:372–377.

[11] Mikesell P, Nusstein J, Reader A, Beck M, Weaver J. A comparison of articaine and lidocaine for inferior alveolar nerve blocks. J Endod 2005;31:265–270.

[12] Steinkruger G, Nusstein J, Reader A, Beck M, Weaver J. The significance of needle bevel orientation in success of the inferior alveolar nerve block. J Am Dent Assoc 2006;137:1685–1691.

[13] Fernandez C, Reader A, Beck M, Nusstein J. A prospective, randomized, double-blind comparison of bupivacaine and lidocaine for inferior alveolar nerve blocks. J Endod 2005;31:499–503.

[14] Goldberg S, Reader A, Drum M, Nusstein J, Beck M. Comparison of the anesthetic efficacy of the conventional inferior alveolar, Gow-Gates, and Vazirani-Akinosi techniques. J Endod 2008;34:1306–1311.

[15] Foster W, McCartney M, Reader A, Beck M. Anesthetic efficacy of buccal and lingual infiltrations of lidocaine following an inferior alveolar nerve block in mandibular posterior teeth. Anesth Prog 2007;54:163–169.

[16] Goodman A, Reader A, Nusstein J, Beck M. Anesthetic efficacy of lidocaine/meperidine for inferior alveolar nerve blocks. Anesth Prog 2006;53:131–139.

[17] Simon F, Reader A, Drum M, Nusstein J, Beck M. A prospective, randomized single-blind study of the anesthetic efficacy of the inferior alveolar nerve block administered with a peripheral nerve stimulator. J Endod 2010;36:429–433.

[18] Wali M, Drum M, Reader A, Nusstein J. Prospective, randomized, single-blind study of the anesthetic efficacy of 1.8 and 3.6 milliliters of 2% lidocaine with 1:50,000 epinephrine for the inferior alveolar nerve block. J Endod 2010;36:1459–1462.

[19] Lai TN, Lin CP, Kok SH, et al. Evaluation of mandibular block using a standardized method. Oral Surg Oral Med Oral Pathol Oral Radiol Endod 2006;102:462–468.

[20] American Dental Association Survey Center. Snapshots of American dentistry: Appointment length. ADA News 2009;40(16):4.

[21] Hannan L, Reader A, Nist R, Beck M, Meyers WJ. The use of ultrasound for guiding needle placement for inferior alveolar nerve blocks. Oral Surg Oral Med Oral Pathol Oral Radiol Endod 1999;87:658–665.

[22] Ridenour S, Reader A, Beck M, Weaver J. Anesthetic efficacy of a combination of hyaluronidase and lidocaine with epinephrine in inferior alveolar nerve blocks. Anesth Prog 2001;48:9–15.

[23] Clark K, Reader A, Beck M, Meyers WJ. Anesthetic efficacy of an infiltration in mandibular anterior teeth following an inferior alveolar nerve block. Anesth Prog 2002;49:49–55.

[24] Reitz J, Reader A, Nist R, Beck M, Meyers WJ. Anesthetic efficacy of the intraosseous injection of 0.9 ml of 2% lidocaine (1:100,000 epinephrine) to augment an inferior alveolar nerve block. Oral Surg Oral Med Oral Pathol Oral Radiol Endod 1998;86:516–523.

[25] Stabile P, Reader A, Gallatin E, Beck M, Weaver J. Anesthetic efficacy and heart rate effects of the intraosseous injection of 1.5% etidocaine (1:200,000 epinephrine) after an inferior alveolar nerve block. Oral Surg Oral Med Oral Pathol Oral Radiol Endod 2000;89:407–411.

[26] Gallatin E, Stabile P, Reader A, Nist R, Beck M. Anesthetic efficacy and heart rate effects of the intraosseous injection of 3% mepivacaine after an inferior alveolar nerve block. Oral Surg Oral Med Oral Pathol Oral Radiol Endod 2000;89:83–87.

[27] Yonchak T, Reader A, Beck M, Meyers WJ. Anesthetic efficacy of unilateral and bilateral inferior alveolar nerve blocks to determine cross innervation in anterior teeth. Oral Surg Oral Med Oral Pathol Oral Radiol Endod 2001;92:132–135.

[28] Guglielmo A, Reader A, Nist R, Beck M, Weaver J. Anesthetic efficacy and heart rate effects of the supplemental intraosseous injection of 2% mepivacaine with 1:20,000 levonordefrin. Oral Surg Oral Med Oral Pathol Oral Radiol Endod 1999;87:284–293.

[29] Ågren E, Danielsson K. Conduction block analgesia in the mandible: A comparative investigation of the techniques of Fischer and Gow-Gates. Swed Dent J 1981;5:81–89.

[30] Hersh EV, Hermann DG, Lamp CJ, Johnson PD, MacAfee KA. Assessing the duration of mandibular soft tissue anesthesia. J Am Dent Assoc 1995;126:1531–1536.

[31] Vasconcelous BC, Freitas KC, Canuto MR. Frequency of positive aspirations in anesthesia of the inferior alveolar nerve by the direct technique. Med Oral Patol Oral Cir Bucal 2008;13:371–374.

[32] Cohen H, Cha B, Spangberg L. Endodontic anesthesia in mandibular molars: A clinical study. J Endod 1993; 19:370–373.

[33] Rood JP, Caruana PE, Danford M, Pateromichelakis S. Prilocaine—An investigation into its use in the presence of inflammation and in combination with lignocaine. J Dent 1981;9:240–247.

[34] Malamed S. Handbook of Local Anesthesia, ed 5. St Louis: Mosby, 2004.

[35] Malamed, SF, Gagnon F, Leblanc D. Articaine hydrochloride: A study of the safety of a new amide local anesthetic. J Am Dent Assoc 2001;132:177–185.

[36] Wright G, Weinberger S, Friedman C, Plotzke O. The use of articaine local anesthesia in children under 4 years of age—A retrospective report. Anesth Prog 1989;36: 268–271.

[37] Hidding J, Khoury F. General complications in dental local anesthesia [in German]. Dtsch Zahnarztl Z 1991; 46:834–836.

[38] Moller R, Covino B. Cardiac electrophysiologic effects of articaine compared with bupivacaine and lidocaine. Anesth Analg 1993;76:1266–1273.

[39] Jakobs W, Ladwig B, Cichon P, Ortel R, Kirch W. Serum levels of articaine 2% and 4% in children. Anesth Prog 1995;42:113–115.

[40] Daublander M, Muller R, Lipp M. The incidence of complications associated with local anesthesia in dentistry. Anesth Prog 1997;44:132–144.

[41] Simon M, Gielen M, Alberink N, Vree T, van Egmond J. Intravenous regional anesthesia with 0.5% articaine, 0.5% lidocaine, or 0.5% prilocaine. A double-blind randomized clinical study. Reg Anesth 1997;22:29–34.

[42] Oertel R, Ebert U, Rahn R, Kirch WT. The effect of age on pharmacokinetics of the local anesthetic drug articaine. Reg Anesth Pain Med 1999;24:524–528.

[43] Leuschner J, Leblanc D. Studies on the toxicological profile of the local anesthetic articaine. Arzneimittelforschung 1999;49:126–132.

[44] Malamed S, Gagnon S, Leblanc D. A comparison between articaine HCl and lidocaine HCl in pediatric dental patients. Pediatr Dent 2000;22:307–311.

[45] Dogan N, Uçok C, Korkmaz C, Uçok O, Karasu HA. The effects of articaine hydrochloride on wound healing: An experimental study. J Oral Maxillofac Surg 2003; 61:1467–1470.

[46] Wilburn-Goo D, Lloyd L. When patients become cyanotic: Acquired methemoglobinemia. J Am Dent Assoc 1999; 130:826–831.

[47] Haas DA, Lennon D. A 21-year retrospective study of reports of paresthesia following local anesthetic administration. J Can Dent Assoc 1995;61:319–320, 323–326,329–330.

[48] Miller P, Lennon D. Incidence of local anesthetic-induced neuropathies in Ontario from 1994–1998 [abstract]. J Dent Res 2000;79:627.

[49] Gaffen AS, Haas DA. Retrospective review of voluntary reports of nonsurgical paresthesia in dentistry. J Canadian Dent Assoc 2009;75:579.

[50] Garisto GA, Gaffen AS, Lawrence HP, Tenenbaum HC, Haas DA. Occurence of paresthesia after dental local anesthetic administration in the United States. J Am Dent Assoc 2010;141:836–844.

[51] Pogrel M. Permanent nerve damage from inferior alveolar nerve blocks—an update to include articaine. J Calif Dent Assoc 2007;35:271–273.

[52] Hoffmeister B. Morphological changes of peripheral nerves following intraneural injection of local anesthetic [in German]. Dtsch Zahnarztl Z 1991;46:828–830.

[53] Ribeiro PD Jr, Sanches MG, Okamoto T. Comparative analysis of tissue reactions to anesthetic solutions: Histological analysis in subcutaneous tissue of rats. Anesth Prog 2003;50:169–180.

[54] Malamed, S. Articaine versus lidocaine: The author responds. J Calif Dent Assoc 2007;35:383–385.

[55] Schertzer E, Malamed S. Articaine vs lidocaine. J Am Dent Assoc 2000;131:1248,1250.

[56] Malamed S, Gagnon S, Leblanc D. Efficacy of articaine: A new amide local anesthetic. J Am Dent Assoc 2000; 131:635–642.

[57] Donaldson D, James-Perdok L, Craig B, Derkson G, Richardson A. A comparison of Ultracaine DS (articaine HCl) and Citanest forte (prilocaine HCl) in maxillary infiltration and mandibular nerve block. J Can Dent Assoc 1987;53:38–42.

[58] Haas D, Harper D, Saso M, Young E. Comparison of articaine and prilocaine anesthesia by infiltration in maxillary and mandibular arches. Anesth Prog 1990;37: 230–237.

[59] Haas D, Harper D, Saso M, Young E. Lack of differential effect by Ultracaine (articaine) and Citanest (prilocaine) in infiltration anaesthesia. J Can Dent Assoc 1991; 57:217–223.

[60] Vahatalo K, Antila H, Lehtinen R. Articaine and lidocaine for maxillary infiltration anesthesia. Anesth Prog 1993; 40:114–116.

[61] Wright G, Weinberger S, Marti R, Plotzke O. The effectiveness of infiltration anesthesia in the mandibular primary molar region. Pediatr Dent 1991;13:278–283.

[62] Claffey E, Reader A, Nusstein J, Beck M, Weaver J. Anesthetic efficacy of articaine for inferior alveolar nerve blocks in patients with irreversible pulpitis. J Endod 2004;30:568–571.

[63] Tortamano IP, Siviero M, Costa CG, Buscariolo IA, Armonia PL. A comparison of the anesthetic efficacy of articaine and lidocaine in patients with irreversible pulpitis. J Endod 2009;35:165–168.

[64] Tofoli GR, Ramacciato JC, de Oliveira PC, Volpato MC, Groppo FC, Ranali J. Comparison of effectiveness of 4% articaine associated with 1:100,000 or 1:200,000 epinephrine in inferior alveolar nerve block. Anesth Prog 2003;50:164–168.

[65] Moore PA, Boynes SG, Hersh EV, et al. The anesthetic efficacy of 4 percent articaine 1:200,000 epinephrine: Two controlled clinical trials. J Am Dent Assoc 2006; 137:1572–1581.

[66] McEntire M, Nusstein J, Drum M, Reader A, Beck M. Anesthetic efficacy of 4% articaine with 1:100,000 epinephrine versus 4% articaine with 1:200,000 epinephrine as primary buccal infiltration in the mandibular first molar. J Endod 2011;37:450–454.

[67] Moore PA, Doll B, Delie RA, et al. Hemostatic and anesthetic efficacy of 4% articaine HCL with 1:200,000 epinephrine and 4% articaine HCL with 1:100,000 epinephrine when administered intraorally for periodontal surgery. J Periodontol 2007;78:247–253.

[68] Davis W, Oakley J, Smith E. Comparison of the effectiveness of etidocaine and lidocaine as local anesthetic agents during oral surgery. Anesth Prog 1984;31:159–164.

[69] Rosenquist J, Rosenquist K, Lee P. Comparison between lidocaine and bupivacaine as local anesthetics with diflunisal for postoperative pain control after lower third molar surgery. Anesth Prog 1988;35:1–4.

[70] Dunsky JL, Moore PA. Long-acting local anesthetics: A comparison of bupivacaine and etidocaine in endodontics. J Endod 1984;10:457–460.

[71] Moore PA, Dunsky JL. Bupivacaine anesthesia: A clinical trial for endodontic therapy. Oral Surg Oral Med Oral Pathol 1983;55:176–179.

[72] Linden E, Abrams H, Matheny J, Kaplan A, Kopczyk R, Jasper S. A comparison of postoperative pain experience following periodontal surgery using two local anesthetic agents. J Periodontol 1986;57:637–642.

[73] Crout RJ, Koraido G, Moore PA. A clinical trial of long-acting local anesthetics for periodontal surgery. Anesth Prog 1990;37:194–198.

[74] Feldmann G, Nordenram A. Marcaine in oral surgery. A clinical comparative study with carbocaine. Acta Anaesthesiol Scand Suppl 1996;23:409–413.

[75] Nespeca JA. Clinical trails with bupivacaine in oral surgery. Oral Surg Oral Med Oral Pathol 1976;42:301–307.

[76] Pricco DF. An evaluation of bupivacaine for regional nerve block in oral surgery. J Oral Surg 1977;35:126–129.

[77] Laskin JL, Wallace WR, DeLeo B. Use of bupivacaine hydrochloride in oral surgery—A clinical study. J Oral Surg 1977;35:25–29.

[78] Trieger N, Gillen GH. Bupivacaine anesthesia and postoperative analgesia in oral surgery. Anesth Prog 1979;26:20–23.

[79] Chapnick P, Baker G, Munroe CO. Bupivacaine anesthesia in oral surgery. J Can Dent Assoc 1980;46:441–443.

[80] Danielsson K, Evers H, Holmlund A, Kjellman O, Nordenram A, Persso NE. Long-acting local anesthetics in oral surgery. Clinical evaluation of bupivacaine and etidocaine for mandibular nerve block. Int J Oral Maxillofac Surg 1986;15:119–126.

[81] Rosenquist JB, Nystrom E. Long-acting analgesia or long-acting local anesthetic in controlling immediate postoperative pain after lower third molar surgery. Anesth Prog 1987;34:6–9.

[82] Rosenquist J, Rosenquist K, Lee P. Comparison between lidocaine and bupivacaine as local anesthetics with diflunisal for postoperative pain control after lower third molar surgery. Anesth Prog 1988;35:1–4.

[83] Tuffin JR, Cunliffe DR, Shaw SR. Do local analgesics injected at the time of third molar removal under general anaesthesia reduce significantly post-operative analgesic requirements? A double-blind controlled study. Br J Oral Maxillofac Surg 1989;27:27–32.

[84] Bouloux GF, Punnia-Moorthy A. Bupivacaine versus lidocaine for third molar surgery: A double-blind, randomized, crossover study. J Oral Maxillofac Surg 1999;57:510–514.

[85] Neal JA, Welch TB, Halliday RW. Analysis of the analgesic efficacy and cost-effective use of long-acting local anesthetics in outpatient third molar surgery. Oral Surg Oral Med Oral Pathol 1993;75:283–285.

[86] Linden ET, Abrams H, Matheny J, Kaplan AL, Kopczyk RA, Jasper SJ. A comparison of postoperative pain experience following periodontal surgery using two local anesthetic agents. J Periodontol 1986;57:637–642.

[87] Meechan JG, Blair GS. The effect of two different local anaesthetic solutions on pain experience following apicoectomy. Br Dent J 1993;175:410–413.

[88] Kennedy M, Reader A, Beck M, Weaver J. Anesthetic efficacy of ropivacaine in maxillary anterior infiltration. Oral Surg Oral Med Oral Pathol Oral Radiol Endod 2001;91:406–412.

[89] El-Sharrawy E, Yagiela J. Anesthetic efficacy of different ropivacaine concentrations for inferior alveolar nerve block. Anesth Prog 2006;53:3–7.

[90] Branco FP, Ranali J, Ambrosano GM, Volpato MC. A double-blind comparison of 0.5% bupivacaine with 1:200,000 epinephrine and 0.5% levobupivacaine with 1:200,000 epinephrine for inferior alveolar nerve block. Oral Surg Oral Med Oral Pathol Oral Radiol Endod 2006;101:442–447.

[91] Galindo A. pH-adjusted local anesthetics: Clinical experience. Reg Anesth 1983;8:35–36.

[92] DiFazio CA, Carron H, Grosslight KR, Moscicki J, Bolding WR, Johns RA. Comparison of pH-adjusted lidocaine solutions for epidural anesthesia. Anesth Anal 1986;65:760–764.

[93] Zahl K, Jordan A, McGroarty J, Sorensen B, Gotta AW. Peribulbar anesthesia. Effect of bicarbonate on mixtures of lidocaine, bupivacaine, and hyaluronidase with or without epinephrine. Ophthalmology 1991; 98:239–242.

[94] Benson HT, Toleikis JR, Dixit P, Goodman I, Hill JA. Onset, intensity of blockade and somatosensory evoked potential changes of the lumbosacral dermatomes after epidural anesthesia with alkalinized lidocaine. Anesth Analg 1993;76:328–332.

[95] Sinnott CJ, Garfield JM, Thalhammer JG, Strichartz GR. Addition of sodium bicarbonate to lidocaine decreases the duration of peripheral nerve block in the rat. Anesthesiology 2000;93:1045–1052.

[96] Whitcomb M, Drum M, Reader A, Nusstein J, Beck M. A prospective, randomized double-blind study of the anesthetic efficacy of sodium bicarbonate buffered 2% lidocaine with 1:100,000 epinephrine in inferior alveolar nerve blocks. Anesth Prog 2010;57:59–66.

[97] Gow-Gates GAE. Mandibular conduction anesthesia: A new technique using extra-oral landmarks. Oral Surg, Oral Med Oral Pathol 1973;36:321–328.

[98] Malamed S. The Gow-Gates mandibular block: Evaluation after 4,275 cases. Oral Surg Oral Med Oral Pathol 1981;51:463–467.

[99] Todorovic L, Stajcic Z, Petrovic V. Mandibular versus inferior alveolar dental anaesthesia: Clinical assessment of three different techniques. Int J Oral Maxillofac Surg 1986;15:733–738.

[100] Montagnese TA, Reader A, Melfi R. A comparative study of the Gow-Gates technique and a standard technique for mandibular anesthesia. J Endod 1984;10:158–163.

[101] Hung PC, Chang HH, Yang PJ, Kuo YS, Lan WH, Lin CP. Comparison of the Gow-Gates mandibular block and inferior alveolar nerve block using a standardized protocol. J Formos Med Assoc 2006;105:139–146.

[102] Sisk AL. Evaluation of the Gow-Gates mandibular block for oral surgery. Anesth Prog 1985;32:143–146.

[103] Akinosi J. A new approach to the mandibular nerve block. Br J Oral Surg 1977;15:83–87.

[104] Vazirani SJ. Closed mouth mandibular nerve block: A new technique. Dent Dig 1960;66:10–13.

[105] Sisk AL. Evaluation of the Akinosi mandibular block

technique in oral surgery. J Oral Maxillofacial Surg 1986;44:113–115.

[106] Yücel E, Hutchison IL. A comparative evaluation of the conventional and closed-mouth technique for inferior alveolar nerve block. Aust Dent J 1995;40:15–16.

[107] Gonzalez M, Pena B, Caliz F, Marin SH, Diago P. A comparative study of direct mandibular block and the Akinosi technique. Med Oral 2003;8:143–149.

[108] Jacobs S, Haas DA, Meechan JG, May S. Injection pain: Comparison of three mandibular block techniques and modulation by nitrous oxide/oxygen. J Am Dent Assoc 2003;134:869–876.

[109] Robertson WD. Clinical evaluation of mandibular conduction anaesthesia. Gen Dent 1979;27:49–51.

[110] Cruz EV, Quengua JB, Gutierrez IL, Abreu MA, Uy HG. A comparative study: Classical, Akinosi, and Gow-Gates techniques of mandibular nerve block. J Philipp Dent Assoc 1994;46(1):13–19.

[111] Donkor P, Wong J, Punnia-Moorthy A. An evaluation of the closed mouth mandibular block technique. Int J Oral Maxillofac Surg 1990;19:216–219.

[112] Monheim LM. Local Anesthesia and Pain Control in Dental Practice, ed 4. St Louis: Mosby, 1969:103.

[113] Joyce AP, Donnelly JC. Evaluation of the effectiveness and comfort of incisive nerve anesthesia given inside or outside the mental foramen. J Endod 1993;19:409–411.

[114] Whitworth J, Kanna MD, Corbett IP, Meechan JG. Influence of injection speed on the effectiveness of incisive/mental nerve block: A randomized, controlled, double-blind study in adult volunteers. J Endod 2007;33: 1149–1154.

[115] Batista da Silva C, Berto LA, Volpato MC, et al. Anesthetic efficacy of articaine and lidocaine for incisive/mental nerve block. J Endod 2010;36:438–441.

[116] Phillips WH. Anatomic considerations in local anesthesia. J Oral Surg 1943;1:112–121.

[117] Pampush TE. The mental foramen injection. Gen Dent 1982;30:506–507.

[118] Northrop PM. Practical techniques in administration of local anesthetic agents. II. Questions and answers. J Am Dent Assoc 1949;38:444–449.

[119] Yonchak T, Reader A, Beck M, Clark K, Meyers WJ. Anesthetic efficacy of infiltrations in mandibular anterior teeth. Anesth Prog 2001;48:55–60.

[120] Meechan J, Ledvinka J. Pulpal anesthesia for mandibular central incisor teeth: A comparison of infiltration and intraligamentary injections. Int Endod J 2002;35:629–634.

[121] Meechan JG, Kanaa MD, Corbett IP, Steen IN, Whitworth JM. Pulpal anesthesia for mandibular permanent first molar teeth: A double-blind randomized cross-over trial comparing buccal and buccal plus lingual infiltration injections in volunteers. Int Endod J 2006;39: 764–769.

[122] Nuzum FM, Drum M, Nusstein J, Reader A, Beck M. Anesthetic efficacy of articaine for a combination labial plus lingual infiltration versus a labial infiltration in the mandibular lateral incisor. J Endod 2010;36:952–956.

[123] Jaber A, Whitworth JM, Corbett IP, Al-Basqshi B, Kanaa MD, Meechan JG. The efficacy of infiltration anaesthesia for adult mandibular incisors: A randomised double-blind cross-over trial comparing articaine and lidocaine buccal and buccal plus lingual infiltrations. Br Dent J 2010;209(9):E16.

[124] Kanaa MD, Whitworth JM, Corbett IP, Meechan JG.

[125] Jung IY, Kim JH, ES, Lee CY, Lee SJ. An evaluation of buccal infiltrations and inferior alveolar nerve blocks in pulpal anesthesia for mandibular first molars. J Endod 2008;34:11–13.

[126] Corbett IP, Kanaa MD, Whitworth JM, Meechan JG. Articaine infiltration for anesthesia of mandibular first molars. J Endod 2008;34:514–518.

[127] Robertson D, Nusstein J, Reader A, Beck M, McCartney M. The anesthetic efficacy of articaine in buccal infiltration of mandibular posterior teeth. J Am Dent Assoc 2007;138:1104–1112.

[128] Skjevik AA, Haug BE, Lygre H, Teigen K. Intramolecular hydrogen bonding in articaine can be related to superior bone tissue penetration: A molecular dynamics study. Biophys Chem 2011;154:18–25.

[129] Pabst L, Nusstein J, Drum M, Reader A, Beck M. The efficacy of a repeated buccal infiltration of articaine in prolonging duration of pulpal anesthesia in the mandibular first molar. Anesth Prog 2009;56:128–134.

[130] Meechan JG, Jaber AA, Corbett IP, Whitworth JM. Buccal versus lingual articaine infiltration for mandibular tooth anesthesia: A randomized controlled trial. Int En 2011;44:676–681

[131] Abdulwahab M, Boynes S, Moore P, et al. The efficacy of six local anesthetic formulations used for posterior mandibular buccal infiltration anesthesia. J Am Dent Assoc 2009;140:1018–1024.

[132] Haase A, Reader A, Nusstein J, Beck M, Drum M. Comparing anesthetic efficacy of articaine versus lidocaine as a supplemental buccal infiltration of the mandibular first molar after an inferior alveolar nerve block. J Am Dent Assoc 2008;139:1228–1235.

[133] Kanaa MD, Whitworth JM, Corbett IP, Meechan JG. Articaine buccal infiltration enhances the effectiveness of lidocaine inferior alveolar nerve block. Int Endod J 2009;42:238–246.

[134] Yared GM, Dagher FB. Evaluation of lidocaine in human inferior alveolar nerve block. J Endod 1997;23:575–578.

[135] Camarda AJ, Hochman MN, Franco L, Naseri L. A prospective clinical patient study evaluating the effect of increasing anesthetic volume on inferior alveolar nerve block success. Quintessence Int 2007;38:521–526.

[136] Dagher FB, Yared GM, Machtou P. An evaluation of 2% lidocaine with different concentrations of epinephrine for inferior alveolar nerve block. J Endod 1997;23: 178–180.

[137] Wydase Lyophilized Hyaluronidase [package insert]. Philadelphia: Wyeth Laboratories, 2004.

[138] Looby J, Kirby C. Use of hyaluronidase with local anesthetic agents in dentistry. J Am Dent Assoc 1949;38:1–4.

[139] Kirby CK, Eckenhoff JE, Looby JP. The use of hyaluronidase with local anesthetic agents in nerve block and infiltration anesthesia. Surgery 1949;25:101–104.

[140] Meyer RA, Jakubowski W. Use of tripelennamine and diphenhydramine as local anesthetics. J Am Dent Assoc 1964;69:112–117.

[141] Welborn JF, Kane JP. Conduction anesthesia using diphenhydramine HCL. J Am Dent Assoc 1964;69: 706–709.

[142] Willett J, Reader A, Drum M, Nusstein J, Beck M. The anesthetic efficacy of diphenhydramine and the

Articaine and lidocaine mandibular buccal infiltration anesthesia: A prospective randomized double-blind cross-over study. J Endod 2006;32:296–298.

combination diphenhydramine/lidocaine for the inferior alveolar nerve block. J Endod 2008;34:1446–1450.

[143] Clause DW, Zach GA. Reaction to diphenhydramine hydrochloride (Benadryl) used as a local anesthetic. Gen Dent 1989;37:426–427.

[144] Bigby J, Reader A, Nusstein J, Beck M. Anesthetic efficacy of lidocaine/meperidine for inferior alveolar nerve blocks in patients with irreversible pulpitis. J Endod 2007;33:7–10.

[145] Frommer J, Mele F, Monroe C. The possible role of the mylohyoid nerve in mandibular posterior tooth sensation. J Am Dent Assoc 1972;85:113–117.

[146] Wilson S, Johns P, Fuller P. The inferior alveolar and mylohyoid nerves: An anatomic study and relationship to local anesthesia of the anterior mandibular teeth. J Am Dent Assoc 1984;108:350–352.

[147] Stein P, Brueckner J, Milliner M. Sensory innervation of mandibular teeth by the nerve to the mylohyoid: Implications in local anesthesia. Clin Anat 2007;20: 591–595.

[148] Zeh DW, Katz RL. A new nerve stimulator for monitoring neuromuscular blockade and performing nerve blocks. Anesth Analg 1978;57:13–17.

[149] Berns JM, Sadove MS. Mandibular block injection: A method of study using an injected radiopaque material. J Am Dent Assoc 1962;65:735–745.

[150] Galbreath JC. Tracing the course of the mandibular block injection. Oral Surg Oral Med Oral Pathol 1970; 30:571–582.

[151] Bremer G. Measurements of special significance in connection with anesthesia of the inferior alveolar nerve. Oral Surg 1952;5:966–988.

[152] Menke RA, Gowgiel JM. Short-needle block anesthesia at the mandibular foramen. J Am Dent Assoc 1979;99:27–30.

[153] Cooley R, Robison S. Comparative evaluation of the 30-gauge dental needle. Oral Surg Oral Med Oral Pathol 1979;48:400–404.

[154] Davidson M. Bevel-oriented mandibular injections: Needle deflection can be beneficial. Gen Dent 1989;37: 410–412.

[155] Hochman M, Friedman M. In vitro study of needle deflection: A linear insertion technique versus a bidirectional rotation insertion technique. Quintessence Int 2000;31:33–38.

[156] Aldous J. Needle deflection: A factor in the administration of local anesthetics. J Am Dent Assoc 1968;77:

602–604.

[157] Robison S, Mayhew R, Cowan R, Hawley R. Comparative study of deflection characteristics and fragility of 25-, 27-, and 30-gauge short dental needles. J Am Dent Assoc 1984;109:920–924.

[158] Jeske A, Boshart B. Deflection of conventional versus nondeflecting dental needles in vitro. Anesth Prog 1985; 32:62–64.

[159] Kennedy S, Reader A, Nusstein J, Beck M, Weaver J. The significance of needle deflection in success of the inferior alveolar nerve block in patients with irreversible pulpitis. J Endod 2003;29:630–633.

[160] Rood J. The nerve supply of the mandibular incisor region. Br Dent J 1977;143:227–230.

[161] Langlais RP, Broadus R, Glass BJ. Bifid mandibular canals in panoramic radiographs. J Am Dent Assoc 1985; 110:923–926.

[162] Kuribayashi A, Watanabe H, Imaizumi A, Tantana-pornkul W, Katakami K, Kurabayahi T. Bifid mandibular canals: Cone beam computed tomography evaluation. Dentomaxillofac Radiol 2010;39:235–239.

[163] Naitoh M, Hiraiwa H, Aimiya H, Ariji E. Observation of bifid mandibular canal using cone beam computerized tomography. Int J Oral Maxillofac Implants 2009; 24:155–159.

[164] Lew K, Townsen G. Failure to obtain adequate anaesthesia associated with a bifid mandibular canal: A case report. Aust Dent J 2006;51:86–90.

[165] de Jong RH. Local Anesthetics. St Louis: Mosby, 1994.

[166] Strichartz G. Molecular mechanisms of nerve block by local anesthetics. Anesthesiology 1967;45:421–424.

[167] Kanaa MD, Meechan JG, Corbett IP, Whitworth JM. Speed of injection influences efficacy of inferior alveolar nerve blocks: A double-blind randomized controlled trial in volunteers. J Endod 2006;32:919–923.

[168] Popitz-Bergez FA, Leeson S, Strichartz GR, Thalhammer JG. Relation between functional deficit and intraneural local anesthetic during peripheral nerve block. A study in the rat sciatic nerve. Anesthesiology 1995;83:583–592.

[169] Antonijevic I, Mousa S, Schafer M, Stein C. Perineural defect and peripheral opioid analgesia in inflammation. J Neurosci 1995;15:165–172.

[170] Fischer G, Riethmuller RH. Local Anesthesia in Dentistry, ed 2. Philadelphia: Lea & Febiger, 1914:90–91.

上颌麻醉

Maxillary Anesthesia

阅读本章节后，读者应该掌握：
- 叙述使用含1：100,000肾上腺素的2%利多卡因进行牙髓麻醉时的成功、失败、起效和持续时间。
- 掌握正常牙齿除浸润麻醉外的其他麻醉方法。
- 了解延长牙髓浸润麻醉持续时间的方法。
- 掌握不同的麻醉注射方法。

临床上，上颌麻醉（Maxillary Anesthesia）比下颌麻醉的成功率更高[1]。在通常情况下，上颌牙齿采用局部浸润麻醉，有许多文章和教科书对常规的上颌麻醉方法均有详细的描述。

上颌浸润麻醉

局麻药物：肾上腺素配伍利多卡因

以往研究使用牙髓电活力测试仪（electric pulp test，EPT）对上颌浸润麻醉的成功与否进行评估，结果发现，在使用不超过1.8mL麻醉药量时，牙髓麻醉成功率（EPT测量的最大值）为62%～100%之间[2-20]。在神经阻滞麻醉中，麻醉成功的定义为15min内患者对EPT检测无反应（连续两次EPT值为80）并在60min内持续维持EPT值为80且患者无反应。而浸润麻醉中，连续两次检测EPT值为80时患者无反应即为麻醉成功，因为浸润麻醉方法对牙髓麻醉的持续时间不能维持60min（见麻醉持续时间）。

Malamed[21]建议局部浸润麻醉使用0.6mL局麻药物。Brunetto等[17]研究了将3种不同体积（0.6mL、0.9mL和1.2mL）的含1：100,000肾上腺素的2%利多卡因溶液分别注射在上颌尖牙前庭沟处，观察其麻醉效果。他们发现与0.6mL、0.9mL相比，1.2mL的麻药用量起效更快、成功率更高

表3-1	使用1.8mL含1:100,000肾上腺素的2%利多卡因溶液进行上颌浸润麻醉的成功率	
牙位	成功率*（%）	参考文献
中切牙	87	22
侧切牙	90	12,14 - 16, 18 - 20,22
第一前磨牙	92	15
第一磨牙	87	14 - 16, 19,20,22

* 患者对连续两次EPT测试值为80时无反应的患者百分比。

表3-2	使用1.8mL含1:100,000肾上腺素的2%利多卡因溶液进行上颌浸润麻醉的起效时间	
牙位	起效时间*（min）	参考文献
侧切牙	3.6	12,14 - 16, 18 - 20
第一前磨牙	2.3	15
第一磨牙	4.5	14 - 16, 19,20

* EPT读数为两个连续80数值中第一个数值出现的时间。

（患者对EPT值为80时无反应），且持续时间更长，但仍不能达到60min。

表3-1为运用1.8mL含1：100,000肾上腺素的2%利多卡因经唇侧或颊侧对上颌牙进行浸润麻醉的成功率。通过对测试牙的冷测验来判断牙髓是否麻醉，结果显示，麻醉成功率不足100%。

结论：由于对药物的反应存在个体差异、医生操作差异、解剖变异及牙齿位置的不同，从而导致使用1.8mL 2%的利多卡因（含1：100,000肾上腺素）进行浸润麻醉无法达到100%成功。

牙髓麻醉的起效

表3-2显示使用1.8mL 2%的利多卡因（含1：100,000肾上腺素）经唇侧或颊侧对上颌牙齿进行浸润麻醉后的起效时间。有学者报道使用利多卡因行上颌浸润麻醉的起效时间为2 ~ 5min[2-20]。临床医生可通过小冰棒或EPT对牙髓麻醉是否起效进行准确判断。

结论：上颌浸润麻醉一般在5min内起效。

牙髓麻醉的持续时间

上颌浸润麻醉的另一问题是麻醉持续时间。麻醉时间过短（EPT测试数值达80但不能维持60min）的发生率在不同牙位结果不同，如侧切牙为66%，而第一磨牙为41%[15,18-20]。表3-3显示使用1.8mL 2%的利多卡因（含1：100,000肾上腺素）经唇侧或颊侧对上颌牙齿进行浸润麻醉后的麻醉持续时间。

通常，前牙的麻醉效果在30 ~ 35min开始减退，而在磨牙则为45 ~ 50min。这就意味着，如果你的治疗时间超过60min，浸润麻醉可能无法使患者全程无痛。

结论：在使用1.8mL 2%的利多卡因（含1：100,000肾上腺素）进行上颌浸润麻醉时，牙髓麻醉的持续时间在前牙为30 ~ 35min，而磨牙为45 ~ 50min。

牙髓麻醉的时间进程

上颌侧切牙

通过对患者上颌侧切牙进行浸润麻醉，记录患者60min内对EPT检测数值为80时无反应时间所占的百分比，其成功率约为90%。在这期间，前30min牙髓麻醉效

局麻药物（1.8mL）	牙髓麻醉（min）		
	侧切牙	第一磨牙	参考文献
2%利多卡因（含1：100,000肾上腺素）	30~35	45~50	12,14~16,18~20,22
2%利多卡因（含1：50,000肾上腺素）	45~50	50	19
2%甲哌卡因（含1：20,000左旋异肾上腺素）	30~35	45~50	22
3%甲哌卡因（无血管收缩剂）	10~15	10~15	19
4%丙胺卡因（含1：200,000肾上腺素）	30~35	45~50	20
4%丙胺卡因（无血管收缩剂）	10~15	10~15	20
0.5%布比卡因（含1：200,000肾上腺素）	10	25	14
4%阿替卡因（含1：100,000肾上腺素）	30~35	45~50	16
4%阿替卡因（含1：200,000肾上腺素）	未研究	未研究	

表3-3　　上颌浸润麻醉中牙髓麻醉的持续时间

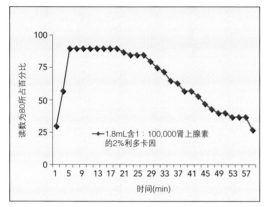

图3-1　上颌侧切牙麻醉的效果。判断标准为60min内对EPT读数在最大值时无反应所占比例（读数为80所占百分比）（经许可转载于Mikesell等[15]）。

果较好，30min后麻醉效果开始减弱（图3-1）。

上颌第一前磨牙

　　对患者上颌第一前磨牙进行浸润麻醉，记录患者60min内对EPT检测数值为80时无反应时间所占的百分比，其成功率与上颌侧切牙相似。但其麻醉效果约从37min后开始减弱，且比侧切牙更为缓慢（图3-2）。

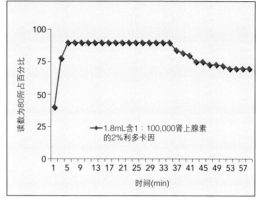

图3-2　上颌第一前磨牙麻醉的效果。判断标准为60min内对EPT读数在最大值时无反应所占比例（读数为80所占百分比）（经许可转载于Mikesell等[15]）。

上颌第一磨牙

　　对患者上颌第一磨牙进行浸润麻醉，记录患者60min内对EPT检测数值为80时无反应时间所占的百分比，其成功率与前二者相似，但麻醉效果可持续约45min之久（图3-3）。

唇/颊麻痹或牙齿感觉丧失

　　唇/颊麻痹是指唇部或颊部麻木，并不能以此作为判断牙髓麻醉的标准，同时，

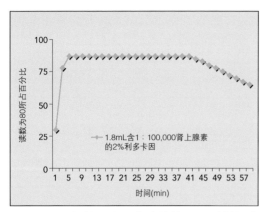

图3-3 上颌第一磨牙麻醉的效果。判断标准为60min内对EPT读数在最大值时无反应所占比例（读数为80所占百分比）（经许可转载于Mikesell等[15]）。

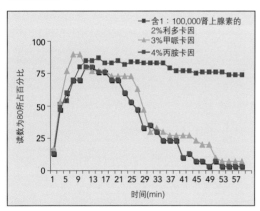

图3-5 不同麻药行上颌第一磨牙浸润麻醉的效果比较。分别使用3%甲哌卡因、4%丙胺卡因和2%利多卡因（含1：100,000肾上腺素）进行上颌第一磨牙浸润麻醉，判断标准为60min内对EPT读数在最大值时无反应所占比例（读数为80所占百分比），未含血管收缩剂的局麻药物持续时间均比含1：100,000肾上腺素的2%利多卡因的时间短（经许可转载于Mason等[19]）。

软组织与牙髓的麻醉时长并不一致，软组织麻醉效果较牙髓麻醉更为持久[14,15,20]。

此外，局麻后患者叩齿时自觉牙齿麻木，部分临床医生便以此判定牙髓麻醉起效。然而，通过小冰棒或EPT来测试麻醉效果时会发现，这些牙齿并没有达到完全

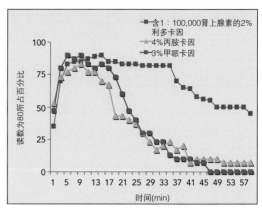

图3-4 不同麻药行上颌侧切牙浸润麻醉的效果。分别使用3%甲哌卡因、4%丙胺卡因和2%利多卡因（含1：100,000肾上腺素）进行上颌侧切牙浸润麻醉，判断标准为60min内对EPT读数在最大值时无反应所占比例（读数为80所占百分比），未含血管收缩剂的局麻药物持续时间均比含1：100,000肾上腺素的2%利多卡因的时间短（经许可转载于Mason等[19]）。

麻醉。

结论：唇/颊麻痹或叩齿时自觉牙齿麻木并不能作为牙髓麻醉的判定标准。

浸润麻醉药物

甲哌卡因（Mepivacaine）和丙胺卡因（Prilocaine）

在下牙槽神经阻滞麻醉（IANBs）中，3%甲哌卡因（又名卡波卡因，Carbocaine，Hospira）和4%盐酸丙胺卡因（Citanest Plain，Dentsply）的麻醉效果与使用2%利多卡因（含100,000肾上腺素）相同[23]。然而，在上颌麻醉中效果则相反。Mason[19]和Katz[20]等研究发现，在使用3%甲哌卡因和4%丙胺卡因进行上颌侧切牙浸润麻醉时，其麻醉效果消退较快（图3-4），43%～73%的患者在注射后20min时牙髓已麻醉，到30min时则只有

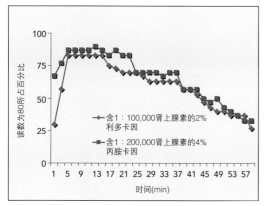

图3-6　不同麻药行上颌侧切牙浸润麻醉的效果比较。分别使用2%利多卡因（含1：100,000肾上腺素）和4%丙胺卡因（含1：200,000肾上腺素）进行上颌侧切牙浸润麻醉，判断标准为60min内对EPT读数在最大值时无反应所占比例（读数为80所占百分比），两组间无统计学差异（经许可转载于Katz等[20]）。

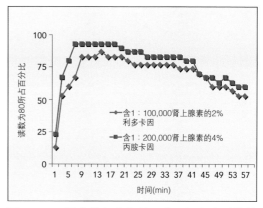

图3-7　不同麻药行上颌第一磨牙浸润麻醉的效果比较。分别使用2%利多卡因（含1：100,000肾上腺素）和4%丙胺卡因（含1：200,000肾上腺素）进行上颌第一磨牙浸润麻醉，判断标准为60min内对EPT读数在最大值时无反应所占比例（读数为80所占百分比），两组间无统计学差异（经许可转载于Katz等[20]）。

23%～30%的患者仍感麻醉，仅有极少数患者（0%～7%）在60min后牙髓仍被麻醉。

使用相同药物浸润麻醉第一磨牙，70%～73%的患者在20min时牙髓已麻醉，而在30min时仅为30%～35%，47min时仍有7%～20%的患者仍感麻醉（图3-5）。结果表明，第一磨牙的浸润麻醉效果比侧切牙维持时间更长。总的来说，无论前牙还是后牙，甲哌卡因和丙胺卡因可提供10～15min的短时麻醉效果（表3-3）。

值得注意的是，若为获得长时间的上颌麻醉效果而使用大剂量的不含血管收缩剂的上述麻醉药物，往往并不安全。因为，在没有血管收缩剂的情况下，这些局麻药物将会很快被机体吸收从而导致血药浓度的快速升高及中毒反应的发生[21,24]。

结论：临床上3%甲哌卡因和4%丙胺卡因适用于需要短时麻醉的操作。

含肾上腺素的丙胺卡因

Katz等[20]研究了2%利多卡因（含1：100,000肾上腺素）与4%丙胺卡因（含1：200,000肾上腺素）（Citanest Forte，Dentsply）对上颌侧切牙与第一磨牙的麻醉效果。发现，二者在麻醉效果（患者对两次连续EPT检测数值为80时均无反应）和起效时间上均无显著差异，且二者麻醉持续时间均未能超过1h（图3-6，图3-7）。

结论：在上颌浸润麻醉中，2%利多卡因（含1：100,000肾上腺素）与4%丙胺卡因（含1：200,000肾上腺素）的麻醉效果相同。

含左旋异肾上腺素的甲哌卡因

Lawaty等[22]比较了2%甲哌卡因（含1：20,000左旋异肾上腺素）（Carbocaine）与2%利多卡因（含1：100,000肾上腺素）

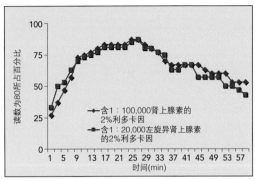

图3-8 不同麻药行上颌中切牙浸润麻醉的效果比较。分别使用2%利多卡因（含1：100,000肾上腺素）和2%甲哌卡因（含1：20,000左旋异肾上腺素）进行上颌中切牙浸润麻醉，判断标准为60min内对EPT读数在最大值时无反应所占比例（读数为80所占百分比），两组间无统计学差异（经许可转载于Lawaty等[22]）。

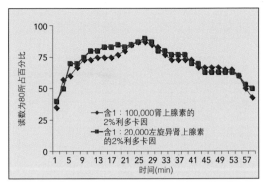

图3-9 不同麻药行上颌第一磨牙浸润麻醉的效果率比较。分别使用2%利多卡因（含1：100,000肾上腺素）和2%甲哌卡因（含1：20,000左旋异肾上腺素）进行上颌第一磨牙浸润麻醉，判断标准为60min内对EPT读数在最大值时无反应所占比例（读数为80所占百分比），两组间无统计学差异（经许可转载于Lawaty等[22]）。

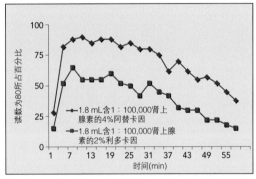

图3-10 不同麻药行上颌侧切牙浸润麻醉的效果比较。分别使用2%利多卡因（含1：100,000肾上腺素）和4%阿替卡因（含1：100,000肾上腺素）进行上颌侧切牙浸润麻醉，判断标准为60min内对EPT读数在最大值时无反应所占比例（读数为80所占百分比），阿替卡因组麻醉成功率更高（经许可转载于Evans等[16]）。

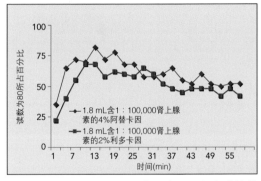

图3-11 不同麻药行上颌第一磨牙浸润麻醉的效果比较。分别使用2%利多卡因（含1：100,000肾上腺素）和4%阿替卡因（含1：100,000肾上腺素）进行上颌第一磨牙浸润麻醉，判断标准为60min内对EPT读数在最大值时无反应所占比例（读数为80所占百分比），两组间无统计学差异（经许可转载于Evans等[16]）。

对上颌中切牙及第一磨牙的麻醉效果。结果表明，二者在麻醉效果和起效时间上亦无显著差异，且二者麻醉持续时间均未能超过1h（图3-8，图3-9）。

结论：在上颌浸润麻醉中，2%利多卡因（含1：100,000肾上腺素）与2%甲哌卡因（含1：20,000左旋异肾上腺素）的麻醉

效果也相同。

含肾上腺素的阿替卡因（Articaine）

Evans等[16]研究比较了等量的2%利多卡因（含1：100,000肾上腺素）与4%阿替卡因（含1：100,000肾上腺素）（Septocaine，Septodont）对上颌侧切牙和

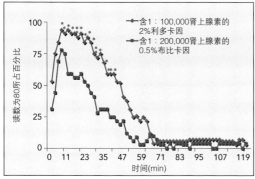

图3-12 不同麻药行上颌侧切牙浸润麻醉的效果比较。分别使用2%利多卡因（含1：100,000肾上腺素）和0.5%布比卡因（含1：200,000肾上腺素）进行上颌侧切牙浸润麻醉，判断标准为120min内对EPT读数在最大值时无反应所占比例（读数为80所占百分比），*表示该时间点利多卡因麻醉效果显著高于布比卡因（经许可转载于Gross等[14]）。

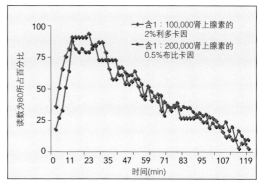

图3-13 不同麻药行上颌第一磨牙浸润麻醉的效果比较。分别使用2%利多卡因（含1：100,000肾上腺素）和0.5%布比卡因（含1：200,000肾上腺素）进行上颌第一磨牙浸润麻醉，判断标准为120min内对EPT读数在最大值时无反应所占比例（读数为80所占百分比），两组间无统计学差异（经许可转载于Gross等[14]）。

第一磨牙的浸润麻醉效果，结果发现，后者对侧切牙的麻醉效果优于前者，而在第一磨牙无明显差异（图3-10，图3-11）。同时也发现，4%阿替卡因（含1：100,000肾上腺素）在上颌浸润麻醉给药后，3～4min即出现麻醉效果，且其麻醉持续时间与利多卡因相似，但同样的，该药的浸润麻醉时间仍未超过1h[16]。因此，临床上如果需要对侧切牙或第一磨牙进行超过1h的牙髓麻醉时，上述两种药物单次用量均不能达到预期效果。

　　阿替卡因与利多卡因在注射时引起的疼痛并无明显差异[16]。针尖的刺入和位置摆放造成的疼痛通常很轻微，反倒是这两种药物注入后对组织的刺激造成的疼痛更加明显。两种麻药的使用过程中发现，侧切牙注射时疼痛比第一磨牙更明显，与利多卡因相比，阿替卡因引起的注射疼痛相对较弱。Gross等[14]的研究也支持上述观点。提示在行上颌注射麻醉时前牙区比后

牙区更敏感。

　　注射术后疼痛程度一般较轻[16]，疼痛一般在3天左右逐渐消退，表明无论是阿替卡因或利多卡因均未对组织产生明显损伤，且并无出现感觉异常的相关报道。Haas和Lennon[25]研究指出，浸润麻醉中感觉异常的发生概率极低。

　　研究证实上颌牙齿拔除时仅在颊侧浸润注射麻醉药物即可达到理想的麻醉效果[26-28]。然而，OzeÇ等[29]运用核磁共振成像技术和针刺试验研究发现，在颊侧分别注射含1：100,000或1：200,000肾上腺素的4%阿替卡因后，并无明确证据表明腭侧组织内有阿替卡因的出现或因其产生的其他影响。

　　结论：前牙区4%阿替卡因（含1：100,000肾上腺素）的麻醉效果比2%利多卡因（含1：100,000肾上腺素）更好，而在第一磨牙区二者无明显差别。

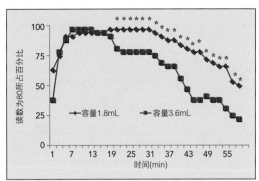

图3-14　不同药量行上颌侧切牙浸润麻醉的效果比较。分别使用1.8mL与3.6mL 2%利多卡因（含1：100,000肾上腺素）进行上颌侧切牙浸润麻醉，判断标准为60min内对EPT读数在最大值时无反应所占比例（读数为80所占百分比）。*表示从第21min至59min，3.6mL注射组的麻醉效果显著高于1.8mL组（经许可转载于Mikesell等[15]）。

含肾上腺素的布比卡因（Bupivacaine）

布比卡因（又名麻卡因，Marcaine，Hospira）在上颌侧切牙的麻醉成功率为80%～95%，而在第二前磨牙为50%[14,30-32]。Gross等[14]比较了分别使用1.8mL 0.5%布比卡因（含1：200,000肾上腺素）和2%利多卡因（含1：100,000肾上腺素）进行上颌侧切牙及第一磨牙的麻醉效果。研究发现，在上颌侧切牙浸润麻醉中，布比卡因的麻醉成功率（78%）明显低于利多卡因（97%），而在上颌第一磨牙，布比卡因的起效时间（7.7min）也明显慢于利多卡因（4.3min），且布比卡因的麻醉成功率较利多卡因更低（64%：82%），但二者并无统计学差异，同时，二者的麻醉时间均未能超过1h（图3-12，图3-13）。有趣的是，虽然布比卡因在上颌浸润麻醉中维持时间较短，但在IANB（下牙槽神经阻滞麻醉）中却可发挥长效麻醉剂的作用[14,30-33]。

结论：与1.8mL 2%利多卡因（含

1：100,000肾上腺素）相比，等量的0.5%布比卡因（含1：200,000肾上腺素）在上颌前牙区的麻醉效果较弱，而在第一磨牙区二者的麻醉效果并无统计学差异，且两者的麻醉时间均未能超过1h。

软组织麻醉

Gross等[14]在上述研究中也发现，与利多卡因相比，布比卡因在侧切牙浸润麻醉时引起的上唇麻木持续时间更长（177min vs 128min），并需要更长的时间来恢复正常（383min vs 201min）。在第一磨牙，布比卡因与利多卡因无论在引起的牙龈麻木持续时间（135min vs 116min），还是恢复正常所需的时长（213min vs 168min）均无统计学差异。部分研究报道，使用含肾上腺素的布比卡因进行上颌浸润麻醉引起的上唇麻木可维持250～384min，麻木和刺痛的持续时间为512～548min[31,33-36]。

唇部的麻木比牙髓麻醉时间更长（表3-3，图3-12，图3-13），但这并无益处，因为患者讨厌唇部麻木造成的吃饭及言语障碍，并且唇部麻木还有可能造成软组织的创伤。Rosenquist和Nystrom[36]调查发现，有34%的患者讨厌布比卡因的长时间麻醉效果。随后Rosenquist等[37]调查发现，部分患者为了唇部的感觉能尽快恢复，宁愿术后有轻微的疼痛。

结论：与利多卡因相比，布比卡因引起的唇部麻木更持久。

术后长效镇痛

应用布比卡因进行下牙槽神经阻滞麻醉时可延长术后镇痛的时间[37-41]。在上颌牙髓外科中，Meechan和Blair[42]研究发现与利多卡因相比，使用长效麻醉药浸润麻醉并不能减少术后疼痛或止痛药的摄入。笔

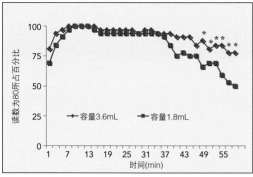

图3-15　不同药量行上颌第一前磨牙浸润麻醉的效果比较。分别使用1.8mL与3.6mL 2%利多卡因（含1：100,000肾上腺素）进行上颌第一前磨牙浸润麻醉，判断标准为60min内对EPT读数在最大值时无反应所占比例（读数为80所占百分比）。*表示从第49min至59min，3.6mL注射组麻醉效果显著高于1.8mL组。但两组均未持续60min以上（经许可转载于Mikesell等[15]）。

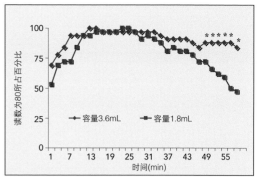

图3-16　不同药量行上颌第一磨牙浸润麻醉的效果比较。分别使用1.8mL与3.6mL 2%利多卡因（含1：100,000肾上腺素）进行上颌第一磨牙浸润麻醉，判断标准为60min内对EPT读数在最大值时无反应所占比例（读数为80所占百分比）。*表示从第49min至59min，3.6mL注射组麻醉效果显著高于1.8mL组。但两组均未持续60min以上（经许可转载于Mikesell等[15]）。

者还发现利多卡因比长效麻醉药的麻醉效果更好，且出血更少。

结论：尽管布比卡因在下牙槽神经阻滞麻醉中能明显延长术后镇痛时间，但对上颌的麻醉效果影响较小。

延长浸润麻醉持续时间

增加局麻药物剂量

Mikesell等[15]研究使用2%利多卡因（含1：100,000肾上腺素）进行上颌侧切牙浸润麻醉时发现，与1.8mL相比，注射3.6mL麻醉药能明显延长麻醉时间（连续两次EPT测试数值达80但不能维持60min），约97%的患者在注射后30min时牙髓已麻醉，45min时仅为72%，在60min时仍有50%患者仍感麻醉（图3-14）。然而，仍有44%的患者表现出短时麻醉效果。因此，即便使用3.6mL 2%利多卡因（含1：100,000肾上腺素）进行上颌侧切

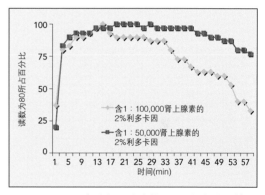

图3-17　不同麻药行上颌侧切牙浸润麻醉的效果比较。分别使用含1：100,000与1：50,000肾上腺素的2%利多卡因进行上颌侧切牙浸润麻醉，判断标准为60min内对EPT读数在最大值时无反应所占比例（读数为80所占百分比），含1：50,000肾上腺素的2%利多卡因其麻醉时间更长，但未超过60min（经许可转载于Mason等[19]）。

牙浸润麻醉，其麻醉时长仍不理想。

而在前磨牙与磨牙，其短时麻醉的发生率分别降至19%和9%。因此，3.6mL的麻药注射量比1.8mL麻药的麻醉持续时间更长，并且在后牙麻醉49min后仍有很好的麻醉效果（图3-15，图3-16）。值得

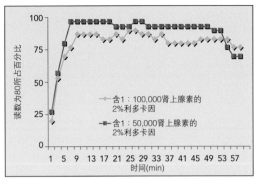

图3-18 不同麻药行上颌第一磨牙浸润麻醉的效果比较。分别使用含1：100,000与1：50,000肾上腺素的2%利多卡因进行上颌第一磨牙浸润麻醉，判断标准为60min内对EPT读数在最大值时无反应所占比例（读数为80所占百分比），两组间无统计学差异（经许可转载于Mason等[19]）。

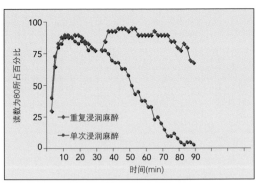

图3-19 上颌侧切牙麻醉后补充浸润麻醉的效果比较。初次使用2%利多卡因（含1：100,000肾上腺素）行上颌侧切牙浸润麻醉30min后再次注射等量该药物，判断标准为90min内对EPT读数在最大值时无反应所占比例（读数为80所占百分比），自第37min至90min，补充注射组显著提高牙髓麻醉效果（经许可转载于Scott等[18]）。

注意的是，尽管增加局麻药量能延长牙髓麻醉的时间，但3.6mL 2%利多卡因（含1：100,000肾上腺素）的注射量并不能保证在前磨牙和磨牙区手术中，能维持长达60min以上的牙髓麻醉效果。

两种不同剂量的麻药注射引起的疼痛无明显差异，但是两种剂量注射在不同牙位时却发现，侧切牙比后牙的注射疼痛感更明显，这说明，上颌前牙区比后牙区更敏感。

结论：使用2%利多卡因（含1：100,000肾上腺素）进行上颌侧切牙浸润麻醉时，注射3.6mL麻药比1.8mL的麻醉效果更持久，但仍不能维持60min。

增加肾上腺素浓度

Mason等[19]研究应用1.8mL 2%利多卡因行上颌侧切牙浸润麻醉，不同肾上腺素浓度其麻醉效果不同。1：50,000肾上腺素比1：100,000肾上腺素的麻醉时间明显延长，在45min及60min时分别有97%和80%的

患者仍感麻醉（图3-17）。同时发现，浓度为1：50,000肾上腺素的1.8mL 2%利多卡因的麻醉时长明显优于3.6mL 2%利多卡因（含1：100,000肾上腺素）（图3-14）。但其麻醉时间依然无法超过60min。Pitt Ford等[9]也发现，提高肾上腺素浓度能延长中切牙的浸润麻醉时间。而Mason等[19]则证实了，在第一磨牙即便提高肾上腺素浓度至1：50,000也不能明显延长牙髓麻醉时间。含1：100,000或1：50,000肾上腺素的2%利多卡因注射后牙髓麻醉效果49～53min时开始减弱（图3-18）。因此，若要为第一磨牙提供超过60min的牙髓麻醉效果，那么无论含上述哪种浓度肾上腺素的1.8mL 2%利多卡因均不能满足麻醉需要。

结论：上颌浸润麻醉时，2%利多卡因中增加肾上腺素浓度能延长侧切牙的麻醉时长，但在第一磨牙无明显差异，且在不同牙位麻醉时间均不超过60min。

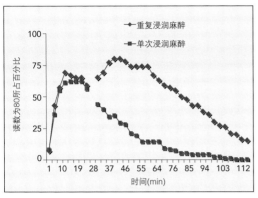

图3-20　下颌第一磨牙麻醉后补充浸润麻醉的效果比较。初次使用4％阿替卡因（含1：100,000肾上腺素）行下颌第一磨牙颊侧浸润麻醉，25min后再次注射等量该药物于颊侧黏膜，判断标准为112min内对EPT读数在最大值时无反应所占比例（读数为80所占百分比），自第28min至109min，补充注射组显著提高牙髓麻醉效果（经许可转载于Pabst等[45]）。

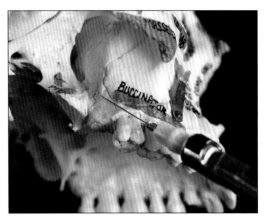

图3-21　上牙槽后神经（PSA）阻滞麻醉注射法。

30min后重复注射

　　Scott等[18]发现，在初次使用2％利多卡因（含1：100,000肾上腺素）行上颌侧切牙浸润麻醉30min后再次注射等量该药物，可成功将牙髓麻醉时间从37min延长至90min（图3-19）。初次注射麻醉药物后，约78％患者在30min时已有牙髓麻醉，但在45min时仅剩60％患者仍感麻醉，在60min时牙髓麻醉率仅为33％。而重复注射麻药后，约90％的患者其牙髓麻醉时间延长至60min，85％可延长至75min，90min时仍有70％的牙髓麻醉率。并且，重复注射并不会引起患者疼痛。

　　这就意味着，一般浸润麻醉的短期效果可因重复注射而得到明显改善，延长至60min或更久，这为临床工作提供了巨大帮助。

　　结论：在初次使用2％利多卡因（含1：100,000肾上腺素）行上颌侧切牙浸润

麻醉30min后再次注射等量该药物，可成功将牙髓麻醉时间从37min延长至90min。

增效作用（augmentation）和快速耐受（tachyphylaxis）

　　增效作用是指重复给药使药效增加，而快速耐受是指重复给药使药效降低[43,44]。Scott[18]及Pabst等[45]做了大量研究证实，浸润麻醉时重复给药可大大延长牙髓麻醉的时间（图3-19，图3-20），但如果重复注射与首次注射的麻醉效果相同，那我们将无法得到这一结果。因此，我们考虑重复注射使得麻醉药物产生了增效作用。而控制重复给药后出现增效作用或快速耐受的关键在于给药时机[43,44]。如果在麻醉开始减弱的时期再次给药，那么将发生麻醉药物的增效作用[43,44]；反之，在麻醉效果消退一段时间后再次注射，则容易出现麻醉药物的快速耐受[43,44]。

　　结论：在麻醉效果完全消退前（约麻醉起效30min时）重复注射麻醉药物可增强牙髓麻醉的效果。

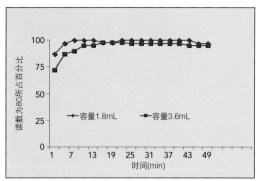

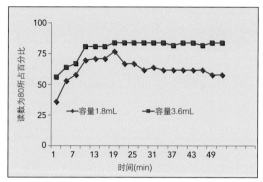

图3-22 不同药量行PSA阻滞麻醉后上颌第二磨牙的麻醉效果比较。分别使用1.8mL与3.6mL 2%利多卡因（含1：100,000肾上腺素）进行上牙槽后神经阻滞麻醉，判断标准为60min内对EPT读数在最大值时无反应所占比例（读数为80所占百分比），两组间无统计学差异（经许可转载于Pfeil等[47]）。

图3-23 不同药量行PSA阻滞麻醉后上颌第一磨牙的麻醉效果比较。分别使用1.8mL与3.6mL 2%利多卡因（含1:100,000肾上腺素）进行上牙槽后神经阻滞麻醉，判断标准为60min内对EPT读数在最大值时无反应所占比例（读数为80所占百分比），3.6mL组麻醉持续时间更长（经许可转载于Pfeil等[47]）。

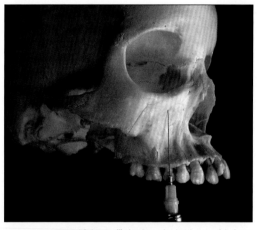

图3-24 眶下神经阻滞麻醉口内注射法。针尖平行于上颌第二前磨牙牙体长轴，刺入眶下孔（经许可转载于Karkut等[49]）。

其他麻醉方法

上牙槽后神经阻滞麻醉（Posterior superior alveolar nerve block）

　　上牙槽后神经阻滞麻醉（PSA）主要被用于麻醉第一、第二、第三磨牙[46]。上

牙槽中神经（MSA）则主要支配上颌前磨牙及第一磨牙近中颊根[46]。

　　Pfeil等[47]测定了分别使用1.8mL和3.6mL 2%利多卡因（含1：100,000肾上腺素）进行上牙槽后神经阻滞麻醉的牙髓麻醉程度。1.8mL组的麻醉成功率在第二磨牙和第一磨牙分别为97%和77%；而3.6mL组在第一、第二磨牙的麻醉成功率则分别为84%和100%（图3-22，图3-23）。两组间差异并无统计学意义。两组药物对前磨牙的麻醉程度一般，不能达到预期的牙髓麻醉效果。在第一磨牙中，3.6mL组的牙髓麻醉时间显著长于1.8mL组，且两组的注射时疼痛并无统计学差异。

　　Loetscher等[46]研究使用1.2mL 2%利多卡因（含1：100,000肾上腺素）对30名受试者进行浸润麻醉，并用干冰（CO_2）对牙髓麻醉效果进行检测，结果发现，上牙槽后神经阻滞麻醉时第一磨牙牙髓麻醉成功率仅为88%，而在此阻滞麻醉基础上补充使用0.6mL局麻药进行浸润麻醉后，第

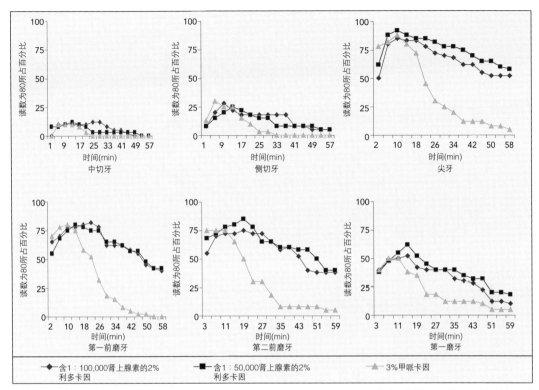

图3-25　不同麻药行眶下神经阻滞麻醉后上颌中切牙至第一磨牙的麻醉效果比较。分别使用含1:100,000与1:50,000肾上腺素的2%利多卡因和3%甲哌卡因进行眶下神经阻滞麻醉，判断标准为60min内对EPT读数在最大值时无反应所占比例（读数为80所占百分比），眶下神经阻滞麻醉对上颌中切牙、侧切牙及第一磨牙的麻醉效果较差，利多卡因注射组其尖牙、第一及第二前磨牙的牙髓麻醉成功率为75%~92%。而与含有肾上腺素的利多卡因相比，3%甲哌卡因在尖牙及前磨牙的麻醉时长更短（经许可转载于Berberich[48]）。

一磨牙的麻醉成功率可达到92%。而在第二磨牙，单纯运用上牙槽后神经阻滞麻醉就可达到理想的麻醉效果。

通常，上牙槽后神经阻滞麻醉可完全麻醉上颌第二磨牙牙髓[46,47]，但对第一磨牙而言，为了保证麻醉效果，需要在上牙槽后神经阻滞麻醉基础上，在第一磨牙颊侧另行浸润麻醉。

结论：鉴于上颌磨牙的浸润麻醉成功率（见上颌浸润麻醉部分），在常规治疗上颌磨牙时，并不提倡首选上牙槽后神经阻滞麻醉。

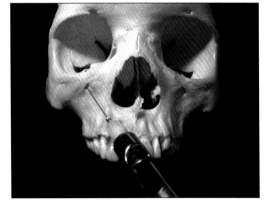

图3-26　眶下神经阻滞麻醉口外注射法。针尖向后、上、外刺入眶下管（经许可转载于Karkut等[49]）。

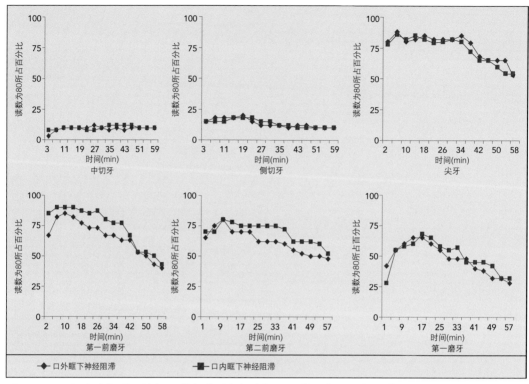

图3-27　不同方法行眶下神经阻滞麻醉后上颌中切牙至第一磨牙的麻醉效果比较（口内注射法与口外注射法）。判断标准为60min内对EPT读数在最大值时无反应所占比例（读数为80所占百分比），两组对上颌中切牙、侧切牙及第一磨牙的麻醉效果均较差，无统计学差异，而在尖牙两组成功率均为92%，第一和第二前磨牙为80%～90%（经许可转载于Karkut等[49]）。

眶下神经阻滞麻醉口内注射法

　　Malamed[21]认为，若要完全麻醉上颌中切牙至尖牙全部牙髓可选择的有效方法是眶下神经阻滞麻醉，研究发现眶下神经阻滞麻醉还可使72%的患者出现前磨牙及第一磨牙近中颊根的牙髓麻醉[21]。

　　然而，Berberich等[48]对分别使用等量的含不同浓度（1∶100,000与1∶50,000）肾上腺素的2%利多卡因与3%甲哌卡因行眶下神经阻滞麻醉后的麻醉效果进行比较研究（图3-24）。结果发现眶下神经阻滞麻醉口内注射可深度麻醉软组织，但对上颌中切牙、侧切牙及第一磨牙的深度麻醉效果较差（图3-25），这与Corbett等[50]使用1mL 2%利多卡因（含1∶80,000肾上腺素）行眶下神经阻滞麻醉的研究结果相一致。使用含不同浓度（1∶100,000与1∶50,000）肾上腺素的2%利多卡因行眶下神经阻滞麻醉，其尖牙、第一及第二前磨牙的牙髓麻醉成功率为75%～92%。并且其麻醉持续时间依然未能超过60min（图3-25）。而与含有肾上腺素的利多卡因相比，3%甲哌卡因在尖牙及前磨牙的麻醉时长更短。对前磨牙而言，眶下神经阻滞麻醉口内注射的麻醉效果与在前磨牙处行浸润麻醉相类似。

　　结论：眶下神经阻滞麻醉口内注射

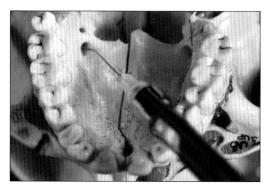

图3-28 三叉神经第二支阻滞麻醉腭大孔注射法。经由腭大孔至翼腭窝。

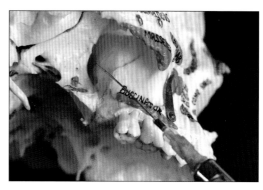

图3-29 三叉神经第二支阻滞麻醉上颌结节高位注射法。针尖沿上颌结节后方滑动至翼腭窝。

法并不能为中切牙、侧切牙或第一磨牙提供有效的牙髓麻醉，但在尖牙和前磨牙中有一定效果，且其麻醉持续时间也未能超过60min。单纯使用3%甲哌卡因进行阻滞麻醉所得的麻醉时间明显较短。鉴于上颌牙的浸润麻醉成功率（见上颌浸润麻醉部分），在上颌牙齿常规治疗中，眶下神经阻滞麻醉口内注射法并不常用。

眶下神经阻滞麻醉口外注射法

Karkut等[49]对使用2%利多卡因（含1 : 100,000肾上腺素）行眶下神经阻滞麻醉时分别采用口内和口外注射法的麻醉效果进行了比较（图3-24，图3-26）。研究结果表明，无论口内还是口外注射法均能使软组织获得深度麻醉，但对中切牙和侧切牙的麻醉效果较差，其成功率分别为15%和22%（图3-27）。而两种注射法在尖牙、前磨牙及第一磨牙的麻醉成功率分别为92%、80%~90%和65%~70%，二者间无统计学差异（图3-27），且麻醉持续时间均不足60min。此外，口外注射法的注射时疼痛及术后反应更为常见。

结论：与口内注射法相似，眶下神经阻滞麻醉口外注射法并不能为中切牙、

侧切牙或第一磨牙提供有效的牙髓麻醉，仅在尖牙和前磨牙中有一定效果，且其麻醉持续时间未能超过60min。鉴于上颌牙的浸润麻醉成功率（见上颌浸润麻醉部分），在上颌牙齿常规治疗中，眶下神经阻滞麻醉口外注射法并不常用。

三叉神经第二支阻滞麻醉

Malamed[21]认为三叉神经第二支（上颌支）阻滞麻醉可有效麻醉半侧上颌骨。其常用方法包括两种口内注射方法[51-62]：

（1）腭大孔注射法：经由腭大孔至翼腭管最终达翼腭窝（图3-28）。

（2）上颌结节高位注射法（the high tuberosity approach）：针尖刺入上颌后部，沿上颌结节后方滑动至翼腭窝（图3-29）。

Broering等[63]研究比较使用上述两种注射方法分别注射3.6mL 2%利多卡因（含1 : 100,000肾上腺素）后的上颌麻醉效果。结果显示，两组在第一、第二磨牙均有较高的麻醉率（95%~100%），第二前磨牙稍低为70%~80%，而在前牙及第一前磨牙，二者均未能获得良好的麻醉效果（图3-30）。但后者由于其相同的麻醉成功率

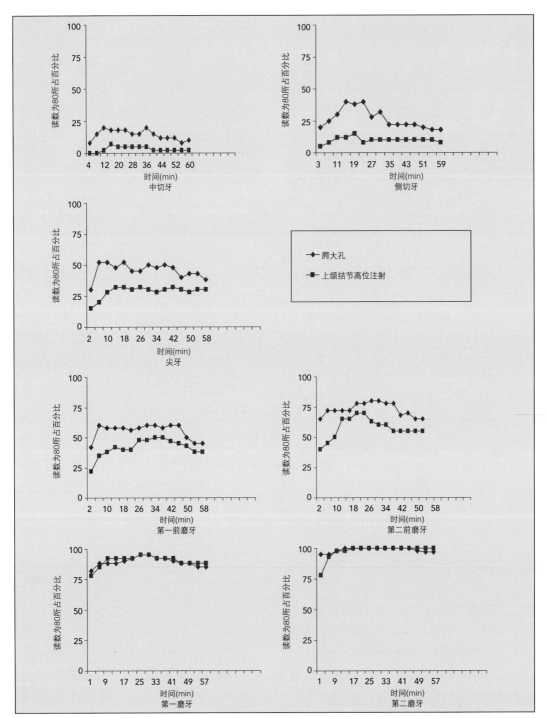

图3-30 不同方法行三叉神经第二支阻滞麻醉后上颌中切牙至第二磨牙的麻醉效果比较（腭大孔注射法与上颌结节高位注射法）。判断标准为60min内对EPT读数在最大值时无反应所占比例（读数为80所占百分比），两组间结果相同，第一及第二磨牙牙髓麻醉成功率最高，而前牙未达到效麻醉（经许可转载于Broering等[63]）。

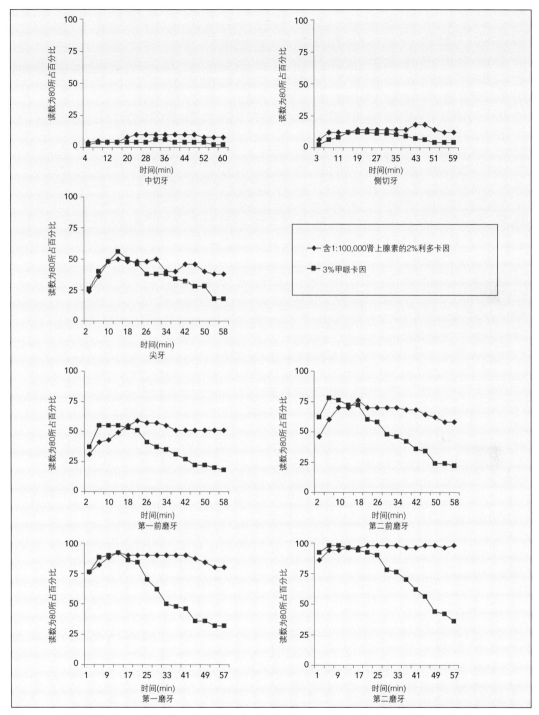

图3-31 不同药物行三叉神经第二支阻滞麻醉后上颌中切牙至第二磨牙的麻醉效果比较（3%甲哌卡因与含1∶100,000肾上腺素的2%利多卡因比较）。判断标准为60min内对EPT读数在最大值时无反应所占比例（读数为80所占百分比），利多卡因注射组第一及第二磨牙牙髓麻醉成功率最高，而前牙未达到效麻醉。相比利多卡因注射组，3%甲哌卡因的牙髓麻醉持续时间更短（经许可转载于Forloine等[64]）。

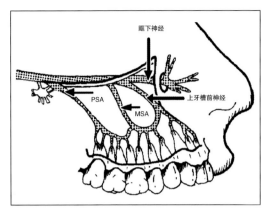

图3-32 上颌骨三叉神经分布示意图（经许可转载于Lee等[67]）。

及更少的疼痛感而优于腭大孔注射法[63]。

结论：三叉神经第二支阻滞麻醉并不能为中切牙、侧切牙、尖牙及第一前磨牙提供有效的牙髓麻醉，其主要适用于磨牙的牙髓麻醉。但由于上颌磨牙浸润麻醉成功率较高（见上颌浸润麻醉部分），因

此，在上颌磨牙常规治疗中，并不主张首选三叉神经第二支阻滞麻醉。

3%甲哌卡因行三叉神经第二支阻滞麻醉（上颌结节高位注射法）

Forloine等[64]比较了使用等量（3.6mL）2%利多卡因（含1：100,000肾上腺素）与3%甲哌卡因行三叉神经第二支阻滞麻醉后的麻醉效果。研究发现，使用上颌结节高位注射法，两组药物对第一及第二磨牙的麻醉均能获得较高的麻醉成功率（92%～98%）（图3-31），在第二前磨牙则为76%～78%，但对前牙及第一前磨牙的麻醉效果较差。在磨牙及前磨牙区，3%甲哌卡因的麻醉持续时间更短（图3-31）。

结论：相比2%利多卡因（含1：100,000肾上腺素），3%甲哌卡因的牙髓麻醉持续

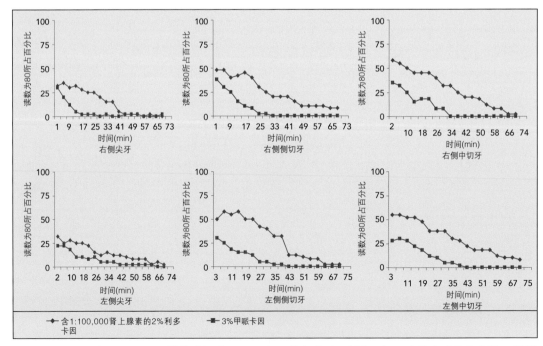

图3-33 不同药物行腭—上牙槽前神经（P-ASA）阻滞麻醉后双侧尖牙间牙齿的麻醉效果比较。判断标准为72min内对EPT读数在最大值时无反应所占比例（读数为80所占百分比），两组药物对上颌切牙及尖牙的牙髓麻醉效果均不理想（经许可转载于Burns等[68]）。

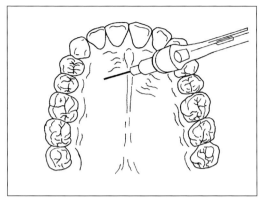

图3-34 上牙槽前、中神经阻滞麻醉进针标志（经许可转载于Lee等[67]）。

时间更短，且由于上颌磨牙浸润麻醉成功率较高（见上颌浸润麻醉部分），因此，在上颌磨牙常规治疗中，并不主张首选三叉神经第二支阻滞麻醉。

腭—上牙槽前神经阻滞麻醉

通常，在目的牙附近行浸润麻醉即可

使上颌前牙获得较好的麻醉效果。此外，使用腭—上牙槽前神经（P-ASA）阻滞麻醉也可达到同样效果[65,66]。腭—上牙槽前神经阻滞麻醉：针尖由腭侧牙龈刺入切牙管注入麻药，可同时麻醉左右两侧上牙槽前神经（ASA）（图3-32）。Friedman和Hochman使用0.9~1.4mL局麻药进行腭—上牙槽前神经阻滞麻醉后，可同时麻醉双侧上颌中切牙、侧切牙及尖牙牙髓，并能维持60min左右[65,66]。

Burns等[67]使用CompuDent（Milestone Scientific，迈尔斯通科技）计算机控制麻醉系统（CCLAD）（曾用名Wand）进行P-ASA阻滞麻醉，比较了两种麻醉药物2%利多卡因（含1∶100,000肾上腺素）与3%甲哌卡因的麻醉效果。研究结果表明，在P-ASA阻滞麻醉中，2%利多卡因（含1∶100,000肾上腺素）的麻醉效果优于3%甲哌卡因，且前者对前牙及尖牙的麻醉成

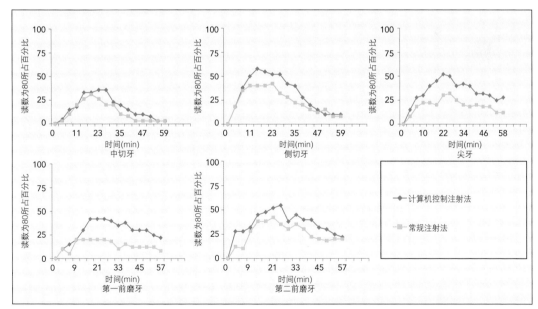

图3-35 不同方法行上牙槽前、中神经阻滞麻醉后上颌中切牙至第二前磨牙的麻醉效果比较（CompuDent CCLAD系统与常规注射法）。判断标准为60min内对EPT读数在最大值时无反应所占比例（读数为80所占百分比），CCLAD组更有效，但其对上颌中切牙至第二前磨牙的麻醉成功率仍不理想，表现为起效慢、麻醉时间不足60min，且麻醉效果不稳定（经许可转载于Lee等[67]）。

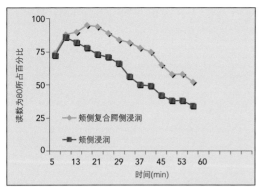

图3-36　不同方法行上颌第一磨牙浸润麻醉效果比较（含1：100,000肾上腺素的2%利多卡因）。判断标准为60min内对EPT读数在最大值时无反应所占比例（读数为80所占百分比），颊腭侧联合浸润麻醉有效提高牙髓麻醉的成功率，但持续时间依然不足60min（经许可转载于Guglielmo等[74]）。

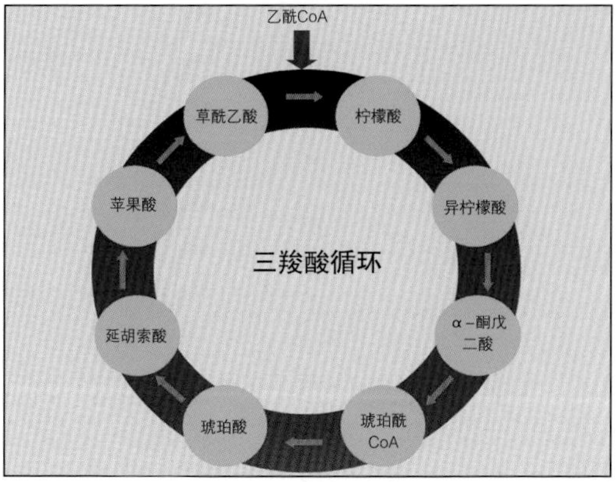

图3-37　Krebs循环（三羧酸循环）。

功率为32%～58%，但其麻醉时长并不稳定（图3-33）。

　　Nusstein等[68]研究P-ASA注射时的针刺疼痛时发现，30%～43%的患者表示有中至重度的疼痛，有54%～58%患者也表示在针尖刺入切牙管时有中至重度的疼痛。而麻药本身的刺激痛，也有8%～12%的患者表示有中至重度的疼痛。手术当天，患者麻醉完全消退后，12%～18%患者反映有中度疼痛，仅有2%患者感疼痛严重。P-ASA注射后并发症较少，暂时性的切牙乳头区麻木/感觉异常发生率为12%～18%，20%～28%的患者感切牙乳头处肿胀或疼痛。

　　结论：P-ASA阻滞麻醉存在明显的注射疼痛，且其对上颌切牙及尖牙的牙髓麻醉效果并不理想。

上牙槽前、中神经阻滞麻醉

　　上牙槽前、中神经（anterior middle superior alveolar，AMSA）阻滞麻醉同样可以用来麻醉上颌牙齿[66,70,71]。其注射位点位于前磨牙腭侧龈缘中点至腭中缝连线的中点（图3-34），可同时麻醉上牙槽前神经（anterior superior alveolar nerve，ASA）及上牙槽中神经（MSA）（图3-32）[66,70,71]。Friedman与Hochman[66,70,71]研究表明，使用0.6～1.4mL局麻药进行AMSA阻滞麻醉可同时麻醉同侧上颌切牙、尖牙、前磨牙，其麻醉时间为45～60min。双侧AMSA阻滞麻醉可同时麻醉上颌双侧第二前磨牙间的10颗牙齿[71]。

　　Lee等[67]研究AMSA阻滞麻醉时发现，使用CompuDent计算机控制麻醉系统注射1.4mL 2%利多卡因（含1：100,000肾上腺素）的麻醉成功率明显高于常规注射技术，但其在第二前磨牙至中切牙的麻醉效果仍不理想，表现为起效慢、麻醉时间不足60min，且麻醉效果不稳定（图3-35）。这与Corbett等[50]研究使用1mL 2%利多卡因（含1：80,000肾上腺素）的麻醉效果相一致。Fukayama等[72]也有相同报道。

Nusstein等[73]对使用CompuDent计算机控制麻醉系统与常规注射技术行AMSA阻滞麻醉注射时引起的疼痛进行比较研究，结果表明，针尖刺入时分别有38%和32%患者感中度疼痛，分别有0%和2%为重度疼痛；而对药物引起的刺激反应，分别有25%和40%患者感中度疼痛，分别有0%和2%为重度疼痛；且CompuDent使用计算机控制麻醉系统注入麻药所引起的药物刺激疼痛明显较低。AMSA阻滞麻醉中，无论何种注射方法在注射时引起的注射疼痛均无法避免，但其注射后疼痛及术后并发症均较少。

结论：AMSA阻滞麻醉的注射疼痛时较为明显，且其对上颌第二前磨牙至中切牙的牙髓麻醉效果并不理想。

上颌第一磨牙颊腭侧浸润麻醉

Guglielmo等[74]使用2%利多卡因（含1∶100,000肾上腺素）对上颌第一磨牙行腭侧（0.5mL）、颊侧（1.8mL）联合浸润麻醉与单纯颊侧浸润麻醉后的麻醉效果进行比较，结果表明单纯颊侧浸润麻醉的成功率为88%，而颊腭联合浸润麻醉为95%，但两组间差异并无统计学意义。研究还发现颊腭侧联合浸润麻醉能显著改善牙髓麻醉时长，使其从21min延长至57min。尽管颊腭侧联合浸润麻醉能有效提高牙髓麻醉的成功率，但持续时间依然不足60min（图3-36）。提示当单纯颊侧浸润麻醉效果不理想时，可在腭侧补充注射以提高麻醉效果。

结论：上颌第一磨牙颊腭侧联合浸润麻醉效果优于单纯颊侧浸润麻醉。

腭部软组织麻醉

Meechan等[75]研究发现，腭大神经阻滞麻醉与上颌第二前磨牙腭侧浸润麻醉后的软组织麻醉效果相同。

结论：腭大神经阻滞麻醉与上颌第二前磨牙腭侧浸润麻醉后的软组织麻醉效果相同。

腭部麻醉方法

在使用橡皮障及成型片时需进行腭部麻醉，其麻醉方法较多。运用CompuDent计算机控制麻醉系统进行腭部麻醉时，Johnson和Primosch[76]对比了使用表面麻醉、棉签按压、两种方法合用或两种方法均不使用这4组方法注射时所引起的疼痛，然而研究并未发现4组间疼痛有何差异。Nusstein等[73]也发现，Wand计算机控制麻醉系统注射时所引起的药物刺激性疼痛更轻。

此外，腭侧组织麻醉也可采用在唇颊侧浸润麻醉生效后，于唇颊侧牙龈乳头处补充注射少量麻药，数分钟后，麻药浸润范围可扩散至腭侧牙龈乳头，并且随时间的延长，腭侧麻醉范围还将继续扩大（所需范围取决于手术需要，如外科手术）。该方法尽管较为耗时，但相比起腭侧浸润麻醉时的明显疼痛更易为人们所接受。且该法与其他腭侧麻醉方法相比是否能有效减少注射疼痛仍有待研究。

结论：腭部麻醉时疼痛明显，因此，如何减轻腭部麻醉时的注射疼痛就显得尤为重要。

启示

本章我们学习许多内容，也许我们可以稍事休息，通过复习一下三羧酸循环（图3-37）唤醒我们的记忆，这也是教育中的重要部分。在我们攻读大学或牙科学

院时这部分似乎也很重要，或许应该继续
学习关于局部麻醉的知识。

参考文献

[1] Kaufman E, Weinstein P, Milgrom P. Difficulties in achieving local anesthesia. J Am Dent Assoc 1984;108:205–208.

[2] Bjorn H, Huldt S. The efficiency of xylocaine as a dental terminal anesthetic as compared to that of procaine. Svensk Tandl Tidskr 1947;40:831–852.

[3] Petersen JK, Luck H, Kristensen F, Mikkelsen L. A comparison of four commonly used local analgesics. Int J Oral Surg 1977;6:51–59.

[4] Nordenram A, Danielsson K. Local anesthesia in elderly patients. An experimental study of oral infiltration anaesthesia. Swed Dent J 1990;14:19–24.

[5] Haas DA, Harper DG, Saso MA, Young ER. Lack of differential effect by Ultracaine (articaine) and Citanest (prilocaine) in infiltration anesthesia. J Can Dent Assoc 1991;57:217–223.

[6] Haas DA, Harper DG, Saso MA, Young ER. Comparison of articaine and prilocaine anesthesia by infiltration in maxillary and mandibular arches. Anesth Prog 1990;37:230–237.

[7] Knöll-Kohler E, Förtsch G. Pulpal anesthesia dependent on epinephrine dose in 2% lidocaine: A randomized controlled double-blind crossover study. Oral Surg Oral Med Oral Pathol Oral Radiol Endod 1992;73:537–540.

[8] Vahatalo K, Antila H, Lehtinen R. Articaine and lidocaine for maxillary infiltration anesthesia. Anesth Prog 1993;40:114–116.

[9] Pitt Ford TR, Seare MA, McDonald F. Action of adrenaline on the effect of dental local anaesthetic solutions. Endod Dent Traumatol 1993;9:31–35.

[10] Premdas CE, Pitt Ford TR. Effect of palatal injections on pulpal blood flow in premolars. Endod Dent Traumatol 1995;11:274–278.

[11] Chng HS, Pitt Ford TR, McDonald F. Effects of prilocaine local anesthetic solutions on pulpal blood flow in maxillary canines. Endod Dent Traumatol 1996;12:89–95.

[12] Nusstein J, Wood M, Reader A, Beck M, Weaver J. Comparison of the degree of pulpal anesthesia achieved with the intraosseous injection and infiltration injection using 2% lidocaine with 1:100,000 epinephrine. Gen Dent 2005;53:50–53.

[13] Costa CG, Tortamano IP, Rocha RG, Francishone CE, Tortamano N. Onset and duration periods of articaine and lidocaine on maxillary infiltration. Quintessence Int 2005;36:197–201.

[14] Gross R, McCartney M, Reader A, Beck M. A prospective, randomized, double-blind comparison of bupivacaine and lidocaine for maxillary infiltrations. J Endod 2007;33:1021–1024.

[15] Mikesell A, Drum M, Reader A, Beck M. Anesthetic efficacy of 1.8 mL and 3.6 mL of 2% lidocaine with 1:100,000 epinephrine for maxillary infiltrations. J Endod 2008;34:121–125.

[16] Evans G, Nusstein J, Drum M, Reader A, Beck M. A prospective, randomized, double-blind comparison of articaine and lidocaine for maxillary infiltrations. J Endod 2008;34:389–393.

[17] Brunetto PC, Ranali J, Ambrosano GMB, et al. Anesthetic efficacy of 3 volumes of lidocaine with epinephrine in maxillary infiltration anesthesia. Anesth Prog 2008;55:29–34.

[18] Scott J, Drum M, Reader A, Nusstein J, Beck M. The efficacy of a repeated infiltration in prolonging duration of pulpal anesthesia in maxillary lateral incisors. J Am Dent Assoc 2009;140:318–324.

[19] Mason R, Drum M, Reader A, Nusstein, Beck M. A prospective, randomized, double-blind comparison of 2% lidocaine with 1:100,000 and 1:50,000 epinephrine and 3% mepivacaine for maxillary infiltrations. J Endod 2009;35:1173–1177.

[20] Katz S, Drum M, Reader A, Nusstein J, Beck M. A prospective, randomized, double-blind comparison of 2% lidocaine with 1:100,000 epinephrine, 4% prilocaine with 1:200,000 epinephrine and 4% prilocaine for maxillary infiltrations. Anesth Prog 2010;57:45–51.

[21] Malamed S. Handbook of Local Anesthesia, ed 5. St Louis: Mosby, 2004.

[22] Lawaty I, Drum M, Reader A, Nusstein J. A prospective, randomized, double-blind comparison of 2% mepivacaine with 1:20,000 levonordefrin versus 2% lidocaine with 1:100,000 epinephrine for maxillary infiltrations. Anesth Prog 2010;57:139–144.

[23] McLean C, Reader A, Beck M, Meyers WJ. An evaluation of 4% prilocaine and 3% mepivacaine compared with 2% lidocaine (1:100,000 epinephrine) for inferior alveolar nerve block. J Endod 1993;19:146–150.

[24] Chin KL, Yagiela JA, Quinn CL, Henderson KR, Duperon DF. Serum concentrations after intraoral injection in young children. J Calif Dent Assoc 2003;31:757–764.

[25] Haas DA, Lennon D. A 21-year retrospective study of reports of paresthesia following local anesthetic administration. J Can Dent Assoc 1995;61:319–320, 323–326,329–330.

[26] Peng M, Zhu ZM, Yang XM. Feasibility of permanent maxillary tooth removal using articaine anesthesia without palatal injection [in Chinese]. Hua Xi Kou Qiang Yi Xue Za Zhi 2008;26:416–418.

[27] Uckan S, Dayangac E, Araz K. Is permanent maxillary tooth removal without palatal injection possible? Oral Surg Oral Med Oral Pathol Oral Radiol Endod 2006;102:733–735.

[28] Fan S, Chen W, Yang Z, Huang Z. Comparison of the efficiencies of permanent maxillary tooth removal performed with a single buccal infiltration versus routine buccal and palatal injection. Oral Surg Oral Med Oral Pathol Oral Radiol Endod 2009;107:359–363.

[29] Ozeç I, Taşdemir U, Gümüş C, Solak O. Is it possible to anesthetize palatal tissues with buccal 4% articaine injection? J Oral Maxillofac Surg 2010;68:1032–1037.

[30] Danielsson K, Evers H, Nordenram A. Long-acting local anesthetics in oral surgery: An experimental evaluation of bupivacaine and etidocaine for oral infiltration anesthesia. Anesth Prog 1985;32:65–68.

[31] Kennedy M, Reader A, Beck M, Weaver J. Anesthetic efficacy of ropivacaine in maxillary anterior infiltration. Oral Surg Oral Med Oral Pathol Oral Radiol Endod 2001;91:406–412.

[32] Teplitsky P, Hablichek C, Kushneriuk J. A comparison of bupivacaine to lidocaine with respect to duration in the maxilla and mandible. J Can Dent Assoc 1987;53:

475–478.

[33] Branco FP, Ranali J, Ambrosano GM, Volpato MC. A double-blind comparison of 0.5% bupivacaine with 1:200,000 epinephrine and 0.5% levobupivacaine with 1:200,000 epinephrine for the inferior alveolar nerve block. Oral Surg Oral Med Oral Pathol Oral Radiol Endod 2006;101:442–447.

[34] Pricco DF. Clinical trials of bupivacaine anesthesia and postoperative analgesia in oral surgery. J Oral Surg 1977;35:26–29.

[35] Dunsky J, Moore P. Long-acting local anesthetics: A comparison of bupivacaine and etidocaine hydrochloride in endodontics. J Endod 1984;10:457–460.

[36] Rosenquist JB, Nystrom E. Long-acting analgesia or long-acting local anesthetic in controlling immediate postoperative pain after lower third molar surgery. Anesth Prog 1987;34:6–9.

[37] Rosenquist J, Rosenquist K, Lee P. Comparison between lidocaine and bupivacaine as local anesthetics with diflunisal for postoperative pain control after lower third molar surgery. Anesth Prog 1988;35:1–4.

[38] Tuffin JR, Cunliffe DR, Shaw SR. Do local analgesics injected at the time of third molar removal under general anaesthesia reduce significantly post-operative analgesic requirements? A double-blind controlled study. Br J Oral Maxillofac Surg 1989;27:27–32.

[39] Moore P, Dunsky J. Bupivacaine anesthesia—A clinical trial for endodontic therapy. Oral Surg Oral Med Oral Pathol 1983;55:176–179.

[40] Neal JA, Welch TB, Halliday RW. Analysis of the analgesic efficacy and cost-effective use of long-acting local anesthetics in outpatient third molar surgery. Oral Surg Oral Med Oral Pathol 1993;75:283–285.

[41] Fernandez C, Reader A, Beck M, Nusstein J. A prospective, randomized, double-blind comparison of bupivacaine and lidocaine for inferior alveolar nerve blocks. J Endod 2005;31:499–503.

[42] Meechan JG, Blair GS. The effect of two different local anaesthetic solutions on pain experience following apicoectomy. Br Dent J 1993;175:410–413.

[43] De Jong RH. Local Anesthetics. St Louis: Mosby, 1994:243–244.

[44] Choi RH, Birknes JK, Popitz-Bergez FA, Kissin I, Strichartz GR. Pharmacokinetic nature of tachyphylaxis to lidocaine: Peripheral nerve blocks and infiltration anesthesia in rats. Life Sci 1997;61:177–184.

[45] Pabst L, Nusstein J, Drum M, Reader A, Beck M. The efficacy of a repeated buccal infiltration of articaine in prolonging duration of pulpal anesthesia in the mandibular first molar. Anesth Prog 2009;56:128–134.

[46] Loetscher C, Melton D, Walton R. Injection regimen for anesthesia of the maxillary first molar. J Am Dent Assoc 1988;117:337–340.

[47] Pfeil L, Drum M, Reader A, Gilles J, Nusstein J. Anesthetic efficacy of 1.8 milliters and 3.6 milliters of 2% lidocaine with 1:100,000 epinephrine for posterior superior alveolar nerve blocks. J Endod 2010;36:598–601.

[48] Berberich G, Reader A, Drum M, Nusstein J, Beck M. A prospective, randomized, double-blind comparison of the anesthetic efficacy of 2% lidocaine with 1:100,000 and 1:50,000 epinephrine and 3% mepivacaine in the intraoral, infraorbital nerve block. J Endod 2009;35:1498–1504.

[49] Karkut B, Reader A, Drum M, Nusstein J, Beck M. A comparison of the local anesthetic efficacy of the extraoral versus the intraoral infraorbital nerve block. J Am Dent Assoc 2010;141:185–192.

[50] Corbett IP, Jaber AA, Whitworth JM, Meechan JG. A comparison of the anterior middle superior alveolar nerve block and infraorbital nerve block for anesthesia of maxillary anterior teeth. J Am Dent Assoc 2010;141:1442–1448.

[51] Bennett CR. Monheim's Local Anesthesia and Pain Control in Dental Practice, ed 3. St Louis: Mosby, 1983: 3–6,34–53,91–97.

[52] Baddour H, Hubbard A, Tilson H. Maxillary nerve block use prior to awake intubation. Anesth Prog 1979;26: 43–45.

[53] Cohn S. The advantages of the greater palatine foramen nerve block. J Endod 1986;14:268–269.

[54] Mercuri L. Intraoral second division nerve block. Oral Surg Oral Med Oral Pathol 1979;47:109–113.

[55] Johnson L. Regional nerve blocks in general dentistry. Gen Dent 1982;30:414–418.

[56] Poore T, Carney F. Maxillary nerve block: A useful technique. Oral Surg Oral Med Oral Pathol 1973;31: 749–755.

[57] Stebbins H, Burch R. Intraoral and extraoral injections. J Oral Surg Anesth Hosp Dent Serv 1961;19:21–29.

[58] Topazian R, Simon G. Extraoral mandibular and maxillary block techniques. Oral Surg Oral Med Oral Pathol 1962; 15:296–300.

[59] Adriani J. Labat's Regional Anesthesia Techniques and Clinical Applications, ed 4. St Louis: Warren H. Green, 1985:145–153.

[60] Cook W. The second division block via the pterygopalatine canal. Mod Dent 1951;18:11–22.

[61] Priman J, Etter L. Significance of variations of the skull in blocking the maxillary nerve—Anatomical and radiological study. Anesthesiology 1961;31:41–48.

[62] Malamed S, Trieger N. Intraoral maxillary nerve block: An anatomical and clinical study. Anesth Prog 1979;30:44–48.

[63] Broering R, Reader A, Drum M, Nusstein J, Beck M. A prospective, randomized comparison of the anesthetic efficacy of the greater palatine and high tuberosity second division nerve blocks. J Endod 2009;35:1337–1342.

[64] Forloine A, Drum M, Reader A, Nusstein J, Beck M. A prospective, randomized, double-blind comparison of the anesthetic efficacy of two percent lidocaine with 1:100,000 epinephrine and three percent mepivacaine in the maxillary high tuberosity second division nerve block. J Endod 2010;36:1770–1777.

[65] Friedman M, Hochman M. P-ASA block injection: A new palatal technique to anesthetize maxillary anterior teeth. J Esthet Dent 1999;11:63–71.

[66] Friedman M, Hochman M. Using AMSA and P-ASA nerve blocks for esthetic restorative dentistry. Gen Dent 2001;49:506–511.

[67] Lee S, Reader A, Nusstein J, Beck M, Weaver J. Anesthetic efficacy of the anterior middle superior alveolar (AMSA) injection. Anesth Prog 2004;51:80–89.

[68] Burns Y, Reader A, Nusstein J, Beck M, Weaver J. Anesthetic efficacy of the palatal anterior superior alveolar (P-ASA) injection. J Am Dent Assoc 2004;135:1269–1276.

[69] Nusstein J, Burns Y, Reader A, Beck M, Weaver J. Injection pain and postinjection pain of the palatal–anterior superior alveolar injection, administered with the Wand

Plus system, comparing 2% lidocaine with 1:100,000 epinephrine to 3% mepivacaine. Oral Surg Oral Med Oral Pathol Oral Radiol Endod 2004;97:164–172.

[70] Friedman M, Hochman M. A 21st century computerized injection system for local pain control. Compend Contin Educ Dent 1997;18:995–1000.

[71] Friedman M, Hochman M. The AMSA injection: A new concept for local anesthesia of maxillary teeth using a computer-controlled injection system. Quintessence Int 1998;29:297–303.

[72] Fukayama H, Yoshikawa F, Kohase H, Umino M, Suzuki N. Efficacy of anterior and middle superior alveolar (AMSA) anesthesia using a new injection system: The Wand. Quintessence Int 2003;34:537–541.

[73] Nusstein J, Lee S, Reader A, Beck M, Weaver J. Injection pain and postinjection pain of the anterior middle superior alveolar injection administered with the Wand or conventional syringe. Oral Surg Oral Med Oral Pathol Endod 2004;98:124–131.

[74] Guglielmo A, Drum M, Reader A, Nusstein J. Anesthetic efficacy of a combination palatal and buccal infiltration of the maxillary first molar. J Endod 2011;37:460–462.

[75] Meechan JG, Day PF, McMillian AS. Local anesthesia in the palate: A comparison of techniques and solutions. Anesth Prog 2000;47:139–142.

[76] Johnson J, Primosch RE. Influence of site preparation methods on the pain reported during palatal infiltration using the Wand Local Anesthetic System. Am J Dent 2003;16:165–169.

补充麻醉注射技术
Supplemental Anesthesia

阅读本章节后，读者应该掌握：
- 掌握补充浸润麻醉的方法、适应证，以及成功率。
- 熟悉单纯和补充牙周韧带注射麻醉的方法、适应证，以及成功率。
- 了解单纯和补充骨内注射麻醉的方法、适应证，以及成功率。

在牙科治疗过程中，若用常规注射方式完成局部麻醉效果不佳时，就需要补充麻醉技术。有3种补充麻醉技术：（1）浸润麻醉；（2）牙周韧带注射麻醉；（3）骨内注射麻醉技术。

如果进行下牙槽神经阻滞麻醉（inferior alveolar nerve block，IANB）后患者已经有明显的下嘴唇麻木感，但在进行牙体修复或牙内科治疗时仍有疼痛感，此时重复进行IANB也不太可能有明显改善。

记住Walter法则：如果发现你已经做错了，就不要错上加错了。

临床上医生可能会认为如果第一次麻醉失败了，重复进行第二次注射能够达到牙髓麻醉。但是第二次相同的注射麻醉不能提供更佳的麻醉效果，患者有可能是麻醉起效慢，第二次注射后前一次注射的麻药才开始起效。

补充浸润麻醉

过去曾认为，进行IANB后再使用利多卡因进行局部浸润麻醉是无意义的，因为利多卡因浸润效果不佳。由于阿替卡因具有较利多卡因有更强的浸润效果，提示可用于补充浸润麻醉的可能。过去不提倡上颌重复进行浸润麻醉的原因是曾经认为单次浸润麻醉可以持续60min。

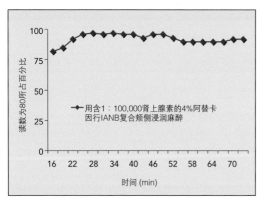

图4-1　应用含1∶100,000肾上腺素的4%阿替卡因对下颌第一磨牙行IANB复合颊侧浸润的麻醉效果。结果表明EPT最大读数（读数为80所占百分比）在75 min内没有响应。而阿替卡因浸润可以取得良好的牙髓麻醉效果，并维持麻醉时间在50min以上（经许可转载于Haase[1]）。

下牙槽神经阻滞麻醉联合阿替卡因浸润麻醉下颌第一磨牙

在行下颌第一磨牙局部麻醉时，Haase等[1]发现在进行IANB后补充进行浸润麻醉，分别注射4%的阿替卡因注射液和2%的利多卡因注射液（均含1∶100,000肾上腺素），发现前者有更高的麻醉成功率（88%vs71%）。麻醉效果判定通过电子牙髓测试仪（electric pulp test，EPT）检查确定。补充注射4%阿替卡因后，牙髓麻醉效果迅速达到平台期（牙髓活力测试读数为80）并且能够维持50min（图4-1）。因此，在进行牙科治疗时，为了能够达到明显的牙髓麻醉效果，麻醉的成功率和维持的时间都是非常重要的。Kanaa等[2]发现，IANB注射结合颊侧阿替卡因浸润麻醉（成功率为92%）优于单纯IANB注射（成功率为56%）。

颊侧浸润麻醉整个注射过程中以及注射后的疼痛都是极其微弱的，主要的并发症是轻微的注射后肿胀和淤青（发生率在3%~6%之间）。

一般建议进行IANB注射后等待至下唇出现麻木，然后再进行颊侧浸润麻醉。单纯进行颊侧阻滞麻醉而无有效的下牙槽神经阻滞麻醉会导致颊侧浸润麻醉效果不佳，而且维持的时间也较短[3,4]。此外在部分患者中会出现浸润麻醉注射一整支局麻药后，颏神经有可能被麻醉，其原因是麻醉药液可以在组织内向前扩散[3]。这种情况下出现的麻木感会影响评估IANB的效果。

当麻醉下颌第二磨牙时，由于其颊侧下颌骨板相对第三磨牙处更厚，因而会影响阿替卡因的浸润效果。

对于前磨牙而言，进行IANB注射后补充进行阿替卡因颊侧浸润麻醉其成功率需要进一步调查研究。有研究证据证明通常是成功的[1-4]。

结论：进行IANB注射后加上足够剂量的阿替卡因颊侧浸润麻醉能够充分麻醉下颌第一磨牙的牙髓。

下颌前牙的阿替卡因浸润麻醉

在麻醉下颌前牙时，Nuzum等[5]发现同时在下颌前牙唇侧及舌侧注射含1∶100,000肾上腺素的4%阿替卡因注射液相比只在唇侧注射时有更高的成功率（98%vs76%）（图4-2）。Jaber等[6]发现在麻醉下颌切牙时4%的阿替卡因比2%的利多卡因（均含1∶100,000肾上腺素）麻醉效果更优。但是两种局麻药都不能持续维持麻醉效果45min。因而当需要更长的麻醉时间时，可以在唇侧补充注射阿替卡因注射液。

另外一种麻醉下颌前牙的方法是在实施IANB后补充注射阿替卡因浸润麻醉，以获得良好的麻醉效果。

结论：麻醉下颌前牙时，行唇侧和舌侧阿替卡因浸润麻醉可获得良好的麻醉效

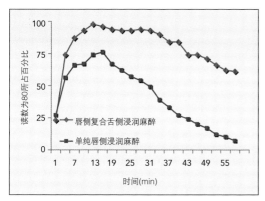

图4-2 对比下颌侧切牙同时行唇侧及舌侧阿替卡因浸润麻醉和单纯唇侧阿替卡因浸润麻醉在注射后60min内的麻醉效果。麻醉效果通过EPT检测判定。结果显示唇舌两侧同时进行浸润麻醉其麻醉效果显著优于单独行唇侧浸润麻醉，尽管持续时间不足60min（经许可转载于Nuzum等[5]）。

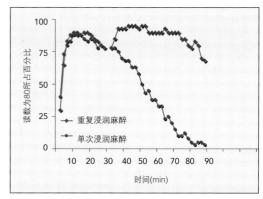

图4-3 上颌侧切牙浸润麻醉单次注射法和重复注射后在90min内的麻醉效果。注射麻药为含1:100,000肾上腺素的2%利多卡因注射液。麻醉效果通过EPT检测判定。结果显示重复注射法能够将麻醉维持时间从37min延长至90min（经许可转载于Scott等[7]）。

果，但持续时间不足60min。进行IANB注射后补充进行颊侧阿替卡因浸润麻醉可提高下颌前牙麻醉成功率。

重复进行上颌浸润麻醉获得更长麻醉时间

Scott等[7]发现，麻醉上颌侧切牙时在唇侧行2%利多卡因（含1:100,000肾上腺素）浸润麻醉注射后30min再次注射同等剂量麻药，可以使上颌侧切牙的麻醉时间从37min显著延长至90min（图4-3）。在第一次唇侧浸润麻醉后30min时，78%的患者其上颌侧切牙能够被有效地麻醉；注射45min后该比例降至60%。注射后60min时，麻醉成功率降至33%，此时重复行唇侧浸润麻醉后，90%的患者其上颌侧切牙可得到有效麻醉，而且注射时患者无明显痛觉。在重复注射后15min时，麻醉成功率略降至85%。在重复注射后30min（距离首次注射90min）时，麻醉成功率仍有70%。

由于单次上颌浸润麻醉能够维持的麻醉效果不足1h，因而在必要时可重复进行浸润麻醉，以延长麻醉时间。

结论：在第一次浸润麻醉后30min时，再次进行浸润麻醉，能够显著延长麻醉时间。

牙周韧带注射麻醉

使用标准注射器或压力注射器进行牙周韧带注射麻醉

牙周韧带注射法可选用的注射针头包括30号超短针头以及27号和25号短针头，均可用于标准注射器或压力注射器[8,9]。注射针以与牙体长轴呈30°角从近中龈沟处刺入直至牙槽骨面。使用短针头时，需将针头刺入最大深度（约位于牙根和牙槽骨中间）。使用常规注射器时，需使用较大的压力缓慢注射10~20s。若使用压力注射器时，注射时应慢扣动扳机1~2次。注射时应感到有压力回馈，

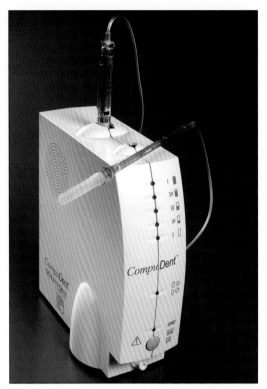

图4-4a 计算机控制局部麻醉输注系统 CCLAD。（Courtesy of Milestone Scientific, Livingston,NJ.）

若无压力回馈且观察到局麻药液自龈沟内流出时，需将注射器重新刺入目的部位，在有压力回馈情况下进行注射。近中龈沟内注射完成后可在远中部位重复注射，一般每个部位可注射约0.2mL局麻药液。若使用计算机控制局部麻醉输注设备CCLAD（例如Milestone公司生产的CompuDent/Wand系统），可以在每个部位注入约0.7mL局麻药液。

　　尽管CCLAD注射系统能够延长麻醉维持的时间[12]，这种特殊的牙周韧带注射器和标准注射器相比，其在注射效率上没有明显差距[8,10,11]。

计算机控制局部麻醉输注CCLAD

　　CCLAD注射技术可用于牙周韧带注射

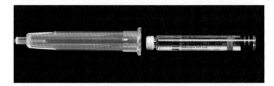

图4-4b 将局麻药瓶插入Wand手柄末端注射针筒内。

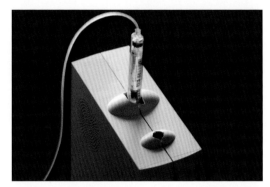

图4-4c 将针筒插入主机上方针筒卡槽内，逆时针旋转90°后固定针筒。

麻醉。CCLAD使用标准的局麻药瓶，通过无菌微管与一次性使用的"笔式"注射手柄（Wand）相连，其末端是Leur-Lok注射针头（图4-4a）。该装置通过脚控开关的控制实现不同的药液注射流速。快速注射一整只局麻药瓶（1.4mL）需要45s，而使用最慢的注射流速时需4min45s。当用于牙周韧带注射时，通常使用慢速注射。

CCLAD牙周韧带注射技术

　　将2%利多卡因注射药瓶（含1∶100,000肾上腺素）插入CCLAD手柄末端的塑料针筒内（图4-4b），将其插入主机上针筒卡槽内并逆时针旋转90°以固定针筒（图4-4c）。轻踩脚控开关开始排空注射针管内的空气，以备注射。

　　用于牙周韧带局部麻醉注射使用的注射手柄配用的是27号1/2in注射针头。

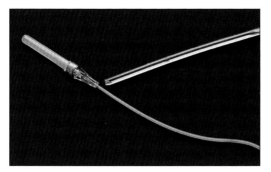

图4-4d 将塑料注射手柄靠近针头处折断，获得较短的注射端，方便进行后牙注射。

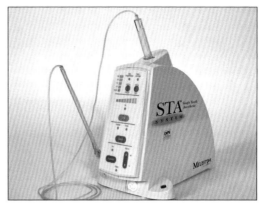

图4-5 STA设备。DPS技术在牙周韧带注射期间可获得连续的反馈，其中包括用视听指标器来校正输出麻醉液体的压力。（Courtesy of Milestone Scientific.）

进行后牙注射时可将塑料注射手柄靠近针头处折断，以便将较短的注射端放入口内操作（图4-4d）。注射时将注射针头以与颊（舌）面长轴呈30°角刺入近颊处龈沟内，并使针尖斜面朝向牙槽骨的方向进针，直至针尖抵至骨面。先在低注射速率下持续注射8s，此时CCLAD会开启自动低速注射程序。CCLAD可通过语音提示以及主机上的指示灯来提示术者已经注射的局麻药量（图4-4a），通常在低速注射情况下，每2s钟可注射一滴麻药。自动低速注射0.7mL麻药后，术者可通过轻踩一下脚控开关来停止自动注射，该注射过程需时约2min22s。随后术者可在牙齿远中部位重复进行牙周韧带注射，注入剩余局麻药物0.7mL，完成整个注射过程。

STA单颗牙麻醉系统

单颗牙麻醉系统（Single Tooth Anesthesia System, STA）（Milestone Scientific）采用实时压力反馈技术（dynamic pressure-sensing, DPS），能够在牙周韧带注射过程中实时反馈注射压力信息[13]（图4-5）。STA主机可通过指示灯及语音提示告知术者注射过程中的压力变化情况，达到精确注射。STA使用的一次性注射手柄包括不同型号，适用于不同的注射要求。尽管该系统的名称为单颗牙齿的麻醉，并不代表注射点邻近的牙齿不能被麻醉。到目前为止尚未有该技术用于恒牙的研究报道。

结论：STA麻醉系统需要进一步的临床研究。

牙周韧带注射麻醉注射成功率

标准牙周韧带注射法

研究报道无论是使用普通注射器还是高压力注射器，单纯牙周韧带注射麻醉（ILI）的成功率介于18%～100%之间[9-12,14-28]。White等[20]和Schleder等[21]研究使用2%利多卡因（含1∶100,000肾上腺素）进行牙周韧带注射麻醉，成功率最高的分别是上颌第一磨牙（75%）、下颌第一磨

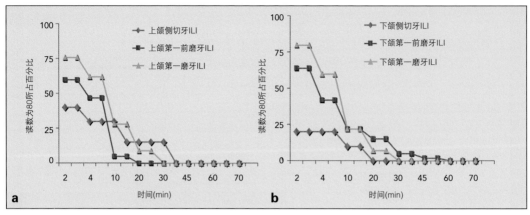

图4-6　应用含1:100,000肾上腺素的2%利多卡因(ILI)对上颌(a)和下颌(b)牙行牙周韧带注射麻醉。结果表明EPT最大读数（读数为80所占百分比）在70 min内没有反应。上颌第一磨牙麻醉成功率为75%，下颌第一前磨牙麻醉成功率为79%,第一前磨牙麻醉成功率为63%，上颌和下颌侧切牙的成功率最低，分别为39%和18%（经许可转载于White[20]）。

牙（79%），以及第一前磨牙（63%），但是注射10min后麻醉效果迅速降低（图4-6）。上颌侧切牙（39%）和下颌侧切牙（18%）的注射成功率最低，说明该注射法尤其不适合下颌前牙的麻醉[20,26]。

　　结论：标准牙周韧带注射法并不适用于下颌前牙麻醉。在麻醉上下颌前磨牙及磨牙时，该方法麻醉效果并不完全，而且只能维持约10min。

使用CCLAD系统进行单纯牙周韧带注射麻醉

　　Berlin等[12]使用CCLAD局麻输注系统，分别使用2%利多卡因注射液和4%阿替卡因注射液（均为1.4mL，含1：100,000肾上腺素）对下颌第一磨牙进行牙周韧带注射麻醉。研究发现尽管阿替卡因麻醉成功率（86%）高于利多卡因（74%），但两者之间没有显著性差异（图4-7）。相比使用高压注射器，使用CCLAD局麻输注系统在麻醉成功率上相似，但在麻醉维持时间（大约20min）上具有一定优势，其原因是CCLAD输注系统能注射更多局麻药

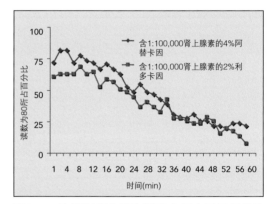

图4-7　比较利多卡因和阿替卡因在牙周韧带注射法麻醉下颌第一磨牙的效果。麻醉效果通过60min内EPT检测判定。结果显示两种局麻药在麻醉效果上没有显著性差异（经许可转载于Berlin等[12]）。

液进入致密的牙周韧带内。

　　在注射针头刺入组织时，有14%～27%的患者表示有中等程度疼痛，不到4%的患者表示有重度疼痛；在局麻药液推注过程中，有8%～18%的患者表示为中等程度疼痛，没有患者表示为重度疼痛。注射时心率检测显示，阿替卡因和利多卡因都不会引起显著的心率上升。局麻注射术后第一天，中度疼痛和重度疼痛的发生率分别为

20%和31%，从术后第二天开始，疼痛发生率显著下降。

结论：在使用CCLAD局麻输注系统进行下颌第一磨牙牙周韧带注射麻醉时，阿替卡因和利多卡因的麻醉效果无明显差异，但都不能达到完全地麻醉牙髓。在麻醉维持时间上，使用CCLAD输注系统较压力注射器更有优势。

单纯牙周韧带注射麻醉和IANB麻醉效果比较

Dumnrigue等[25]比较牙周韧带注射法和IANB注射法在下颌牙拔除术中的麻醉效果，发现在接受牙周韧带注射麻醉的患者中，只有一半的患者表示麻醉效果良好、拔除过程无疼痛不适；在接受IANB注射麻醉的患者中，麻醉良好的比例为86%。Oztas等[29]发现，儿童患者中，IANB注射麻醉效果优于牙周韧带注射麻醉。

结论：IANB麻醉效果优于单纯牙周韧带注射麻醉。

补充牙周韧带注射麻醉

Childers等[24]在麻醉下颌第一磨牙时先行IANB注射麻醉，然后补充进行牙周韧带注射麻醉（局麻药为含1：100,000肾上腺素的2%利多卡因），发现注射后很快获得良好的麻醉效果，而且可以稳定持续23min（图4-8）。

结论：应用含1：100,000肾上腺素的2%利多卡因行IANB后补充牙周韧带注射可延长牙髓麻醉时间23 min。

讨论

牙周韧带注射法的作用机制

牙周韧带注射法的原理是通过加压将

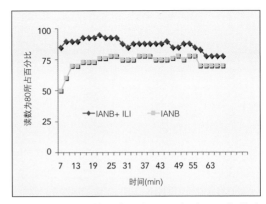

图4-8　对下颌第一磨牙行IANB复合牙周韧带注射(ILI)的麻醉效果。结果表明EPT最大读数（读数为80所占百分比）在67 min内没有响应，而同时使用两种麻醉方法可明显增加牙髓麻醉时间23min（经许可转载于Childers等[24]）。

麻醉药注入牙周韧带内，迫使药物通过疏松的牙槽骨进入牙齿根尖周围[30-33]，因而该注射法属于骨内注射法，并不是通过牙周韧带。研究发现这种麻醉注射法成功的关键是需要在致密的牙周韧带内注入麻醉药[8-12,14-26]。尽管注射时需要有压力以确保注射成功，牙周韧带注射法的作用机制并不等同于压力麻醉[31,33]，比如牙髓内注射[34,35]。

结论：牙周韧带注射法实质上属于骨内注射法。

麻醉药物

麻醉药中加入血管收缩剂能够显著增强麻醉效果[12,19,21,23,36-38]（图4-9）。使用不含血管收缩剂的3%甲哌卡因进行牙周韧带注射麻醉，其麻醉效果不佳[21]。血管收缩剂（如1：100,000肾上腺素）本身并无麻醉效果[21]。若减少麻醉药中血管收缩剂含量（如含1：200,000肾上腺素的布比卡因或依替卡因），其麻醉效果较常规剂量者为差[18,36,37]。同样含1：100,000肾上腺素的4%阿替卡因其麻醉效果与2%利多卡因无

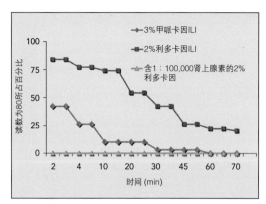

图4-9 分别比较使用含1：100,000肾上腺素的2%利多卡因、3%甲哌卡因以及单纯1：100,000肾上腺素进行牙周韧带注射麻醉效果。结果表明EPT最大读数（读数为80所占百分比）在70 min内没有响应，单纯3%甲哌卡因麻醉效果不佳，仅使用血管收缩剂注射（1:100,000肾上腺素）无牙髓麻醉效果（经许可转载于Schleder[21]）。

明显差距[12]（图4-7）。

　　结论：在实施牙周韧带注射的局部麻醉药液中不添加血管收缩剂或降低血管收缩剂浓度对牙髓麻醉效果有明显的影响。

牙周韧带注射麻醉的注射药量

　　通常使用普通注射器或压力注射器时，可以在每个牙的近中及远中部位各注入0.2mL局麻药液。但是由于注射时有部分药液可从龈沟内溢出，因而准确注入牙周韧带的麻醉药剂量无法确定。使用CCLAD输注系统可以在牙周韧带内注入更多的局麻药液。

　　结论：使用普通注射器或压力注射器进行牙周韧带注射麻醉，因为较大的压力导致只有少量的局麻药液能够准确注入牙周韧带内，因而导致麻醉持续的时间较短。

牙周韧带注射过程中的不适感

单纯牙周韧带注射麻醉

　　List等[39]、D'Souza等[11]，以及Meechan

和Ledvinka[26]都认为，直接进行牙周韧带注射会有轻微的疼痛感。无论是使用压力注射器（Schleder等[21]、White等[20]，Moore等[19]）还是CCLAD输注系统（Nusstein等[40]）进行牙周韧带注射麻醉，32%的患者表示在注射针刺入时会有中等程度疼痛，在随后的局麻药输注阶段疼痛发生率降低至约14%。因此在临床上医生在进行牙周韧带注射麻醉时应该认识到这种注射方法可能会导致中等程度的疼痛。尤其是进行上颌侧切牙注射时疼痛明显，据报道52%的患者表示有中等程度疼痛，另有17%患者表示为重度疼痛[20]。因此对于上颌前牙而言，进行局部浸润麻醉优于单纯牙周韧带注射麻醉。Meechan和Thomason[41]发现注射前使用局麻软膏（EMLA）能够降低牙周韧带注射时产生的疼痛感。

　　结论：单纯牙周韧带注射麻醉在注射时会产生明显疼痛感，并不适用于上颌前牙的麻醉。

用于补充麻醉方式

　　牙周韧带注射麻醉作为其他注射麻醉后的补充麻醉方式时，注射时的疼痛不适感往往较低，例如在先行IANB后补充进行牙周韧带注射麻醉，在针头刺入及局麻药输注过程中只有3%患者表示有中到重度的疼痛感[24]。

　　结论：作为其他注射麻醉后的补充麻醉时，牙周韧带注射法一般不会导致显著的疼痛感。

麻醉起效时间

　　通常牙周韧带注射麻醉注射后即刻起效[8,10,12,19-21]，因此注射后无须等待。若发现麻醉效果不佳，可重复进行麻醉注射。

表4-1 使用不同麻醉药液时牙周韧带注射麻醉的麻醉维持时间*

| | 牙髓麻醉持续时间 | | | |
| | 前磨牙 | | 第一磨牙 | |
局部麻醉剂	下颌	上颌	下颌	上颌
含1∶100,000肾上腺素的2%利多卡因	10 min[†]	10 min[†]	10 min[†]	10 min[†]
含1∶50,000肾上腺素的2%利多卡因	无显示；肾上腺素浓度可能过高			
含1∶20,000 左旋异肾上腺素的2%甲哌卡因	无研究；与1∶100,000肾上腺素的2%利多卡因相似			
3% 甲哌卡因	无显示；配方无血管收缩剂效果不显著[18,21,37,38]			
含1∶200,000肾上腺素的4%丙胺卡因	无研究	无研究	无研究	无研究
4%丙胺卡因	无显示；配方无血管收缩剂效果不显著[18,21,36,37]			
含1∶200,000肾上腺素的0.5%布比卡因	无显示；配方无血管收缩剂效果不显著[18,36,37]			
含1∶100,000肾上腺素的4%阿替卡因	无研究	无研究	20 min[‡]	无研究
含1∶200,000肾上腺素的4%阿替卡因	无研究	无研究	无研究	无研究

*牙周韧带注射麻醉方法不建议在下颌前牙和上颌前牙使用，因前者麻醉成功率低，后者明显的注射疼痛。
†White等[20]及Schleder等[21]应用压力注射器注射局部麻醉药约0.4 mL。
‡Berlin等[12]应用CompuDent CCLAD输注系统注射含1∶100,000肾上腺素的4%阿替卡因1.4 mL。

结论：牙周韧带注射麻醉注射后即刻起效。

麻醉维持时间

单纯牙周韧带注射麻醉

表4-1列出使用不同麻醉药液时牙周韧带注射麻醉的麻醉维持时间。通过EPT检测发现，使用普通注射器或压力注射器时，单纯牙周韧带注射麻醉维持时间约为10min[19-21]；而使用CCLAD输注系统时麻醉维持时间延长至大约20min[12]。

结论：使用普通注射器或压力注射器进行牙周韧带注射麻醉，麻醉效果能够维持10min；使用CCLAD输注系统可以延长麻醉维持时间至约20min。

作为补充麻醉法

在进行IANB注射后使用压力注射器补充注射2%利多卡因（含1∶100,000肾上腺素）作为牙周韧带注射麻醉，麻醉效果可维持至大约23min[24]（图4-8）。

注射后不适感

单纯牙周韧带注射法最主要的并发症是注射后疼痛[11,20,21]。D'Souza等[11]报道，少量患者出现注射后中度疼痛；Schleder等[21]以及White等[20]报道，使用压力注射器进行注射后87%的患者出现中度疼痛；Nusstein等[40]报道，使用CompuDent CCLAD输注系统进行注射，大约31%的患者出现中度疼痛。注射后疼痛多在注射当天即可出现，疼痛持续14h至3d不等[11,20,21,40]。

D'Souza等[11]认为，注射后疼痛主要来源于注射针头刺入时导致的组织损伤，而不是注射的麻醉药导致的局部压力。除了注射后疼痛，大约37%的患者感觉注射部位的牙齿出现咬合不适感[20,21,40]。使用不同局麻药（阿替卡因或利多卡因）对于注射后不适的情况没有明显差异[40]。

结论：单纯牙周韧带注射麻醉可能会出现中等程度的注射后疼痛的情况。

牙撕脱的风险

Nelson[42]曾经报道，牙周韧带注射后出现牙撕脱的情况，但未经研究证实。目前尚未有临床或实验研究发现牙周韧带注射法会导致牙撕脱或松动[19-21]，因此一般无须担心出现牙撕脱的风险。

结论：牙周韧带注射麻醉一般不会导致牙撕脱。

用于牙髓疾病的鉴别诊断

尽管有学者认为牙周韧带注射麻醉可用于牙髓疾病的鉴别诊断[43,44]，但实验发现对怀疑有牙髓疾病的牙齿进行牙周韧带注射麻醉时，邻近的牙齿也可以被麻醉[19-21]，因而并不能用于诊断。

结论：牙周韧带注射麻醉不能用于牙髓疾病的鉴别诊断。

对全身情况的影响

Smith和Pashley[45]比较牙周韧带注射和直接静脉注射含肾上腺素的局麻药，研究不同注射方式下肾上腺素对成年犬心血管系统的影响，发现两种注射方式下心血管系统反应基本一致。Cannell等[46]通过对志愿者进行牙周韧带注射含肾上腺素的局麻药，发现志愿者的心率、心律、心脏收缩程度，以及血压都没有明显变化。

Nusstein等[40]使用CCLAD输注系统行单纯牙周韧带注射麻醉，分别对下颌第一磨牙注射1.4mL 4%阿替卡因注射液和2%利多卡因注射液（均含1：100,000肾上腺素）后比较患者心率改变。研究发现两种麻醉注射法在注射过程中及注射术后都不会引起患者心率的显著改变，其结果跟Cannell等[46]的研究一致。

结论：牙周韧带注射麻醉对患者的心率没有明显影响。

对牙周组织的影响

目前对牙周韧带注射法的安全性已有较多的研究[10,19-21,40,47-53]。对于没有炎症的牙周组织而言一般只有注射针头刺入部位会出现极其微小的创伤，而且很快就会愈合。有报道牙周韧带注射麻醉术后出现牙周脓肿和深牙周袋[20,24]，尽管这种并发症出现的可能性较小，提示临床医生需要注意。

临床上报道过牙周韧带注射麻醉术后出现牙根吸收的情况[54,55]。随访观察发现这种并发症可以逐渐愈合[55]。

在有牙周组织炎症（例如轻度和中度的牙龈炎、早期牙周炎）的情况下，Cromley和Adams[56]研究发现，牙周韧带注射麻醉依然是安全的。

结论：尽管有报道发现牙周韧带注射麻醉可能会导致牙周脓肿和牙槽骨吸收，一般情况下该注射法是安全可行的。

对牙髓组织的影响

临床研究和动物实验均已证明牙周韧带注射麻醉对牙髓无副作用[19-21,55,57,58]。研究发现注射后会迅速出现牙髓组织血流量减小并且持续一段时间，其原因是局麻药中所含的肾上腺素作用所致[38]。Kim[38]认为，在进行牙体修复治疗时使用牙周韧

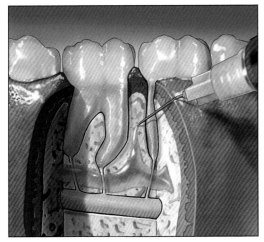

图4-10　骨内注射麻醉是将局麻药液直接注入牙根周围的松质骨内，从而麻醉目标牙齿（经许可转载于Reader等[61]）。

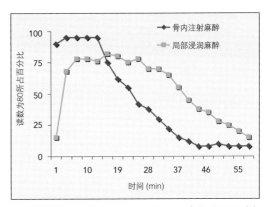

图4-11　应用含1：100,000肾上腺素的2%利多卡因1.8mL，分别进行骨内注射或局部浸润注射，比较两者对上颌侧切牙的麻醉效果。结果表明EPT最大读数（读数为80所占百分比）在60 min内没有响应，但骨内注射麻醉起效更快，麻醉维持时间较短（经许可转载于Nusstein[62]）。

带注射麻醉会导致牙髓组织内炎性介质积累，并且由于血流量减小的原因而很难被清除。Plamondon[59]通过对比研究发现，在进行窝洞预备时进行牙周韧带注射麻醉对牙髓组织没有影响，而窝洞的深度对牙髓组织的影响更大。因此一般认为牙周韧带注射麻醉不会导致牙髓组织坏死。

结论：牙周韧带注射麻醉不会损伤牙髓组织。

对乳牙的影响

Brännstorm等[60]发现，对乳牙进行牙周韧带注射麻醉可能会导致其根方发育中的恒牙出现牙釉质发育不良。其原因应归咎于局麻药物而不是注射本身。局麻药中具有细胞毒性的成分与发育中恒牙牙胚的成釉基质相结合，从而导致釉质发育不良。不仅是牙周韧带注射麻醉，对乳牙的局部浸润麻醉也可能导致注射部位周围发育中的恒牙出现釉质发育不良的情况。

结论：当需要麻醉的乳牙周围有发育中的恒牙时，即便是谨慎小心地进行牙周韧带注射麻醉也有可能导致恒牙发育异常。

安全预防措施

当龋损患牙出现疼痛、根尖暗影，或者有蜂窝织炎、脓肿形成时，牙周韧带注射法会产生强烈的疼痛，而且麻醉效果不佳，不建议使用。

患者患有双磷酸盐相关颌骨坏死时，尽管目前没有相关研究，一般也不建议使用牙周韧带注射麻醉。

骨内注射麻醉

骨内注射麻醉是将局麻药液直接注入牙根周围的松质骨内，从而麻醉目标牙齿（图4-10）。

局部浸润麻醉和骨内注射麻醉的区别

Nusstein等[62]比较局部浸润麻醉和骨内注射麻醉（局麻药液均为含1：100,000肾上腺素的1.8mL 2%利多卡因注射液）应用于上颌侧切牙的效果，发现骨内注射麻醉起效更快，但麻醉持续时间更短（图4-11）。原理是骨内注射法将局麻药液直

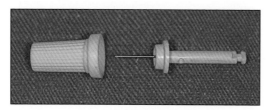

图4-12a　Stabident系统专用带有斜面的27号穿孔钻头，使用时装载在低速手机上。

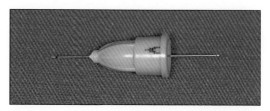

图4-12b　Stabident系统专用27号超短注射针头。

接注入松质骨内，可以直接作用于神经末梢而起效；但因松质骨内血运丰富，局麻药液很快进入体循环，因而麻醉持续时间短。局部浸润麻醉将局麻药液注入软组织内并蓄积，局麻药物逐渐渗透通过皮质骨及牙周韧带然后起效，因而麻醉起效慢，持续时间长。

　　结论：局部浸润麻醉和骨内注射麻醉的区别主要在于后者麻醉起效更快，但持续时间更短。

骨内注射麻醉术前和患者的交流

　　常规麻醉术后，发现麻醉效果不佳而需要进行骨内注射麻醉前可以这样和患者交流——你的这颗牙齿的麻醉效果不是很好，我们需要在牙齿旁边补充注射一些局麻药。注射时你可能会觉得有些震动感，有可能心跳会稍微快一些。医生不要直接告诉患者"需要在牙龈和牙槽骨上钻一个洞，然后在洞里面打一针"。在进行IANB注射时，医生尽量不要详细描述注射细节，例如"注射针刺透黏膜，穿过肌肉组织直达骨面，有可能刺到神经"，可以简单说"我们麻醉这颗牙齿，然后你就不会痛了"。

　　结论：进行骨内注射麻醉前跟患者的交流要和其他常规局麻术前交流一样，以安抚为主。

骨内注射麻醉系统

　　临床上最常用的骨内注射麻醉系统是Stabident系统（Fairfax Dental公司）和X-Tip系统（Dentsply Maillefer公司）。此外还有3种系统：Anesto系统（Innovadontics公司）、Comfort Control Syringe系统（Dentsply公司），以及IntraFlow系统（Pro-Dex公司），现已不再生产销售了。这些系统的相关信息可以在各自制造商的官方网页上查询。

Stabident系统

　　Stabident系统使用低速手机来驱动专用的尖端为斜面的27号打孔钻头（图4-12a）在皮质骨上钻孔，然后用27号超短注射针头（图4-12b）将局麻药物从孔里注射到松质骨内。

注射技巧

　　患者躺在牙椅上，打孔点位于麻醉目标牙及邻牙的颊侧龈缘连线下方2mm水平线与目标牙远中龈乳头垂直线的交点上（图4-12c）。先行浸润麻醉软组织，5min后使用牙周探针检查注射点麻醉情况。若患者仍有疼痛感，可重复进行浸润麻醉。软组织麻醉起效后，将打孔钻头垂直于牙龈和皮质骨进行穿刺打孔（图4-12d）。当钻头穿透软组织，接触骨面

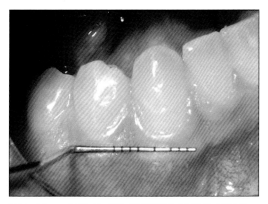

图4-12c 打孔位点位于麻醉目标牙及邻牙的颊侧龈缘连线下方2mm水平线与目标牙远中龈乳头垂直线的交点上。

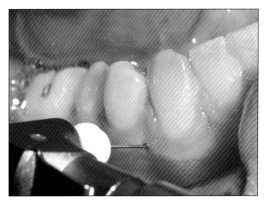

图4-12d 打孔钻头垂直于牙龈和皮质骨进行穿刺钻孔。

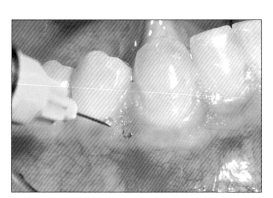

图4-12e 打孔完成后将Stabident注射针头对准穿孔点刺入并完成注射。

而感到阻力时，提高钻速并向骨面轻微施压，然后略微撤回钻头，重复这个动作，2~5s后会有一个"穿透感"，说明钻头已经进入松质骨。也可以通过进入骨内的钻头长度判断是否穿透皮质骨。在行下颌前牙区骨内注射麻醉时，钻头进入骨内的长度不能过深，否则可能穿透至下颌骨舌侧面。

提示1：可以在注射针头上套一个消毒橡胶塞，这样在注射时橡胶塞可以压住注射点黏膜，防止注射药物自注射孔溢出。行后牙骨内注射麻醉时，可将注射针头弯曲60°~80°，以便于准确注入骨内

（图4-12e）。

提示2：医生在打孔时仔细观察软组织上打孔的位点和角度，更换注射针头时视线不要离开穿孔点，由助手递给医生注射针头，然后沿着打孔的路径将注射针头置入骨内，完成注射。若注射针头无法进入打孔位点，需要重新打孔，并完成上述步骤。可以尝试打孔后将牙周探针置入穿孔中，以利于观察进针角度，方便注射针头进入骨内。

一旦注射针头完全进入骨内，缓慢注射局麻药物（每支麻药注射时间为1~2min）。若注射时遇到阻力，可将注射针头旋转90°后再尝试注射。如果针头旋转后仍不能注射，应取出注射针头检查是否堵塞。如果检查发现注射针头没有堵塞，可尝试重新插入注射针头进行注射；或者使用新的穿孔钻头在这个打孔位点再次打孔，重新注射。如果这些措施均出现失败，需考虑更改穿孔位点重新打孔。

皮质骨打孔

使用Stabident系统在皮质骨上打孔是比较容易的，临床上76%的病例在轻微压

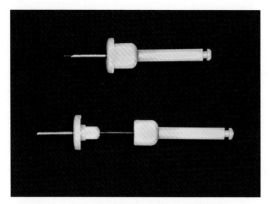

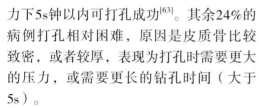

图4-13a X-Tip麻醉输注系统的注射端（上），可拆分为中空的钻头和导向套（下）。

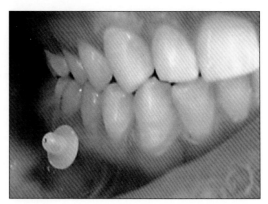

图4-13b 通过导向套向骨内注入局麻药物。

力下5s钟以内可打孔成功[61]。其余24%的病例打孔相对困难，原因是皮质骨比较致密，或者较厚，表现为打孔时需要更大的压力，或需要更长的钻孔时间（大于5s）。

结论：大多数情况下使用Stabident系统都能够很容易地在皮质骨上打孔。

X-Tip 系统

X-Tip麻醉输注系统的注射端可拆分为两个组件：钻头和导向套（图4-13a）。中空的针状钻头引导导向套穿过颌骨皮质骨板，然后跟导向套分离。取出钻头，将导向套留在颌骨中，将27号注射针插入导向套内，进入松质骨后注入局麻药物（图4-13b）。骨内注射完成后取出导向套。

注射技巧

一般情况下X-Tip系统要求的打孔位点比Stabident系统的要求的注射位点低3~7mm。打孔时患者躺在牙椅上，先对预备穿孔部位的软组织行浸润麻醉。5min后使用牙周探针检查穿孔区软组织麻醉效果，必要时可再次注射局麻药。取下X-Tip系统注射端红色保护套，压紧牙槽

黏膜，将钻头刺入黏膜并压紧，接触骨面。将钻头垂直指向骨面，启动慢速手机，提高钻速并向骨面轻微施压，然后略微撤回钻头，重复这个动作，直到有"穿透感"，说明钻头已经进入松质骨。也可以通过进入骨内的钻头长度判断是否穿透皮质骨。在行下颌前牙区骨内注射麻醉时，钻头进入骨内的长度不能过深，否则可能穿透至下颌骨舌侧面。需要注意的是当钻头进入骨内后需要持续保持转动状态，否则容易出现钻头卡住或者折断。当钻孔完成后，将钻头与引导套分离，取出钻头，将引导套留在原位（图4-13b）。

提示：注射时可以在注射针头上套一个橡胶塞，这样在注射时橡胶塞可以压住引导套，防止注射药物溢出。行后牙骨内注射麻醉时，可将注射针头弯曲60°~80°再进入引导套，以方便注射。

将X-Tip使用的笔式注射器完全插入引导套，以每支局麻药1~2min的速率缓慢注射。若注射时感到轻微的阻力，可稍旋转注射针90°后再注射。如果还是不能顺利注射，需取出注射针检查是否堵塞。如果发生注射针堵塞，需更换注射器和注射针头；若注射针头通畅，可尝试再次插

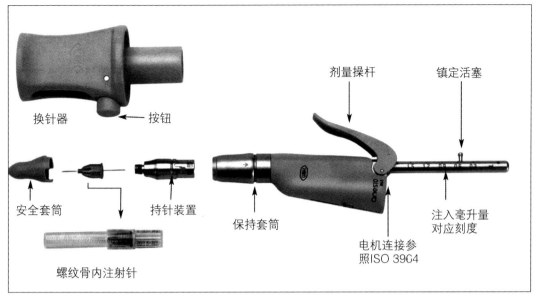

图4-14a　Anesto系统使用专用的手机在皮质骨上钻孔，然后按压杠杆臂来注入局麻药物。（Courtesy of Innovadontics, Camarillo, CA.）

入引导套进行注射。若以上措施均不能解决注射问题，可能需取出引导套，更改打孔部位重新进行钻孔。注射完成后可使用止血钳取出引导套。若医生预计治疗过程中可能需要补充骨内注射麻醉，可暂留引导套不取出，直至治疗完成。

穿孔

虽然X-Tip系统在皮质骨上打孔的部位更靠近根尖区，整个打孔过程也是比较容易的，研究报道78%的病例可以轻松完成打孔，其效率和Stabident系统没有显著差距。

结论：大多数情况下X-Tip系统打孔是很容易的。

引导套的取出

取出X-Tip系统的引导套通常是很容易的，68%的情况下5s内可以轻松取出[63]。值得一提的是，有12%～17%的患者在取

出引导套时需要一定的时间和精力[63]。少数情况下取引导套时会出现塑料底座和金属套管分离，导致3mm长的金属套管留在皮质骨中，此时用止血钳取出金属套管即可。

结论：X-Tip系统的引导套通常很容易取出。

Anesto系统

Anesto系统是最近被FDA批准用于临床的骨内注射系统，使用专用的手机钻孔，然后扳动杠杆臂来注入局麻药物（图4-14a）。

注射技巧

打开Anesto骨内注射针的保护盖，将注射针接在持针装置上（图4-14b），在其另一端插入局麻药瓶（图4-14c）。使用锁定旋钮，将活塞滑动到最末端，顺时针旋转锁定旋钮固定（图4-14d）。拉

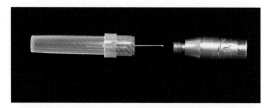

图4-14b 打开Anesto骨内注射系统注射针的保护盖,将注射针接在持针装置上。

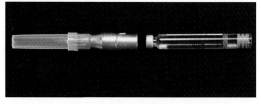

图4-14c 在持针装置另一端插入局麻药瓶。

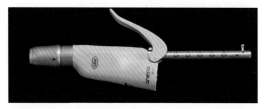

图4-14d 使用锁定旋钮,将活塞滑动到最末端,顺时针旋转锁定旋钮固定。

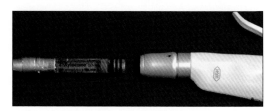

图4-14e 拉开手机的保持套筒,插入已接好局麻药瓶的持针装置。

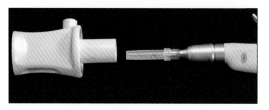

图4-14f 使用换针器取出注射针保护帽。

开手机的保持套筒,插入已接好局麻药瓶的持针装置(图4-14e)。将手机连接电机。按压换针器的按钮,将带有保护帽的注射针插入换针器,取出注射针保护帽(图4-14f)。

选择穿孔部位并进行局部麻醉,然后将针头刺透黏膜抵至骨面,轻踩脚踏开始钻孔。在钻孔时对皮质骨施加稳定的压力,以利于钻孔进行。通常情况下钻孔可以在2~5s内完成,少数情况下需要更长时间。打孔完成后停止电机转动,逆时针旋转锁定旋钮,手指按压杠杆臂以注入局麻药物。如果无法按压杠杆臂、不能注射局麻药,此时再次启动电机旋转注射针头,然后再尝试注射。如果仍然不能注射,启

动电机后取出注射针头,更换注射针头及局麻药瓶,更改打孔位点再次打孔注射。注射完成后启动电机,在注射针头旋转后退取出手机。

由于Anesto系统不能手动弯曲注射针头,因而在行磨牙区域骨内注射麻醉时可能会比较困难。

Comfort Control Syringe系统

Comfort Control Syringe系统是电动局部麻醉输注系统,机器内预设5种不同的注射程序(图4-15)。此系统最主要的缺点在于在某些情况下由于预设程序的限制而导致局麻药液注射不足。目前尚没有Comfort Control Syringe系统用于临床的研究。

IntraFlow系统

IntraFlow系统是由带有自动推注给药底座的慢速手机以及钻头(注射针头)组成的(图4-16)。当皮质骨打孔完成后,注射针头可将局麻药注入松质骨内。该设备已经停止销售。

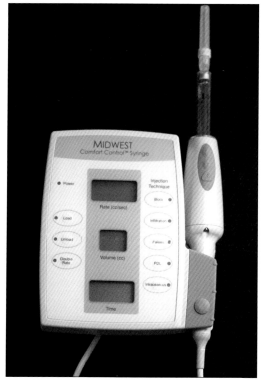

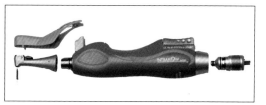

图4-16 IntraFlow骨内注射系统。(Courtesy of Pro-Dex, Irvine, CA.)

图4-15 Comfort Control Syringe系统是电动局部麻醉输注系统，机器内预设5种不同的注射程序。

骨内注射针头

Dentsply-MPL公司开发出直接骨内注射针。但是这种注射针较短的注射端是否能够穿透后牙区较厚的皮质骨值得商榷。而且可以预料到使用过程中容易出现针头弯曲或堵塞情况。

讨论

钻孔时可能损伤牙齿

理论上钻孔时不太容易损伤牙根，因为较松质骨而言牙根硬度更大，钻孔进入牙根需要更大的压力和更长的钻孔时间。钻头在骨内打孔和牙根内打孔时的感觉也

不相同。钻孔时若感到明显阻力，钻头就不要继续深入了，取出钻头更换打孔位点再次打孔。钻头在牙根表面留下的表浅的小孔一般不会导致严重后果，通常能随着时间自行愈合。

结论：骨内注射在皮质骨打孔时若钻入牙根需要较大的压力，因而在小心操作时不太容易发生这种并发症。

对牙髓的影响

研究显示骨内注射麻醉对注射区域牙齿牙髓没有明显的不良影响[63,64,65]。术后随访检查患者的牙髓，均未见明显异常。

在实施新的注射时,局部麻醉药将从第一穿刺孔处渗漏

例如,当首次骨内注射没有取得成功麻醉效果时,再次从新的部位进行穿刺,局部麻醉药将从第一个穿刺孔道渗漏。为了解决这个问题，最简单仅需用戴手套的手指按压第一个穿刺孔部位以防止药液流出。

结论：如果再次注射发生局部麻醉药渗漏，应用戴手套的手指按压第一个穿刺孔部位。

下唇麻木

Stabident系统和X-Tip系统的制造商都认为进行骨内注射麻醉时不会出现下唇麻醉[66,67]。Gallatin等[63]发现，患者接受Stabident系统骨内注射麻醉后出现下唇麻

木现象的概率是100%，而接受X-Tip系统者出现下唇麻木的概率是94%（注射位点为下颌第一磨牙远中区域、局麻药均为含1：100,000肾上腺素的2%利多卡因注射液）。Replogle等[64]和Coggins等[65]也使用Stabident系统对下颌第一磨牙进行骨内注射麻醉，注入2%的利多卡因注射液（含1：100,000肾上腺素）1.8mL后出现下唇麻木。下唇麻木的原因可能是注入的局麻药物在松质骨内扩散并通过颏孔溢出，从而麻醉下唇，而并不是直接麻醉下牙槽神经。为证实该观点，有研究者使用Stabident系统在狗下颌第一磨牙远中进行骨内注射麻醉，注入1.4mL含有显影剂的利多卡因注射液，然后使用CT观察，发现有大量的利多卡因注射液从下颌骨颏孔溢出（Klein U，Matamoros A，Hamilton S，Johnson N, unpublished data, 2000）。因此推测患者出现下唇麻木也可能是局麻药液从颏孔溢出而麻醉颏神经所致。

结论：进行下颌第一磨牙骨内注射麻醉时，通常会伴有下唇麻木感。

注射过程疼痛

对于健康的牙齿而言，Coggins等[65]、Replogle等[64]以及Gallatin等[63]研究发现当使用Stabident系统或X-Tip系统进行上颌或下颌骨内注射作为主要麻醉方式时，约23%的患者表示在打孔时出现中等程度的疼痛感，打孔完成后插入注射针时疼痛的比例降低至9%，最后输注麻药时疼痛比例为21%。简而言之，医生应该清楚在行骨内注射麻醉时患者可能会有中等程度的疼痛感。

当使用骨内注射麻醉作为补充麻醉时，只有大约3%的患者表示在打孔和注射针插入时有疼痛感，并且在局麻药输注时

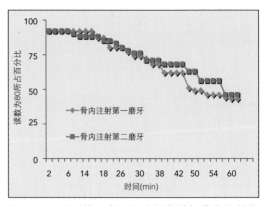

图4-17 当对第一磨牙远中部位进行骨内注射麻醉时，能够同时有效地麻醉第一、第二磨牙。

疼痛率为17%[68-72]。

结论：单纯使用骨内注射麻醉时，注射过程中疼痛发生率为23%；作为补充麻醉时，注射时的疼痛发生率显著下降。

钻头折断或与底座分离

使用Stabident系统或X-Tip系统时大约有1%的概率出现金属钻头与塑料底座分离[62-65,68-73]。可以使用止血钳取出钻头。钻头分离多发生在打孔不顺利的时候，例如皮质骨过于致密坚硬。此时由于钻头和骨的摩擦产生大量热量，导致塑料底座轻微熔化变形，从而发生钻头分离脱落。

目前尚未有钻头折断的报道[62-65,68-73]。如果在打孔过程中出现患者头部突然运动而导致钻头折断，可行翻瓣术后取出钻头折断部分。

结论：钻头折断或与底座分离的情况非常少见。

最佳注射位点选择

注射部位

研究发现大多数情况下在牙齿的远中进行骨内注射麻醉会获得较好的麻醉效果[62-65,68-73]。对于上下颌第二磨牙，注射

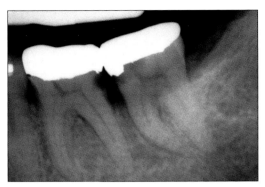

图4-18a 深牙周袋不利于Stabident系统在靠近龈缘部位的皮质骨上打孔。

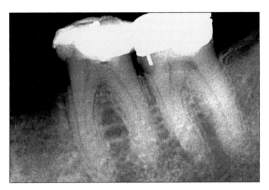

图4-18b 患牙与邻牙牙根间隙过小，不利于Stabident系统打孔。

部位可选择在牙齿的近中部位。其原因是研究发现当对上下颌第一磨牙远中部位进行骨内注射麻醉时，能够同时有效地麻醉第一和第二磨牙，因此无须在第二磨牙远中进行骨内注射[62-65,68-73]（图4-17）。

结论：一般情况下选择牙齿的远中部位进行骨内注射麻醉。当麻醉上下颌第二磨牙时，可选择其近中部位进行注射。

附着龈或牙槽黏膜

Stabident系统和X-Tip系统都建议选择在附着龈处进行打孔。此部位皮质骨最薄，而且位于相邻两牙根之间，相对安全。由于X-Tip系统会在打孔部位使用引导套，有两项研究尝试在更靠近根尖部位的牙槽黏膜上进行打孔，并获得成功[63,74]。X-Tip系统优于Stabident系统的地方在于该系统穿孔位点可以选择在更靠近根尖部位的非附着龈上。若在牙槽黏膜上使用Stabident系统进行骨内注射，容易出现注射针无法进入打孔位点的情况。当需要在牙槽黏膜上进行骨内注射麻醉时，建议临床医生使用X-Tip系统。例如当患牙存在深牙周袋而导致牙槽骨吸收（图4-18a）或患牙的牙根与邻牙牙根之间间距过小

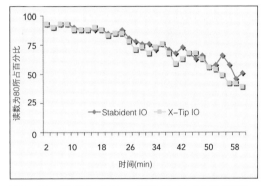

图4-19 比较Stabident和X-tip技术对下颌第一磨牙麻醉效果进行骨内注射。结果表明EPT最大读数（读数为80所占百分比）在60 min内没有响应，应用这两种技术实施骨内注射麻醉效果无显著性差异(经许可转载于Gallatin等[63])。

（图4-18b），不利于Stabident系统在靠近龈缘部位的皮质骨上打孔，此时选择X-Tip系统在根尖区注射会更加有效。此外，若医生使用Stabident系统出现注射失败，可以考虑使用X-Tip系统在根尖区注射，容易获得满意的麻醉效果。

结论：X-Tip系统更适合于在根尖区的牙槽黏膜上注射。

注射含肾上腺素的利多卡因

Coggins等[65]使用含1：100,000肾上

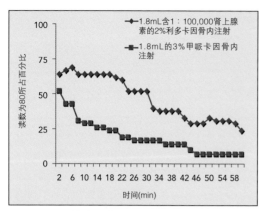

图4-20 比较分别使用1.8mL的3%甲哌卡因和含1∶100,000的2%利多卡因注射液行下颌第一磨牙骨内注射麻醉的麻醉效果。结果表明EPT最大读数(读数为80所占百分比)在60min内没有响应,并显示甲哌卡因的麻醉效果不佳(经许可转载于Replogle等[64])。

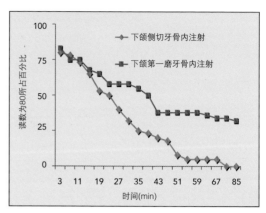

图4-21 比较应用含1∶100,000肾上腺素的2%利多卡因1.8mL分别对下颌第一磨牙和下颌第一侧切牙进行骨内注射的麻醉效果。结果表明EPT最大读数(读数为80所占百分比)在85min内没有响应。结果显示下颌侧切牙麻醉效果下降更迅速(经许可转载于Coggin等[65])。

腺素的2%利多卡因注射液进行骨内注射麻醉,统计成功率如下:上颌第一磨牙93%、上颌侧切牙90%、下颌第一磨牙75%、以及下颌侧切牙78%。Replogle等[64]对下颌第一磨牙进行骨内注射利多卡因注射液,获得相似的成功率。Gallatin[63]使用Stabident系统和X-Tip系统以及同样的局麻药对下颌第一磨牙进行骨内注射麻醉,获得更高的成功率(93%)。Gallatin等[63]成功率高于其他人的原因可能是Coggins等[65]和Replogle等[64]在统计时将注射过程中因压力导致局麻药液回流入口腔这种情况归类于注射失败。比较单纯牙周韧带注射麻醉和单纯骨内注射麻醉,发现后者在麻醉成功率和麻醉持续时间上优于前者(图4-7,图4-19)。Gallatin等[63]观察到Stabident系统和X-Tip系统在麻醉效果上无明显差别(图4-19)。Chamberlain等[75]在牙体修复治疗使用Stabident系统进行骨内注射麻醉,有95%的患者获得满意的麻醉效果。Sixou和Barbosa-Rogier[76]发现,骨内注射麻醉在儿童和青少年患者中的成功率

达到92%。

结论:对下颌第一磨牙进行单纯骨内注射麻醉的成功率很高(93%)。

麻醉效果由EPT检查判断。结果显示两种系统在麻醉效果上无显著区别。

骨内注射甲哌卡因的麻醉成功率

Replogle等[64]分别使用甲哌卡因(3%,1.8mL)和利多卡因(2%,1.8mL,含1∶100,000肾上腺素)行下颌第一磨牙骨内注射麻醉,发现前者麻醉成功率为45%,后者为74%(图4-20)。研究说明进行骨内注射麻醉时,2%的利多卡因注射液(含1∶100,000肾上腺素)优于3%的甲哌卡因注射液。

结论:3%的甲哌卡因注射液不适用于单纯骨内注射麻醉。

单纯骨内注射法麻醉效果持续时间

当对下颌第一磨牙进行骨内注射麻醉,注射含有血管收缩剂的局麻药液后,牙髓麻醉的效果在麻醉起效后1h内逐渐

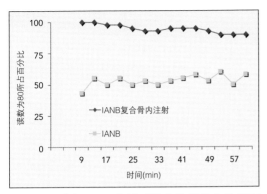

图4-22 进行IANB注射后补充进行骨内注射麻醉。麻醉效果由60min内EPT检查判断（读数为80所占百分比）。结果显示该麻醉法不仅麻醉成功率高而且麻醉起效快，能够维持牙髓麻醉约60min（经许可转载于Dunbar等[68]）。

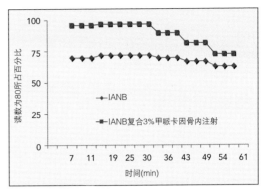

图4-23 下颌第一磨牙进行IANB注射后补充进行骨内注射麻醉（注射3%甲哌卡因1.8mL）。麻醉效果由60min内EPT检查判断（读数为80所占百分比）。结果显示补充注射3%甲哌卡因，维持牙髓麻醉约30min（经许可转载于Gallatin等[73]）。

减弱[63-65]（图4-19）。在麻醉起效后的前20~30min内可以进行临床操作。若使用同样的注射方式对下颌侧切牙进行骨内注射麻醉，发现牙髓麻醉效果下降更为迅速（图4-21）。选择不同局麻药的麻醉效果也不一样。研究发现使用3%的甲哌卡因注射液或含有低浓度血管收缩剂的局麻药（如含1：200,000肾上腺素的1.5%的依替卡因），获得牙髓麻醉持续时间都短于使用2%利多卡因（含1：100,000肾上腺素）[64,67]（图4-20）。总而言之，单纯使用骨内注射麻醉最主要的缺点是能提供的牙髓麻醉时间只有20~30min。

结论：单纯骨内注射含1：100,000肾上腺素的2%利多卡因注射液，能维持牙髓麻醉20~30min。使用3%甲哌卡因时麻醉维持时间更短。

IANB注射后补充进行骨内注射麻醉

研究发现在进行IANB注射后补充进行骨内注射麻醉，注入1.8mL 2%的利多卡因注射液（含1：100,000肾上腺素），不仅麻醉成功率高而且麻醉起效快，能够维持

牙髓麻醉约60min[68]（图4-22）。这种麻醉法不仅起效快，而且持续时间长，对于临床医生而言非常重要。

临床要点：进行这种麻醉方法时，医生最好等患者出现下唇麻木现象后再进行骨内注射麻醉。若未出现下唇麻木，说明IANB注射麻醉失败，此时行骨内注射麻醉不仅麻醉效果差，而且持续时间短[63-65]。

结论：进行IANB注射后补充进行骨内注射麻醉，不仅麻醉成功率高而且麻醉起效快，能够维持牙髓麻醉约60min。

麻醉起效时间

IANB注射后补充进行骨内注射，麻醉效果通常是注射后即刻起效[62-65,68-73,78]。因此医生在行该麻醉注射法后无须等待麻醉起效，可立即进行临床操作。

麻醉持续时间

对无症状的牙齿进行IANB注射后补充进行骨内注射麻醉，注射整支含血管收缩剂的局麻药物后牙髓麻醉能够维持约60min[68,71,72]（图4-22）；若补充进行骨内

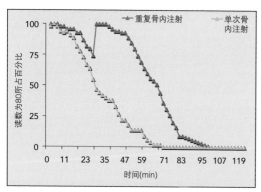

图4-24 对下颌第一磨牙进行骨内注射麻醉后30min重复进行骨内注射麻醉，麻醉效果由120min内EPT检查判断（读数为80所占百分比）。结果显示重复的骨内注射麻醉能够延长牙髓麻醉时间15~20min（经许可转载于Jensen等[80]）。

注射麻醉，注射半支含1∶100,000肾上腺素的2%利多卡因注射液，获得牙髓麻醉时间短于前者[69]；若补充注射3%甲哌卡因注射液，获得牙髓麻醉持续时间约为30min[73]（图4-23）。

总而言之，进行IANB注射后补充进行骨内注射麻醉，注入一整支含血管收缩剂的局麻药后能够获得迅速起效且持续时间长达1h的牙髓麻醉。

结论：进行IANB注射后补充进行骨内注射麻醉，当注入一整支含1∶100,000肾上腺素的2%利多卡因注射液后能够获得持续1h的牙髓麻醉。若补充注射的局麻药是3%甲哌卡因注射液时，麻醉时间缩短至30min。

用于牙拔除术

Prohić等[79]在进行下颌磨牙拔除术时，发现单独进行IANB注射含肾上腺素的2%利多卡因，麻醉成功率为74%；若行IANB注射后补充骨内注射麻醉，成功率上升至95%。

结论：拟实施拔牙术时，可补充进行骨内注射麻醉，提高麻醉成功率。

骨内注射麻醉的关键

骨内注射麻醉成功的关键是局麻药液在松质骨内的流动扩散。若局麻药液从打孔部位流出至口腔，注射就失败了。此时只能重新打孔或选择其他注射部位打孔，才能保证注射能进入松质骨。

有不到10%的患者由于其颌骨的松质骨腔范围局限，导致注入松质骨内的局麻药物扩散受限，不能广泛扩散至根尖部位的骨质[62-65,68-73,78]。因此即使将局麻药注入至松质骨，也不会得到良好的麻醉效果。

结论：骨内注射麻醉需要局麻药在松质骨内扩散才能起效。

重复进行骨内注射麻醉

Jensen等[80]研究发现在第一次骨内注射麻醉（1.4mL含1∶100,000肾上腺素的2%利多卡因注射液）后30min时再次进行相同的骨内注射麻醉，能够延长牙髓麻醉时间15~20min，基本上和第一次麻醉持续时间相同（图4-24）。

Reitz等[81]在麻醉下颌第二磨牙时，先进行IANB注射及骨内注射麻醉，30min后重复进行骨内注射麻醉，注入半支2%利多卡因注射液（含1∶100,000肾上腺素），发现重复进行骨内注射麻醉并不能延长牙髓麻醉时间。显然重复注射半支局麻药，其效果远不如注射一整只或1.4mL局麻药。

结论：在初次骨内注射麻醉后30min时重复进行骨内注射麻醉，注入2%的利多卡因注射液1.4mL（含1∶100,000肾上腺素），能够延长牙髓麻醉时间15~20min。

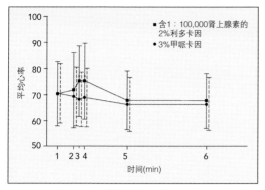

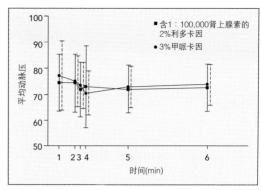

图4-25　骨内注射法注射2%利多卡因或3%甲哌卡因对患者心率的影响。使用利多卡因时在第3和第4阶段会出现心率显著变化。多数患者心率在4min（第5阶段）内恢复正常（经许可转载于Replogle等[82]）。

图4-26　骨内注射法注射2%利多卡因或3%甲哌卡因对患者平均动脉压的影响。两种注射液没有显著差距（经许可转载于Replogle等[82]）。

骨内注射麻醉对全身系统影响

心率

很多研究发现当使用Stabident系统或X-Tip系统进行骨内注射麻醉，注入含有肾上腺素及左旋异肾上腺素的局麻药时，患者会感觉到短暂的（占整个注射用时的46%～93%）心跳加快的情况[63,65,68-74,78,82]。Replogle等[82]使用Stabident系统注射2%利多卡因注射液（含1:100,000肾上腺素）1.8mL，注射过程中使用心电监护，发现67%的患者出现心率增高的情况，平均每分钟心率增加28次。在相同的注射条件下Chamberlain等[75]发现，心率增高的程度为每分钟增加12次。Guglielmo等[71]报道，使用Stabident系统补充注射2%利多卡因注射液（含1:100,000肾上腺素）或2%甲哌卡因注射液（含1:20,000左旋异肾上腺素），80%的患者其心率增加了23～24次/min（脉动血氧计记录）。Stabile等[72]报道，使用Stabident系统补充注射1.5%依替卡因注射液（含1:200,000肾上腺素）

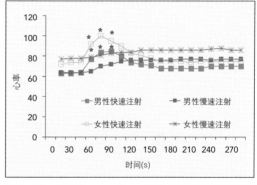

图4-27　使用CompuDent CCLAD进行不同速率的骨内注射，结果显示慢速注射时患者心率上升的速度显著降低（经许可转载于Susi等[84]）。

1.8mL，90%的患者其心率平均增加了32次/min（脉动血氧计记录）。Bigby等[78]注射含1:100,000肾上腺素的4%阿替卡因注射液，发现心率平均增加32次/min。Wood等[83]发现，在上颌前牙区局部浸润注射1.8mL含肾上腺素的2%利多卡因注射液不会引起心率加快，但骨内注射麻醉会出现暂时的心率加快现象。

所有的研究都发现注射完成后大多数患者心率都在4min内恢复至正常值（图4-25）。以上研究说明使用Stabident系统或X-Tip系统进行骨内注射含有血管收缩剂的局麻药，会出现暂时的心率加快的情况。通过骨内注射法注射含1：100,000肾上腺素的2%利多卡因注射液，对患者的血压的收缩压、舒张压，以及平均动脉压都不会有明显影响[75,82]（图4-26）。

结论：使用Stabident系统或X-Tip系统进行骨内注射含有血管收缩剂的局麻药，会出现暂时的心率加快的情况。

缓慢注射局麻药以减缓心率上升速度

使用CompuDent CCLAD进行快速（每支局麻药注射时间为45s）骨内注射2%利多卡因注射液（含1：100,000肾上腺素），平均心率上升25次/min；若使用慢速（每支局麻药注射时间为4min45s），心率上升速度显著降至10~12次/min[84]（图4-27）。

结论：使用慢速骨内注射麻醉时，患者心率上升的情况会得到有效改善。

心率加快的临床意义

尽管使用Stabident系统或X-Tip系统进行骨内注射含1：100,000肾上腺素的2%利多卡因会出现暂时的心率加快的情况，但对于大多数健康的患者没有明显的临床意义[82]。心率加快的程度和持续的时间都小于日常推荐的有氧健身运动的强度（例如25岁青年，保持心率在136~166次/min，持续20min）[82]。但是注射前应告知患者可能出现心率加快的情况，减少患者的紧张情绪。

结论：骨内注射麻醉时引起的暂时心率加快的情况，对于健康人群而言是无须顾虑的。

肾上腺素敏感性

在使用含有肾上腺素的局麻药行局部浸润麻醉和神经阻滞麻醉时，有些患者会出现对肾上腺素反应过度的情况。患者过度关注这种心跳加快引起的不适感觉，而引起医生的关注。尽管肾上腺素带来的不良反应是暂时性的，某些敏感的患者会拒绝继续注射，甚至宣称出现过敏反应。由于骨内注射含肾上腺素的局麻药比局部浸润麻醉或神经阻滞麻醉更容易引起心率加快，通常建议对肾上腺素敏感患者使用不含肾上腺素的3%甲哌卡因注射液。

结论：对肾上腺素敏感患者可使用不含肾上腺素的3%甲哌卡因注射液进行麻醉。

使用血管收缩剂的禁忌证

当患者患有甲状腺功能亢进且未控制或患有嗜铬细胞瘤时，进行骨内注射麻醉不能注射含有血管收缩剂的局麻药物[85]。此外Malamed[85]还建议，当患者有血压过高（收缩压高于200mmHg，或者舒张压高于115mmHg）、心律失常、不稳定型心绞痛，或严重心血管疾病时忌用血管收缩剂。这些条件也是常规牙科治疗的禁忌证。因此对于患者而言是否禁忌使用肾上腺素或左旋异肾上腺素并不是关键，安全的牙科治疗才是关键。

结论：患者的自身状况决定能否接受常规牙科治疗。

全身用药和血管收缩剂

请回顾第1章节关于血管收缩剂与全身用药的关系的讨论。一般来说为了减少肾上腺素与其他药物发生相互反应，推荐的注射方式是小剂量缓慢注射。由于骨内

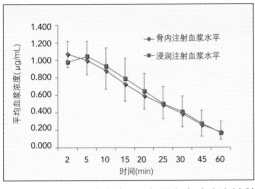

图4-28　骨内注射麻醉和局部浸润麻醉法注射利多卡因后血药浓度没有明显差别（经许可转载于Wood等[83]）。

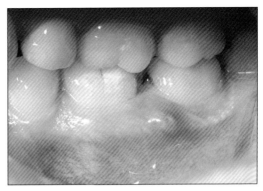

图4-29　术后打孔位点肿胀。

注射法在注射时受到很多限制，在患者已经接受某些药物治疗的情况下建议进行骨内注射麻醉时注射不含肾上腺素的局麻药，例如3%甲哌卡因。

　　结论：患者接受某些全身用药时行骨内注射麻醉，一般建议注射不含肾上腺素的3%甲哌卡因注射液。

骨内注射甲哌卡因

　　研究发现当使用骨内注射法注射3%甲哌卡因后，心率不会出现显著上升[73,82]。因此对于那些不能使用肾上腺素或左旋异肾上腺素的患者，可以补充骨内注射3%甲哌卡因[73,82]。

　　结论：对于那些不能使用肾上腺素或左旋异肾上腺素的患者，可以补充骨内注射3%甲哌卡因。

长效麻醉药

　　为了延长麻醉持续的时间，可使用长效麻醉药。布比卡因（商品名麻卡因）作为长效麻醉药只适用于下牙槽神经阻滞麻醉。用于骨内注射麻醉及局部浸润麻醉时长效麻醉药失去了其作用时间长的特点[72,77,86,87]。需要注意的是布比卡因具有心

脏毒性[88]，而且当用于骨内注射麻醉时其麻醉效果、持续时间和对心率的影响跟含肾上腺素的2%利多卡因基本相同。因此和利多卡因相比，布比卡因没有优势。

　　结论：当用于骨内注射麻醉时，长效麻醉药（布比卡因）跟含1∶100,000肾上腺素的2%利多卡因相比没有明显优势。

利多卡因的血药浓度

　　有学者提出通过骨内注射过多的局麻药物会导致过量反应[89]。Wood等[83]分别在患者上颌前牙区进行骨内注射麻醉和局部浸润麻醉，发现在注射1.8mL 2%利多卡因注射液（含1∶100,000肾上腺素）后两种注射方法检测到的静脉血药浓度基本相似（图4-28）。骨内注射法在注射后初期由于血管收缩、心率上升而出现短暂的血药浓度上升，随后血药浓度逐渐下降，其下降程度与局部浸润注射法基本相同。因此骨内注射技术也不属于血管内注射。此外，若骨内注射麻醉为血管内注射，就会没有或者只有轻微的麻醉效果，因为局麻药物进入体循环后被血液带走，而不会麻醉牙髓。显然临床应用和实验研究均已证明骨内注射麻醉的有效性[62-65,68-73,77,78]。骨

内注射麻醉可使用利多卡因的最大剂量和局部浸润麻醉可使用的最大剂量相同。

结论：骨内注射麻醉注射利多卡因后血药浓度和局部浸润麻醉相同。

术后不良反应

不适感

当使用Stabident系统进行单纯骨内注射麻醉或补充麻醉时，约有12%的患者表示注射术后有中等程度的疼痛感[64,65,69,71,90]。出现疼痛的比例低于牙周韧带注射麻醉（31%～87%的患者表示有中等程度疼痛）[20,21]。

Gallatin等[90]发现，接受骨内注射麻醉的男性患者中，使用X-Tip系统出现术后疼痛的概率明显高于使用Stabident系统。分析原因可能是X-Tip系统在颌骨上打孔的直径大于Stabident系统，而男性患者下颌磨牙区皮质骨更加致密、矿化度更高，因而打孔时产生更多的摩擦热量。

结论：骨内注射麻醉术后有大约12%的患者出现中等程度的疼痛，低于牙周韧带注射麻醉术后疼痛的比例。

术后并发症

使用Stabident系统进行骨内注射麻醉术后有不到5%的患者出现打孔位点肿胀或有分泌物出现[64,65,69,71,90]（图4-29）。Gallatin等[90]发现X-Tip系统出现术后肿胀的概率略高于Stabident系统。两种系统都有可能出现数周的术后肿胀和分泌物，但都能随着时间自行愈合[64,65,69,71,90]。出现这些术后反应的原因可能是在加压打孔时产生的大量热量所致。在过去的10年曾有医生报道在进行牙内科治疗时常规使用骨内注射麻醉，会有极小的概率出现打孔位点

不愈合、需要进行创面搔刮治疗。近期Woodmansey等[91]报道一例怀疑是继发于骨内注射麻醉术后出现的骨坏死，但无法确定是否为骨内注射打孔所致。实际上此案例是由一名不熟练的牙科学生使用X-Tip系统进行骨内注射麻醉，打孔时出现钻头折断。从该报道提供的照片来看打孔位点偏离于理想打孔位点的冠方。钻头折断后，术者行翻瓣术并去除部分骨质。术后随访发现该患者恢复较差，而且恢复期漫长，最终第一磨牙和第二磨牙也被拔除。该患者为HIV阳性患者，而且一直在进行药物治疗。患者的自身状况可能影响了骨的愈合。在那些设计严谨、操作者经验丰富的情况下进行的研究，均未出现骨坏死的情况[64,65,69,71,90]。

无论是使用Stabident系统还是X-Tip系统进行骨内注射麻醉，都有5%~15%的患者表示注射术后数日内出现咬合时自觉患牙"浮起"的感觉[64,65,69,71,90]。这种感觉最有可能是来源于打孔术后的疼痛或打孔部位骨的感染所致。骨内注射麻醉术后出现的不适感要少于牙周韧带注射麻醉术后不适感（疼痛发生率为37%）[20,21]。

结论：不到5%的患者会出现骨内注射麻醉后注射点肿胀或渗出。通常随着时间能自行愈合。

安全预防措施

当龋损患牙出现疼痛、根尖暗影，或者有蜂窝织炎、脓肿形成时，骨内注射麻醉会产生强烈的疼痛，而且麻醉效果不佳，不建议使用。

患者患有双磷酸盐相关颌骨坏死时，尽管目前没有相关研究，一般也不建议使用骨内注射麻醉。

启示

　　以上关于补充麻醉技术的研究和经验总结对于临床医生而言非常有意义。很多研究进展都是最近几年完成的。补充注射麻醉有助于医生获得满意的牙髓麻醉效果。

参考文献

[1] Haase A, Reader A, Nusstein J, Beck M, Drum M. Comparing anesthetic efficacy of articaine versus lidocaine as a supplemental buccal infiltration of the mandibular first molar after an inferior alveolar nerve block. J Am Dent Assoc 2008;139:1228–1235.

[2] Kanaa MD, Whitworth JM, Corbett IP, Meechan JG. Articaine buccal infiltration enhances the effectiveness of lidocaine inferior alveolar nerve block. Int Endod J 2009;42:238–246.

[3] Robertson D, Nusstein J, Reader A, Beck M, McCartney M. The anesthetic efficacy of articaine in buccal infiltration of mandibular posterior teeth. J Am Dent Assoc 2007;138:1104–1112.

[4] Pabst L, Nusstein J, Drum M, Reader A, Beck M. The efficacy of a repeated buccal infiltration of articaine in prolonging duration of pulpal anesthesia in the mandibular first molar. Anesth Prog 2009;56:128–134.

[5] Nuzum FM, Drum M, Nusstein J, Reader A, Beck M. Anesthetic efficacy of articaine for a combination labial plus lingual infiltration versus a labial infiltration in the mandibular lateral incisor. J Endod 2010;36:952–956.

[6] Jaber A, Whitworth JM, Corbett IP, Al-Basqshi B, Kanaa MD, Meechan JG. The efficacy of infiltration anaesthesia for adult mandibular incisors: A randomised double-blind cross-over trial comparing articaine and lidocaine buccal and buccal plus lingual infiltrations. Br Dent J 2010;209(9):E16.

[7] Scott J, Drum M, Reader A, Nusstein J, Beck M. The efficacy of a repeated infiltration in prolonging duration of pulpal anesthesia in maxillary lateral incisors. J Am Dent Assoc 2009;140:318–324.

[8] Walton RE, Abbott BJ. Periodontal ligament injection: A clinical evaluation. J Am Dent Assoc 1981;103:571–575.

[9] Malamed SF. The periodontal ligament (PDL) injection: An alternative to inferior alveolar nerve block. Oral Surg Oral Med Oral Pathol 1982;53:117–121.

[10] Smith GN, Walton RE, Abbott BJ. Clinical evaluation of periodontal ligament anesthesia using a pressure syringe. J Am Dent Assoc 1983;107:953–956.

[11] D'Souza JE, Walton RE, Peterson LC. Periodontal ligament injection: An evaluation of the extent of anesthesia and postinjection discomfort. J Am Dent Assoc 1987;114:341–344.

[12] Berlin J, Nusstein J, Reader A, Beck M, Weaver J. Efficacy of articaine and lidocaine in a primary intraligamentary injection administered with a computer-controlled local anesthetic delivery system. Oral Surg Oral Med Oral Pathol Oral Radiol Endod 2005;99:361–366.

[13] Hochman M. Single-tooth anesthesia: Pressure-sensing technology provides innovative advancement in the field of dental local anesthesia. Compendium 2007;28:186–193.

[14] Kaufman E, Galili D, Garfunkel AA. Intraligamentary anesthesia: A clinical study. J Prosthet Dent 1983;49:337–339.

[15] Khedari AJ. Alternative to mandibular block injections through interligamentary anesthesia. Quintessence Int 1982;2:231–237.

[16] Ricciardi A. Periodontal anesthesia for all dental procedures: A seven year clinical study. CDS Rev 1984;77(6):24–28.

[17] Kaufman E, LeResche L, Sommers E, Dworkin SF, Truelove EL. Intraligamentary anesthesia: A double-blind comparative study. J Am Dent Assoc 1986;108:175–178.

[18] Johnson GK, Hlava GL, Kalkwarf KL. A comparison of periodontal intraligamental anesthesia using etidocaine HCL and lidocaine HCL. Anesth Prog 1985;32:202–205.

[19] Moore KD, Reader A, Meyers WJ, Beck M, Weaver J. A comparison of the periodontal ligament injection using 2% lidocaine with 1:100,000 epinephrine and saline in human mandibular premolars. Anesth Prog 1987;34:181–186.

[20] White JJ, Reader A, Beck M, Meyers WJ. The periodontal ligament injection: A comparison of the efficacy in human maxillary and mandibular teeth. J Endod 1988;14:508–514.

[21] Schleder JR, Reader A, Beck M, Meyers WJ. The periodontal ligament injection: A comparison of 2% lidocaine, 3% mepivacaine, and 1:100,000 epinephrine to 2% lidocaine with 1:100,000 epinephrine in human mandibular premolars. J Endod 1988;14:397–404.

[22] Edwards RW, Head TW. A clinical trial of intraligamentary anesthesia. J Dent Res 1989;68:1210–1213.

[23] McLean ME, Wayman BE, Mayhew RB. Duration of anesthesia using the periodontal ligament injection: A comparison of bupivacaine to lidocaine. Anesth Pain Control Dent 1992;4:207–213.

[24] Childers M, Reader A, Nist R, Beck M, Meyers WJ. Anesthetic efficacy of the periodontal ligament injection after an inferior alveolar nerve block. J Endod 1996;22:317–320.

[25] Dumbrigue HB, Lim MV, Rudman RA, Serraon A. A comparative study of anesthetic techniques for mandibular dental extractions. Am J Dent 1997;10:275–278.

[26] Meechan JG, Ledvinka JI. Pulpal anesthesia for mandibular central incisor teeth: A comparison of infiltration and intraligamentary injections. Int Endod J 2002;35:629–634.

[27] Meechan JG. A comparison of ropivacaine and lidocaine with epinephrine for intraligamentary anesthesia. Oral Surg Oral Med Oral Pathol Oral Radiol Endod 2002;93:469–473.

[28] Faulkner RK. The high pressure periodontal ligament injection. Br Dent J 1983;154:103–105.

[29] Oztas N, Ulusu T, Bodur H, Dogan C. The Wand in pulp therapy: An alternative to inferior alveolar nerve block. Quintessence Int 2005;36:559–564.

[30] Dreyer WP, van Heerden JD, de V Joubert J. The route of periodontal ligament injection of local anesthetic solution. J Endod 1983;9:471–474.

[31] Fuhs QM, Walker WA, Gough RW, Schindler WG, Hartman KS. The periodontal ligament injection: Histological effects on the periodontium in dogs. J

Endod 1983;9:411–415.

[32] Rawson R, Orr D. Vascular penetration following intraligamental injection. J Oral Maxillofac Surg 1985; 43:600–604.

[33] Walton RE. Distribution of solutions with the periodontal ligament injection: Clinical, anatomical, and histological evidence. J Endod 1986;12:492–500.

[34] Birchfield J, Rosenberg PA. Role of the anesthetic solution in intrapulpal anesthesia. J Endod 1975;1:26–27.

[35] VanGheluwe J, Walton R. Intrapulpal injection: Factors related to effectiveness. Oral Surg Oral Med Oral Pathol 1997;19:38–40.

[36] Gray R, Lomax A, Rood J. Periodontal ligament injection: With or without a vasoconstrictor? Br Dent J 1987;162:263–265.

[37] Kaufman E, Solomon V, Rozen L, Peltz R. Pulpal efficacy of four lidocaine solutions injected with an intraligamentary syringe. Oral Surg Oral Med Oral Pathol Oral Radiol Endod 1994;78:17–21.

[38] Kim S. Ligamental injection: A physiological explanation of its efficacy. J Endod 1986;12:486–491.

[39] List G, Meister F, Nery E, Prey J. Gingival crevicular fluid response to various solutions using the intraligamentary injection. Quintessence Int 1988;19:559–563.

[40] Nusstein J, Berlin J, Reader A, Beck M, Weaver J. Comparison of injection pain, heart rate increase and post-injection pain of articaine and lidocaine in a primary intraligamentary injection administered with a computer-controlled local anesthetic delivery system. Anesth Prog 2004;51:126–133.

[41] Meechan JG, Thomason JM. A comparison of two topical anesthetics on the discomfort of intraligamentary injections: A double-blind split mouth volunteer clinical trial. Oral Surg Oral Med Oral Pathol Oral Radiol Endod 1999;87:362–365.

[42] Nelson P. Letter to the editor. J Am Dent Assoc 1981; 103:692.

[43] Littner MM, Tamse A, Kaffe I. A new technique of selective anesthesia for diagnosing acute pulpitis in the mandible. J Endod 1983;9:116–119.

[44] Simon D, Jacobs L, Senia E, Walker W. Intraligamentary anesthesia as an aid in endodontic diagnosis. Oral Surg Oral Med Oral Pathol 1982;54:77–82.

[45] Smith G, Pashley D. Periodontal ligament injection: Evaluation of systemic effects. Oral Surg Oral Med Oral Pathol 1983;56:571–574.

[46] Cannell H, Kerwala C, Webster K, Whelpton R. Are intraligamentary injections intravascular? Br Dent J 1993; 175:281–284.

[47] Smith G, Walton R. Periodontal ligament injections: Distribution of injected solutions. Oral Surg Oral Med Oral Pathol 1983;55:232–238.

[48] Brännstrom M, Nordenvall K, Hedstrom K. Periodontal tissue changes after intraligamentary anesthesia. J Dent Child 1982;49:417–423.

[49] Froum S, Tarnow D, Caiazzo A, Hochman M. Histologic response to intraligament injections using a computerized local anesthetic delivery system: A pilot study in mini-swine. J Periodontol 2000;71:1453–1459.

[50] Fuhs QM, Walker WA, Gough RW, Schindler WG, Hartman KS. The periodontal ligament injection: Histological effects on the periodontium in dogs. J Endod 1983;9:411–415.

[51] Galili D, Kaufman E, Garfunkel A, Michaeli Y. Intraligamental anesthesia: A histological study. Int J Oral Surg 1984;13:511–516.

[52] Peterson J, Matsson L, Nation W. Cementum and epithelial attachment response to the sulcular and periodontal ligament injection techniques. Pediatr Dent 1983;5: 257–260.

[53] Walton RE, Garnick JJ. The periodontal ligament injection: Histologic effects on the periodontium in monkeys. J Endod 1982;8:22–26.

[54] Pertot W, Dejou J. Bone and root resorption: Effects of the force developed during periodontal ligament injections in dogs. Oral Surg Oral Med Oral Pathol 1992; 74:357–365.

[55] Roahen JO, Marshall FJ. The effects of periodontal ligament injection on pulpal and periodontal tissues. J Endod 1990;16:28–33.

[56] Cromley N, Adams D. The effect of intraligamentary injections on diseased periodontiums in dogs. Gen Dent 1991;39:33–37.

[57] Lin L, Lapeyrolerie M, Skribner J, Shovlin F. Periodontal ligament injection: Effects on pulp tissue. J Endod 1985;11:529–534.

[58] Peurach J. Pulpal response to intraligamentary injection in cynomologus monkey. Anesth Prog 1985;32:73–85.

[59] Plamondon T, Walton R, Graham G, Houston G, Snell G. Pulp response to the combined effects of cavity preparation and periodontal ligament injection. Oper Dent 1990;15:86–93.

[60] Brännstrom M, Lindskog S, Nordenvall K. Enamel hypoplasia in permanent teeth induced by periodontal ligament anesthesia of primary teeth. J Am Dent Assoc 1984;109:735–740.

[61] Reader A. Taking the pain out of restorative dentistry and endodontics: Current thoughts and treatment options to help patients achieve profound anesthesia. Endod Colleagues Excell 2009;Winter:1–8.

[62] Nusstein J, Wood M, Reader A, Beck M, Weaver J. Comparison of the degree of pulpal anesthesia achieved with the intraosseous injection and infiltration injection using 2% lidocaine with 1:100,000 epinephrine. Gen Dent 2005;53:50–53.

[63] Gallatin J, Reader A, Nusstein J, Beck M, Weaver J. A comparison of two intraosseous anesthetic techniques in mandibular posterior teeth. J Am Dent Assoc 2003;134:1476–1484.

[64] Replogle K, Reader A, Nist R, Beck M, Weaver J, Meyers WJ. Anesthetic efficacy of the intraosseous injection of 2% lidocaine (1:100,000 epinephrine) and 3% mepivacaine in mandibular first molars. Oral Surg Oral Med Oral Pathol Oral Radiol Endod 1997;83:30–37.

[65] Coggins R, Reader A, Nist R, Beck M, Meyers WJ. Anesthetic efficacy of the intraosseous injection in maxillary and mandibular teeth. Oral Surg Oral Med Oral Pathol Oral Radiol Endod 1996;81:634–641.

[66] Stabident instruction manual. Miami: Fairfax Dental, 2001.

[67] X-Tip instruction manual. Tulsa, OK: Dentsply Maillefer, 2002.

[68] Dunbar D, Reader A, Nist R, Beck M, Meyers WJ. Anesthetic efficacy of the intraosseous injection after an inferior alveolar nerve block. J Endod 1996;22:481–486.

[69] Reitz J, Reader A, Nist R, Beck M, Meyers WJ. Anesthetic efficacy of the intraosseous injection of 0.9ml of 2% lidocaine (1:100,000 epinephrine) to augment an

inferior alveolar nerve block. Oral Surg Oral Med Oral Pathol Oral Radiol Endod 1998;86:516–523.

[70] Reisman D, Reader A, Nist R, Beck M, Weaver J. Anesthetic efficacy of the supplemental intraosseous injection of 3% mepivacaine in irreversible pulpitis. Oral Surg Oral Med Oral Pathol Oral Radiol Endod 1997;84: 676–682.

[71] Guglielmo A, Reader A, Nist R, Beck M, Weaver J. Anesthetic efficacy and heart rate effects of the supplemental intraosseous injection of 2% mepivacaine with 1:20,000 levonordefrin. Oral Surg Oral Med Oral Pathol Oral Radiol Endod 1999;87:284–293.

[72] Stabile P, Reader A, Gallatin E, Beck M, Weaver J. Anesthetic efficacy and heart rate effects of the intraosseous injection of 1.5% etidocaine (1:200,000 epinephrine) after an inferior alveolar nerve block. Oral Surg Oral Med Oral Pathol Oral Radiol Endod 2000;89:407–411.

[73] Gallatin E, Stabile P, Reader A, Nist R, Beck M. Anesthetic efficacy and heart rate effects of the intraosseous injection of 3% mepivacaine after an inferior alveolar nerve block. Oral Surg Oral Med Oral Pathol Oral Radiol Endod 2000;89:83–87.

[74] Nusstein J, Kennedy S, Reader A, Beck M, Weaver J. Anesthetic efficacy of the supplemental X-tip intraosseous injection in patients with irreversible pulpitis. J Endod 2003;29:724–728.

[75] Chamberlain T, Davis R, Murchison D, Hansen S, Richardson B. Systemic effects of an intraosseous injection of 2% lidocaine with 1:100,000 epinephrine. Gen Dent 2000;48:299–302.

[76] Sixou JL, Barbosa-Rogier ME. Efficacy of intraosseous injections of anesthetic in children and adolescents. Oral Surg Oral Med Oral Pathol Oral Radiol Endod 2008;106:173–178.

[77] Hull T, Rothwell B. Intraosseous anesthesia comparing lidocaine and etidocaine [abstract]. J Dent Res 1998; 77:197.

[78] Bigby J, Reader A, Nusstein J, Beck M, Weaver J. Articaine for supplemental intraosseous anesthesia in patients with irreversible pulpitis. J Endod 2006;32:1044–1047.

[79] Prohic´ S, Sulejmanagic´ H, Secic´ S. The efficacy of supplemental intraosseous anesthesia after insufficient mandibular block. Bosn J Basic Med Sci 2005;5:57–60.

[80] Jensen J, Nusstein J, Drum M, Reader A, Beck M. Anesthetic efficacy of a repeated intraosseous injection following a primary intraosseous injection. J Endod 2008;34:126–130.

[81] Reitz J, Reader A, Nist R, Beck M, Meyers WJ. Anesthetic efficacy of a repeated intraosseous injection given 30 min following an inferior alveolar nerve block/intraosseous injection. Anesth Prog 1998;45:143–149.

[82] Replogle K, Reader A, Nist R, Beck M, Weaver J, Meyers WJ. Cardiovascular effects of intraosseous injections of 2 percent lidocaine with 1:100,000 epinephrine and 3 percent mepivacaine. J Am Dent Assoc 1999;130:649–657.

[83] Wood M, Reader A, Nusstein J, Beck M, Padgett D, Weaver J. Comparison of intraosseous and infiltration injections for venous lidocaine blood concentrations and heart rate changes after injection of 2% lidocaine with 1:100,000 epinephrine. J Endod 2005;31:435–438.

[84] Susi L, Reader A, Nusstein J, Beck M, Weaver J, Drum M. Heart rate effects of intraosseous injections using slow and fast rates of anesthetic solution deposition. Anesth Prog 2008;55:9–15.

[85] Malamed S. Handbook of Local Anesthesia, ed 5. St Louis: Mosby, 2004.

[86] Danielsson K, Evers H, Nordenram A. Long-acting local anesthetics in oral surgery: An experimental evaluation of bupivacaine and etidocaine for oral infiltration anesthesia. Anesth Prog 1985;32:65–68.

[87] Gross R, McCartney M, Reader A, Beck M. A prospective, randomized, double-blind comparison of bupivacaine and lidocaine for maxillary infiltrations. J Endod 2007;33:1021–1024.

[88] Bacsik C, Swift J, Hargreaves K. Toxic systemic reactions of bupivacaine and etidocaine. Oral Surg Oral Med Oral Pathol Oral Radiol Endod 1995;79:18–23.

[89] Ingle J, Bakland L. Endodontics, ed 5. Hamilton, Ontario: BC Decker, 2002.

[90] Gallatin J, Nusstein J, Reader A, Beck M, Weaver J. A comparison of injection pain and postoperative pain of two intraosseous anesthetic techniques. Anesth Prog 2003;50:111–120.

[91] Woodmansey KF, White RK, He J. Osteonecrosis related to intraosseous anesthesia: Report of a case J Endod 2009;35:288–291.

常规修复治疗的临床提示

Clinical Tips for Management of Routine Restorative Procedures

阅读本章节后，读者应该掌握：
- 如何成功麻醉下颌磨牙、前磨牙和前牙。
- 如何成功麻醉上颌磨牙、前磨牙和前牙。

本书各章节已经概述了大量有关牙髓麻醉的信息。现在你已经复习了这些信息，或许你有和迈阿密热火队主教练帕特·莱利一样的想法（2008年2月27日）："我感觉像一只在游荡在人群里的蚊子。我知道该做什么，只是不知道从哪开始。"

因为我们已经概述了牙髓麻醉的研究，我们给出的建议是基于牙髓麻醉的要求。所有使用牙髓电活力（electric pulp test，EPT）测或冷测来测试牙髓麻醉的研究都可以在牙科诊室内重复操作。通过冷测法，医生可以明确每位患者有关麻醉效果的问题，如起效缓慢、麻醉失败、持续时间短等。

我们应该意识到，当我们讨论麻醉效果的时候，那是在讨论大多数患者，这很重要。总有患者出现例外情况。一些患者在所有口腔治疗中达到麻醉效果都很容易，而有一些患者则需要补充辅助技术来达到麻醉效果。我们可以通过牙髓测试区分这两类患者。

我们希望确保获得最好的牙髓麻醉效果。初级的牙周膜麻醉和骨内麻醉不能提供足够的牙髓麻醉效果或麻醉持续时间。对大多数充填修复治疗，它们的麻醉持续效果都太短了。因此，这些技术都应该作为辅助麻醉使用。以往的建议都是基于使用非常少量的麻醉药做出的。既然使用最小剂量很重要，表中的场景列出了达到充分牙髓麻醉效果的合理剂量。这些剂量都在最大剂量范围内（表1-1）。我们认为牙髓麻醉效果需要持续45～60min，因为大多数充填治疗操作都持续这么长时间。我们也假设治疗中使用橡皮障夹，所以颊侧和舌侧软组织都需要麻醉。显然，其他的麻醉方案也可能成功。我们的目的是概述应当在大多数情况下对大多数患者起效的那些技术。

但是，总会存在奇泽姆效应（Chisholm

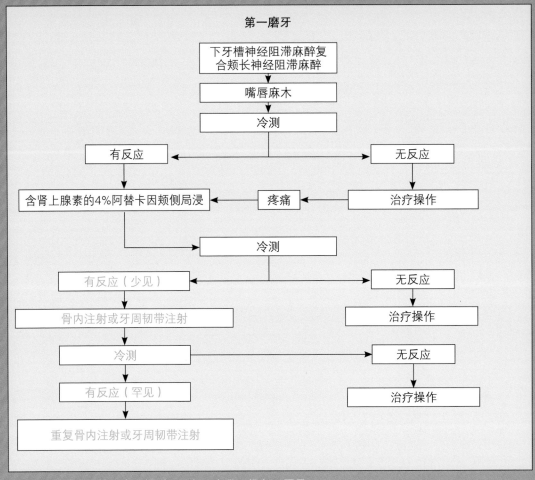

图5-1　麻醉下颌第一磨牙规则。红色：少见；绿色：罕见。

Effect）：当我们推荐了我们确信会获得每个人的认可的麻醉方案时，总有人会不喜欢。

医生在做与局部麻醉有关的决定时，应该综合考虑自己的最佳专业判断与患者的个体需求。

下颌麻醉

第一磨牙

图5-1展示了麻醉下颌第一磨牙的规则。

使用表面麻醉至少1min。缓慢推注含1：100,000肾上腺素的2%的利多卡因进行下牙槽神经阻滞麻醉（IANB）。缓慢推注（至少60s）可以减少疼痛，提高成功率[1]。两步注射技术也可以作为一种选择[2]。使用CompuDent（Milestone Scientific）计算机控制的局部麻醉注射系统（CCLAD）——以前被称之为魔杖（Wand）——也能减少注射疼痛[3-7]。加上颊长神经阻滞麻醉（1/4～1/2支含1：100,000肾上腺素的2%的利多卡因），等候10min至牙髓麻醉（表2-2），检查嘴唇是否麻木，如果未起效，再等几分钟。如果无麻木出现，再次进行下牙槽神经阻滞麻醉。一旦嘴唇麻木（在下颌，成功的补充麻醉注射需要软组织麻醉），冷测牙齿，如无反应，开始治疗程序。如果患者感到冷，使用补充麻醉。下颌第一磨牙麻醉大概有23%的失败率（表2-1），你可以再等待几分钟然后进行冷测。一些患者牙髓麻醉起效慢（下颌第一磨牙有14%比例）（表2-2）。记住，如果已经达到下唇麻木，再次行下牙槽神经阻滞麻醉不能增加牙髓麻醉的效果。

什么时候需要补充麻醉

对无症状患者使用阿替卡因复合肾上腺素进行下牙槽神经阻滞麻醉可以增加下颌第一磨牙的麻醉效果[8,9]，可以使用一管含1：100,000肾上腺素的阿替卡因在下颌第一磨牙颊侧浸润。等待5min（阿替卡因颊侧浸润大约需要5min时间产生牙髓麻醉）[10]，再次冷测，如无反应，开始治疗程序。牙髓麻醉效果应该持续大约60min[8]。这一麻醉方案应该对大多数下颌第一磨牙有效。如果在接下来的治疗中患者感到疼痛，使用1.8mL含1：100,000肾上腺素的阿替卡因肾上腺素重复颊侧浸润[11]。

在颊侧使用含1：100,000肾上腺素的4%的阿替卡因浸润后仍然冷测有反应的情况少见。出现这种情况时，最好使用1.8mL 3%的甲哌卡因在第一磨牙远中骨内注射。本建议不是基于心血管风险与含血管收缩剂的麻醉药有关，而是基于显示3%的甲哌卡因非常有效而且不增加心脏风险的临床研究[12,13]。少数患者可能在使用含肾上腺素的麻药后出现心律过快，这会导致操作困难或浪费时间，因为在修复

治疗开始前患者需要平静一会儿。但是，许多医生使用含1：100,000肾上腺素的2%的利多卡因做骨内麻醉。可能每一个临床医生都想试验一下哪一种麻醉药（3%甲哌卡因或含肾上腺素的2%利多卡因）效果更好。学会骨内注射技术后，可以使用含1：100,000肾上腺素的2%的利多卡因。再次冷测试牙齿，如无反应，开始治疗操作。使用3%的甲哌卡因时牙髓麻醉效果可能持续大约30min[13]，使用含1：100,000肾上腺素的2%的利多卡因可能持续60min[14,15]，如果使用3%的甲哌卡因，那30min后可能需要重复骨内注射。

在极少数情况下，初次使用骨内注射后患牙对冷测仍然有反应，需再次使用3%甲哌卡因或含肾上腺素的2%利多卡因骨内注射。使用麻醉药不同，牙髓麻醉可以持续30～60min。如果治疗期间患者感觉疼痛，重复骨内麻醉[16]。记住，可能是下牙槽神经阻滞麻醉效果消退了。如果补充骨内注射效果不好，可以再次行下牙槽神经阻滞麻醉。

其他的补充麻醉方法

尽管效果可能不如骨内麻醉，仍然可以使用含1：100,000肾上腺素的2%利多卡因进行牙周膜麻醉。使用普通的3%的甲哌卡因进行牙周膜麻醉无效[17]。冷测牙齿，如果有反应，重复牙周膜麻醉。记住，牙周膜麻醉效果可能仅仅持续10～20min，因此可能需要重复注射。

如果患者要求减少软组织麻木感，可以使用甲磺酸酚妥拉明（OraVerse Septodont）在与初始麻醉同样部位，使用同样的注射技术（仅用于替代下牙槽神经阻滞麻醉和阿替卡因局浸），同时也使用相同的比例（1：1）[18]。

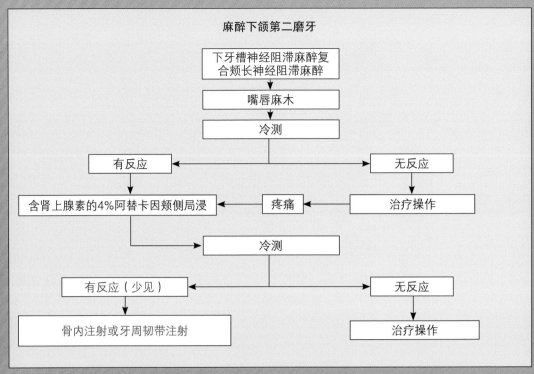

麻醉下颌第二磨牙

下牙槽神经阻滞麻醉复合颊长神经阻滞麻醉

↓

嘴唇麻木

↓

冷测

有反应 ← → 无反应

含肾上腺素的4%阿替卡因颊侧局浸 ← 疼痛 ← 治疗操作

↓

冷测

有反应（少见） ← → 无反应

骨内注射或牙周韧带注射 　　治疗操作

图5-2　第二磨牙麻醉规则。红色：少见。

第二磨牙

第二磨牙的麻醉规则如图5-2所示。

使用表面麻醉至少1min。缓慢推注含1：100,000肾上腺素的2%的利多卡因进行下牙槽神经阻滞麻醉（IANB）。缓慢推注（至少60s）可以减少疼痛，提高成功率[1]。两步注射技术也可以作为一种选择[2]。使用CompuDent CCLAD系统也能减少注射疼痛[3-7]。加上颊长神经阻滞麻醉（1/4～1/2支含1：100,000肾上腺素的2%的利多卡因）。等候6min至牙髓麻醉（表2-2）。检查嘴唇是否麻木，如果未起效，再等几分钟。如果无麻木出现，再次进行IANB。一旦嘴唇麻木（在下颌，成功地补充麻醉注射需要软组织麻醉），冷测试牙齿，如无反应，开始治疗程序。如果患者感到冷，使用补充麻醉。下颌第二磨牙麻醉大概有17%的失败率（表2-1）。你可以再等等待几分钟然后进行冷测试，一些患者牙髓麻醉起效慢（下颌第二磨牙有12%比例）（表2-2）。

什么时候需要补充麻醉

因为对下颌第二磨牙使用阿替卡因颊侧浸润不能产生牙髓麻醉的效果，最好使用骨内麻醉或牙周膜麻醉。

骨内麻醉时使用1.8mL 3%的甲哌卡因或含1：100,000肾上腺素的2%的利多卡因在下颌第二磨牙的近中注射。冷测牙齿，如果无反应，开始治疗操作。这一方案在大多数情况下对下颌第二磨牙有效。少数情况下，如果患牙冷测有反应，重复使用1.8mL 3%的甲哌卡因或含1：100,000肾上

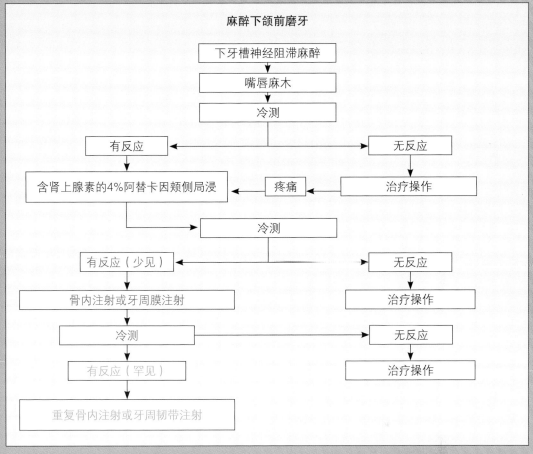

图5-3 麻醉下颌前磨牙规则。红色：少见；绿色：罕见。

腺素的2%的利多卡因进行骨内注射。如果在接下来的治疗操作中患者有痛感，重复骨内注射[16]。

尽管效果可能不如骨内麻醉，仍然可以使用含1：100,000肾上腺素的2%利多卡因在牙齿的近中和远中进行牙周膜麻醉。重复冷测牙齿。如果无反应，进行治疗。如果有反应，重复牙周膜注射。记住，牙周膜麻醉效果可能仅仅持续10~20min，因此可能需要重复注射。

如果患者要求减少软组织麻木感，可以使用甲磺酸酚妥拉明（OraVerse）以同样的比例（1：1）在下牙槽神经阻滞麻醉注射位点注射。

第一、第二前磨牙

下颌第一、第二前磨牙麻醉规则如图5-3所示。

使用表面麻醉至少1min。缓慢推注含1：100,000肾上腺素的2%的利多卡因进行下牙槽神经阻滞麻醉（IANB）。缓慢推注（至少60s）可以减少疼痛，提高成功率[1]。两步注射技术也可以作为一种选择[2]。使用CompuDent CCLAD系统也能减少注射疼痛[3-7]。等候10min至牙髓麻醉（表2-2）。检查嘴唇是否麻木，如果未起效，再等几分钟。如果无麻木出现，再次进行下牙槽神经阻滞麻醉。一旦嘴唇麻木（在下颌，成功地补充麻醉注射需要软组织麻醉），冷测牙齿，如无反应，开始治疗程序。如果患者感到冷，使用补充麻醉。下颌第二磨牙麻醉有19%～21%的失败率（表2-1）。你可以再等待几分钟然后进行冷测，一些患者牙髓麻醉起效慢（前磨牙有19%～20%的比例）（表2-2）。

什么时候需要补充麻醉

因为阿替卡因麻醉前磨牙有效[10]，进行下牙槽神经阻滞麻醉后补充使用局部浸润麻醉前磨牙区域成功[19]，可以在治疗前磨牙时颊侧注射含1：100,000肾上腺素的4%的阿替卡因。等候5min（阿替卡因颊侧浸润大约需要5min使牙髓麻醉）[10]，重复冷测牙齿，如无反应，开始治疗程序。在大多数情况下，使用此方案麻醉前磨牙有效。如果在接下来的治疗操作中患者有痛感，重复注射含1：100,000肾上腺素的4%的阿替卡因[11]。

在极少数情况下，牙齿冷测有反应，最好使用1.8mL 3%的甲哌卡因在前磨牙远中骨内注射。如果进针点在附着龈上，这种在前磨牙的注射很安全。重复冷测牙齿，如果无反应，开始治疗操作。如果患牙冷测有反应，重复使用1.8mL3%的甲哌卡因进行骨内注射。如果在接下来的治疗操作中患者有痛感，重复骨内注射[16]。

其他的补充麻醉方法

尽管效果可能不如骨内麻醉，仍然可以使用含1：100,000肾上腺素的2%利多卡因在前磨牙的近中和远中进行牙周膜麻醉。使用普通的3%的甲哌卡因进行牙周膜麻醉无效[17]。再次冷测牙齿，如无反应，开始治疗操作。如果有反应，重复牙周膜

麻醉。

如果患者要求减少软组织麻木感，可以使用甲磺酸酚妥拉明（OraVerse Septodont）在与初始麻醉同样部位，使用同样的注射技术（仅用于下牙槽神经阻滞麻醉和阿替卡因局浸），及和初始同样的比例（1：1）进行注射[18]。

尖牙、侧切牙和中切牙

下颌尖牙、侧切牙和中切牙的麻醉规则如图5-4所示。

使用表面麻醉至少1min。缓慢推注一支含1：100,000肾上腺素的2%的利多卡因进行下牙槽神经阻滞麻醉（IANB）。缓慢推注（至少60s）可以减少疼痛，提高成功率[1]。两步注射技术也可以作为一种选择[2]。使用CompuDent CCLAD系统也能减少注射疼痛[3-7]。等候14～19min至牙髓麻醉（表2-2）。检查嘴唇是否麻木。如果未起效，再等几分钟。如果无麻木出现，再次进行下牙槽神经阻滞麻醉。一旦嘴唇麻木（在下颌，成功的补充麻醉注射需要软组织麻醉），冷测牙齿，如无反应，开始治疗程序。如果患者感到冷，使用补充麻醉。下颌尖牙、侧切牙和中切牙麻醉大概分别有32%、44%和58%的失败率（表2-1）。你可以再等待几分钟然后进行冷测，一些患者牙髓麻醉起效慢（前牙有16%～20%的比例）（表2-2）。

什么时候需要补充麻醉

因为进行下牙槽神经阻滞麻醉后使用阿替卡因局部浸润麻醉前牙有效[20]，可以在唇侧补充注射一支含1：100,000肾上腺素的4%的阿替卡因[20,21]。冷测试牙齿，如无反应，开始治疗程序。若果患牙对冷测有反应，可以在舌侧注射一管含

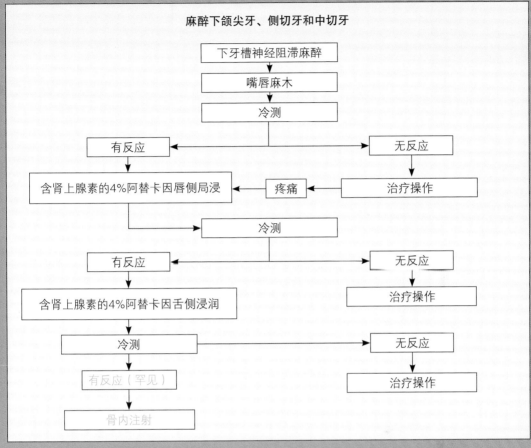

图5-4　麻醉下颌尖牙、侧切牙和中切牙的规则。红色：罕见。

1：100,000肾上腺素的4%的阿替卡因[21]。在大多数情况下，使用此方案麻醉前牙有效。极少数情况下，如果患牙冷测有反应，增加使用1.8mL 3%的甲哌卡因或含1：100,000肾上腺素的2%的利多卡因在拟麻醉的患牙远中进行骨内注射。因为前牙使用牙周膜麻醉无效[22]，所以需使骨内注射。再次冷测试牙齿，如无反应，开始治疗程序。如有反应，重复使用1.8mL 3%的甲哌卡因或含1：100,000肾上腺素的2%的利多卡因进行骨内注射。

如果患者要求减少软组织麻木感，可以使用甲磺酸酚妥拉明（OraVerse）在与初始

麻醉同样部位，使用同样的注射技术（仅用于下牙槽神经阻滞麻醉和阿替卡因局浸）及同样的比例（1：1）进行注射[18]。

上颌麻醉

中切牙、侧切牙和尖牙

麻醉上颌中切牙、侧切牙和尖牙的规则如图5-5所示。

使用表面麻醉至少1min。缓慢推注一支含1：50,000或1：100,000肾上腺素的2%

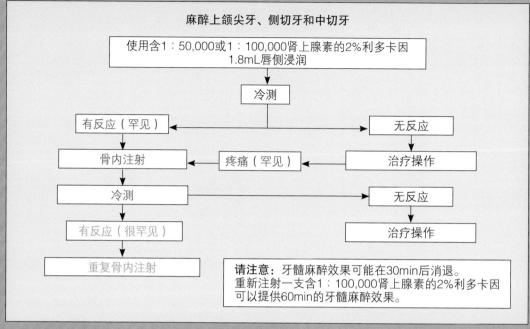

图5-5 麻醉上颌尖牙、侧切牙和中切牙的规则。红色：罕见；绿色：很罕见。

的利多卡因进行浸润麻醉。更高浓度的肾上腺素（1：50,000）可以提供更长时间的麻醉效果[23]。缓慢推注（至少60s）可以减少疼痛。两步注射技术也可以作为一种选择[1]。使用CompuDent CCLAD系统也能减少注射疼痛[3-7]。如果因使用橡皮障需要麻醉舌侧组织，可以使用含1：100,000肾上腺素的2%的利多卡因麻醉腭侧组织。使用CompuDent CCLAD系统也能减少腭侧注射的疼痛[24,25]。

等候5min，因为前牙出现牙髓麻醉需要4～5min（表3-2）。冷测牙齿，如无反应，开始治疗程序。这一方案一次麻醉上前牙对大多数患者有效。如果冷测有反应，等待3～5min后再次冷测。虽然很少见，如果冷测仍有反应，使用补充麻醉[26]。

牙髓麻醉持续时间

上颌前牙牙髓麻醉效果在局部浸润后30min左右开始消退，认识到这一点很重要（表3-3）。因此，大约30min的时候，补充局浸1.8ml含1：100,000肾上腺素的2%的利多卡因。补充局浸可以至少延长牙髓麻醉效果至第60min。

如果需要补充麻醉

补充麻醉最好使用骨内麻醉，因为上颌前牙牙周膜麻醉非常痛，成功率仅39%，而且持续时间仅10min[22]。部分患者局浸麻醉不完全有效，而骨内麻醉很有效。使用1.8mL 3%的甲哌卡因或含1：100,000肾上腺素的2%的利多卡因在正在治疗的牙齿远中进行骨内注射。如果使用了骨内注射，可能需要再次注射，在30～45min时使用1.8mL麻醉药，因为上

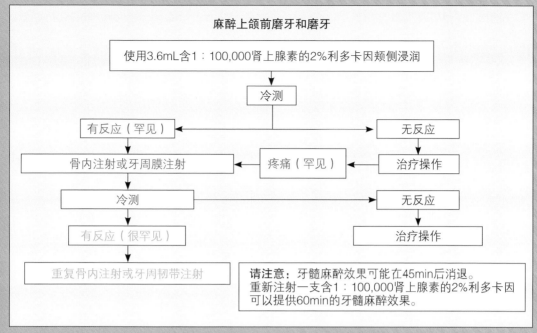

图5-6　麻醉前磨牙和磨牙的规则。红色：罕见，绿色：很罕见。

颌骨内注射不能提供60min的牙髓麻醉效果[27]。

　　如果患者要求减少软组织麻木感，可以使用甲磺酸酚妥拉明（OraVerse）在与初始麻醉同样部位，使用同样的注射技术（仅用于浸润位点），及同样的比例（1：1）进行注射[18]。

前磨牙和磨牙

　　麻醉上颌前磨牙和磨牙的规则如图5-6所示。

　　使用表面麻醉至少1min。缓慢推注一支含1：100,000肾上腺素的2%的利多卡因进行局浸麻醉。缓慢推注（至少60s）可以减少疼痛。两步注射技术也可以作为一种选择[2]。使用CompuDent CCLAD系统也能减少注射疼痛[3-7]。增加注射另一管含1：100,000肾上腺素的2%的利多卡因（总共3.6mL）。使用3.6mL有助于延

长麻醉时间[28]。如果需要麻醉舌侧组织，在腭侧注射含1：100,000肾上腺素的2%的利多卡因。使用CompuDent CCLAD系统也能减少腭侧注射疼痛[24,25]。等候5min；出现牙髓麻醉需要5min或更少的时间（表3-2）。冷测牙齿，如无反应，开始治疗程序。在大多数情况下，该方案初次麻醉上颌前磨牙和磨牙是有效的。若果冷测有反应，可以再等待3～5min后再次检查。在极少数情况下，冷测仍有反应，则使用补充麻醉。

牙髓麻醉持续时间

　　上颌前磨牙和磨牙牙髓麻醉效果在首次局部浸润后45min左右开始消退，速度比前牙慢（表3-3）。因此，如果在45min时患者开始感觉疼痛（或冷测试显示麻醉失效），使用1.8ml含1：100,000肾上腺素的2%的利多卡因局部浸润麻醉。额外的局部

浸润麻醉可以延长牙髓麻醉时间。

如果需要补充麻醉

部分患者浸润麻醉不完全有效；因此需要骨内麻醉。使用1.8mL 3%的甲哌卡因或含1：100,000肾上腺素的2%的利多卡因在患牙远中进行骨内注射。如果患牙是上颌第二磨牙，选择近中注射点。有可能在大约45min时需要增加骨内注射1.8mL麻醉药，因为上颌骨内注射不能提供60min的牙髓麻醉效果。

其他的补充麻醉方法

尽管效果可能不如骨内麻醉，仍然可以使用含1：100,000肾上腺素的2%利多卡因在牙的近中和远中进行牙周膜麻醉。再次冷测试牙齿，如无反应，开始治疗操作；如果有反应，重复牙周膜麻醉。

如果患者要求减少软组织麻木感，可以使用甲磺酸酚妥拉明（OraVerse）在与初始麻醉同样部位，使用同样的注射技术（仅浸润位点），及同样的比例（1：1）进行注射[18]。

启示

对大多数患者，上文概述的麻醉方案应该可以产生牙髓麻醉的效果。方法非常简单，需要少量的经验就能掌握补充麻醉技术。

读者记住作者对法则的修订：如果麻醉方案太难以掌握，牙科医生们不会选择这些方案。

参考文献

[1] Kanaa M, Meechan J, Corbett I, Whitworth J. Speed of injection influences efficacy of inferior alveolar nerve blocks: A double-blind randomized controlled trial in volunteers. J Endod 2006;32:919–923.

[2] Nusstein J, Steinkruger G, Reader A, Beck M, Weaver J. The effects of a 2-stage injection technique on inferior alveolar nerve block injection pain. Anesth Prog 2006;53:126–130.

[3] Palm AM, Kirkegaard U, Poulsen S. The wand versus traditional injection for mandibular nerve block in children and adolescents: Perceived pain and time of onset. Pediatr Dent 2004;26:481–484.

[4] Oztas N, Ulusu T, Bodur H, Dougan C. The wand in pulp therapy: An alternative to inferior alveolar nerve block. Quintessence Int 2005;36:559–564.

[5] Sumer M, Misir F, Koyuturk AE. Comparison of the Wand with a conventional technique. Oral Surg Oral Med Oral Pathol Oral Radiol Endod 2006;101:106–109.

[6] Yesilyurt C, Bulut G, Tasdemir T. Pain perception during inferior alveolar injection administered with the Wand or conventional syringe. Br Dent J 2008;205:258–259.

[7] Yenisey M. Comparison of the pain levels of computer-controlled and conventional anesthesia techniques in prosthodontics treatment. J Appl Oral Sci 2009;17:414–420.

[8] Haase A, Reader A, Nusstein J, Beck M, Drum M. Comparing anesthetic efficacy of articaine versus lidocaine as a supplemental buccal infiltration of the mandibular first molar after an inferior alveolar nerve block. J Am Dent Assoc 2008;139:1228–1235.

[9] Kanaa MD, Whitworth JM, Corbett IP, Meechan JG. Articaine buccal infiltration enhances the effectiveness of lidocaine inferior alveolar nerve block. Int Endod J 2009;42:238–246.

[10] Robertson D, Nusstein J, Reader A, Beck M, McCartney M. The anesthetic efficacy of articaine in buccal infiltration of mandibular posterior teeth. J Am Dent Assoc 2007;138:1104–1112.

[11] Pabst L, Nusstein J, Drum M, Reader A, Beck M. The efficacy of a repeated buccal infiltration of articaine in prolonging duration of pulpal anesthesia in the mandibular first molar. Anesth Prog 2009;56:128–134.

[12] Replogle K, Reader A, Nist R, Beck M, Weaver J, Meyers WJ. Cardiovascular effects of intraosseous injections of 2 percent lidocaine with 1:100,000 epinephrine and 3 percent mepivacaine. J Am Dent Assoc 1999;130:649–657.

[13] Gallatin E, Stabile P, Reader A, Nist R, Beck M. Anesthetic efficacy and heart rate effects of the intraosseous injection of 3% mepivacaine after an inferior alveolar nerve block. Oral Surg Oral Med Oral Pathol Oral Radiol Endod 2000;89:83–87.

[14] Dunbar D, Reader A, Nist R, Beck M, Meyers WJ. Anesthetic efficacy of the intraosseous injection after an inferior alveolar nerve block. J Endod 1996;22:481–486.

[15] Guglielmo A, Reader A, Nist R, Beck M, Weaver J. Anesthetic efficacy and heart rate effects of the supplemental intraosseous injection of 2% mepivacaine with 1:20,000 levonordefrin. Oral Surg Oral Med Oral Pathol Oral Radiol Endod 1999;87:284–293.

[16] Jensen J, Nusstein J, Drum M, Reader A, Beck M. Anesthetic efficacy of a repeated intraosseous injection following a primary intraosseous injection. J Endod 2008;34:126–130.

[17] Schleder JR, Reader A, Beck M, Meyers WJ. The periodontal ligament injection: A comparison of 2% lidocaine, 3% mepivacaine, and 1:100,000 epinephrine

to 2% lidocaine with 1:100,000 epinephrine in human mandibular premolars. J Endod 1988;14:397–404.

[18] Hersh EV, Moore PA, Papas AS, et al. Reversal of soft-tissue local anesthesia with phentolamine mesylate in adolescents and adults. J Am Dent Assoc 2008;139:1080–1093.

[19] Nist RA, Reader A, Beck M, Meyers WJ. An evaluation of the incisive nerve block and combination inferior alveolar and incisive nerve blocks in mandibular anesthesia. J Endod 1992;18:455–459.

[20] Clark K, Reader A, Beck M, Meyers WJ. Anesthetic efficacy of an infiltration in mandibular anterior teeth following an inferior alveolar nerve block. Anesth Prog 2002;49:49–55.

[21] Nuzum FM, Drum M, Nusstein J, Reader A, Beck M. Anesthetic efficacy of articaine for a combination labial plus lingual infiltration versus a labial infiltration in the mandibular lateral incisor. J Endod 2010;36:952–956.

[22] White JJ, Reader A, Beck M, Meyers WJ. The periodontal ligament injection: A comparison of the efficacy in human maxillary and mandibular teeth. J Endod 1988;14:508–514.

[23] Mason R, Drum M, Reader A, Nusstein, Beck M. A prospective, randomized, double-blind comparison of 2% lidocaine with 1:100,000 and 1:50,000 epinephrine

and 3% mepivacaine for maxillary infiltrations. J Endod 2009;35:1173–1177.

[24] Primosch RE, Brooks R. Influence of anesthetic flow rate delivered by the Wand local anesthetic system on pain response to palatal injections. Am J Dent 2002;15:15–20.

[25] Nusstein J, Lee S, Reader A, Beck M, Weaver J. Injection pain and postinjection pain of the anterior middle superior alveolar injection administered with the Wand or conventional syringe. Oral Surg Oral Med Oral Pathol Endod 2004;98:124–131.

[26] Scott J, Drum M, Reader A, Nusstein J, Beck M. The efficacy of a repeated infiltration in prolonging duration of pulpal anesthesia in maxillary lateral incisors. J Am Dent Assoc 2009;140:318–324.

[27] Nusstein J, Wood M, Reader A, Beck M, Weaver J. Comparison of the degree of pulpal anesthesia achieved with the intraosseous injection and infiltration injection using 2% lidocaine with 1:100,000 epinephrine. Gen Dent 2005;53:50–53.

[28] Mikesell A, Drum M, Reader A, Beck M. Anesthetic efficacy of 1.8 mL and 3.6 mL of 2% lidocaine with 1:100,000 epinephrine for maxillary infiltrations. J Endod 2008;34:121–125.

牙髓麻醉

Endodontic Anesthesia

阅读本章节后，读者应该掌握：
- 叙述牙髓麻醉成功的临床特征和方法。
- 讨论牙髓治疗诱发疼痛的相关因素。
- 讨论不可逆性牙髓炎成功实施局部麻醉的问题。
- 解释不可逆性牙髓炎不能达到有效牙髓麻醉的原因。
- 叙述有症状患者的注射痛的特征。
- 讨论不可逆性牙髓炎的初始浸润麻醉和补充麻醉。
- 叙述不可逆性牙髓炎的牙周膜补充麻醉。
- 讨论牙周膜补充麻醉的注意事项。
- 叙述不可逆性牙髓炎的初始和骨内补充麻醉。
- 讨论骨内补充麻醉的注意事项。
- 解释部分有活力的牙髓的骨内补充麻醉。
- 解释牙髓坏死及根尖周炎的骨内补充麻醉和牙周膜补充麻醉。
- 讨论牙髓内注射麻醉。

建议牙体牙髓科医生和临床全科医生在阅读前面内容的基础上学习本章节，以便于理解无明显症状患者下颌麻醉，上颌麻醉和补充麻醉的总体临床指征。

有关确认牙髓麻醉效果及影响的临床因素和方法

嘴唇麻木

常规的确认麻醉起效的方法是询问患者是否出现了嘴唇的麻木，虽然几乎每次麻醉都能出现嘴唇麻木，但是对不可逆性牙髓炎的患者用下牙槽阻滞麻醉的成功率仅为15%～57%[1-10]，这里的成功是指开髓和开始根管治疗时有轻微痛或者无痛。尽管嘴唇的麻木并不意味着牙髓麻醉成功，但是下牙槽阻滞麻醉如果没有出现嘴唇麻木，则一定说明麻醉是失败的，牙髓麻醉也肯定不成功。

结论：嘴唇麻木并不代表牙髓麻醉成功。

软组织检查

尽管用尖探针对软组织探诊进行麻醉效果检查的有效率高达90%~100%[11-14]，但是牙髓有时也不一定完全达到麻醉效果[11-25]。

结论：软组织检查并不是代表牙髓麻醉成功的标志。

试探性治疗

试探性治疗是在开始钻牙之前了解牙髓麻醉效果的方法。如医生在治疗患者下颌牙齿的时候，当钻针磨除牙体组织靠近牙本质时患者可能会跳起来，然后医生会问："有感觉了吗？"当钻针再次触及牙本质时，患者又会再次跳起来，医生通常会说："坚持一两分钟就好了"，然后继续钻牙直到牙髓暴露，再实施牙髓内麻醉。这是医患双方都不愿意看到的结果。

结论：医生在不知道牙齿是否被完全麻醉的情况下就进行牙髓治疗，医患双方都会变得焦虑。

不可逆性牙髓炎患者的临床麻醉

局部麻醉后，在进行根管治疗前可以采用冷测试或者牙髓电活力测试（electric pulp test，EPT）来检测疼痛的活髓牙（例如：出现不可逆性牙髓炎的患牙）[1,5,26,27]，如果患者对测试有反应，说明牙髓麻醉效果不佳，那就应该进行补充麻醉。然而，对有疼痛的活髓牙，即使对测试没有反应，也不能说明达到完全的牙髓麻醉[1,5,26,27]。因此，在进行根管治疗的时候，即使之前患者的牙髓测试是阴性，如果患者自觉有痛感，也应该进行补充麻醉。

通常，如果冠髓已经坏死，而根髓还是活的，那就没有可以预测牙髓麻醉效果的客观方法了。Hsiao-Wu等[28]建议对患牙邻近的正常牙齿进行冷测试，这样可以检测工作区域的麻醉效果。

结论：如果牙齿对冷测试或者电测试有反应，那就说明牙髓麻醉不完全。

牙髓电测试

Dreven等[26]发现，对出现疼痛的活髓牙进行EPT时，阴性反应的患牙牙髓麻醉成功率仅为73%（图1-7，图1-8）。Nusstein等[1]得到的成功率为62%。因此，EPT对于发生牙髓疼痛的活髓牙的麻醉效果检测并不是百分百可靠，但是只要患者表现出对EPT的反应，那就说明牙髓肯定没有被麻醉。

结论：患者对EPT无反应并不能一定表示牙髓麻醉成功了。

冷测试

Cohen等[5]发现，冷冻的氟利昂对发生不可逆性牙髓炎患者的牙髓麻醉效果的检测有效率为92%。对于发生不可逆性牙髓炎的下颌后牙的麻醉效果检测，冷冻的四氯乙烯效果不如冷冻的氟利昂效果好，因为前者的温度不如后者低[1]。四氯乙烯甚至不如EPT精确[1]。在上颌牙的检测中，四氯乙烯和牙髓电活力测试的有效率一样[1]。

然而，牙髓测试中，冷却剂比EPT更方便。冷测试快而简单，只需几秒，也不需要特殊的设备。如果患者对冷测试没有反应且在治疗过程中又感觉疼痛的话，就应该提供补充麻醉了。反而言之，如果患者对冷刺激有反应，医生就应该知道牙髓麻醉并没有起效。

牙髓冷测试的方法为：用棉镊夹着棉球，将制冷剂涂布在棉球上，然后将涂有制冷剂的棉球[29]放在待测牙齿的表面（图1-4~图1-6）。

结论：牙髓冷测试阳性说明牙髓麻醉无效。

戴冠牙齿的冷测试

对戴有金属牙冠和烤瓷牙冠的患牙，冷测试同样有效。事实上，由于这些牙冠可以传导温度，所以牙髓冷测试在这种情况下用起来也相当容易。Miller等[29]发现，牙髓冷测试对戴有全瓷冠的患牙也同样有效。

结论：戴有金属冠、烤瓷冠和全瓷冠的牙齿，可以用冷测试来检测牙髓麻醉是否有效。

临床上牙髓麻醉效果检测的价值

本章节列出来的所有牙髓麻醉效果检测的方法都可以在临床上使用，在实施麻醉之后可采用不同方法对牙髓麻醉情况进行检测。

结论：牙髓检测是一种对牙髓麻醉效果检测的有效方法。

与牙髓治疗中的疼痛相关的因素

预感性疼痛

Rousseau等[30]报道，有92%的患者觉得牙髓治疗的疼痛比预期的疼痛轻或轻得多。LeClaire等[31]发现，96%的经过牙髓治疗的患者表示，如果有必要的话，愿意再次接受牙髓治疗。Van Wijk和Hoogstraten[32]发现，在牙髓治疗前如果对患者进行关于疼痛的沟通的话，就会减少患者对牙髓治疗相关疼痛的害怕程度。

结论：患者可能会认为牙髓治疗很痛，其实不然，所以患者都应该在牙髓治疗前得到关于疼痛的正确信息，以便于减

轻害怕和焦虑。

镇静和疼痛

出现疼痛的患者通常很焦虑并且很害怕牙科治疗[33]。有报道认为，需要接受急诊处理的患者更恐惧牙科治疗。问题是下牙槽神经阻滞麻醉（inferior alveolar nerve block，IANB）是否在镇静患者的身上更加有效？Lindmann等[34]在采用双盲实验评估了患有不可逆性牙髓炎的患者在舌下含服三唑仑的情况下，进行下牙槽神经麻醉的效果，结果发现58位诊断为下颌后牙不可逆性牙髓炎的急诊患者中，随机分为两组，一组患者舌下含服三唑仑0.25mg，一组患者舌下含服同样计量的安慰剂，30min后进行IANB，再过15min后进行牙髓治疗。所有的患者都有明显的嘴唇麻木，麻醉成功的标准为进行开髓或者最初的根管预备的时候有轻微或者没有疼痛。结果显示含服三唑仑组的麻醉成功率为43%，而安慰剂组为57%，两组的有效率无统计学差异。结论：对于下颌后牙不可逆性牙髓炎患者，舌下含服三唑仑0.25mg不能增加下牙槽神经麻醉的有效率。如果治疗中预期会出现疼痛，镇静不能用作减轻疼痛的方法。有效的局部麻醉是必需的。三唑仑虽然不能减轻患者疼痛，但是可以减少患者的焦虑，使患者更能接受牙科治疗。

结论：三唑仑口服镇静不能减少牙科治疗过程的疼痛。

患者对牙科治疗过程疼痛的满意度

Lindmann等[34]报道，尽管在牙髓治疗过程中出现了重度甚至极严重的疼痛，服用三唑仑和安慰剂的患者对治疗的满意度均为100%。Gale等[35]、Davidhizar和Shearer[36]、

Schouten等[37]，Fletcher等[38]都发现，患者的满意度与4个因素有关：（1）保持积极和专业的态度；（2）不断的鼓励；（3）关心的态度；（4）避免心存戒备。牙科医生积极沟通的行为和患者的满意度有关，也能解释为什么即使疼痛没有解决患者仍然对治疗过程满意。

结论：即使疼痛没有解决，牙科医生对患者关心的态度仍然与患者的满意度相关。当然，我们应该尽我们最大的能力减轻患者的疼痛。

牙髓组织的炎症和破坏程度

炎症和细菌的入侵，对牙髓组织的破坏导致细胞因子，例如肿瘤坏死因子α、白介素[6]、前列腺素E_2和环前列腺素释放，会使疼痛感受器的同工型（$Na_v1.7$，$Na_v1.8$，$Na_v1.9$）变得兴奋,也会增加短暂受体蛋白香草酸-1的活性[39-44]。持续末梢神经疼痛会导致中枢致敏的发生，这可能导致感觉异常[39,45,46]。这些因素可能解释为什么局部麻醉对牙痛的患者并不总是有效。例如，$Na_v1.9$通道对局部麻醉的反应不敏感[42]。未来的研究可能会发现一些药物能够阻断这些细胞因子或者选择性的阻断疼痛感受器的通道，以更好地控制疼痛。

结论：许多导致疼痛感受器兴奋的因素导致了牙痛患者的局部麻醉的有效率降低。

不可逆性牙髓炎患者的成功的局部麻醉

成功的上颌浸润麻醉

利多卡因

Nusstein等[1]报道了对上颌不可逆性牙髓炎患者采用含1：100,000肾上腺素的2%利多卡因3.6mL进行上颌后牙颊侧浸润麻醉的研究。25位患者中，其中23位的牙髓冷测试为阴性，其中4%的患者在开髓的时候感觉牙本质过敏样酸痛，20%的患者在开髓后感觉疼痛。12%的患者要求进行骨内注射麻醉。

结论：用3.6mL含1：100,000肾上腺素的2%利多卡因进行上颌后牙颊侧浸润麻醉对不可逆性牙髓炎患者也不完全有效。

阿替卡因

Srinivasan等[47]比较了含有1：100,000肾上腺素的4%阿替卡因和2%利多卡因对不可逆性牙髓炎患者进行上颌后牙颊侧浸润麻醉的效果，以在牙髓治疗过程中有轻度或者无不适为麻醉成功标准。他们发现阿替卡因（第一前磨牙和第一磨牙有效率为100%）比利多卡因（第一前磨牙80%有效，第一磨牙30%有效）更有效。然而，这40位患者被分成了4组，每组10个人，样本量较小有可能影响结果，因此需要进一步的研究来证实阿替卡因对不可逆性牙髓炎患者比利多卡因更能提供有效的牙髓麻醉。

Sherman等[48]比较了含1：100,000肾上腺素的4%阿替卡因和2%利多卡因对患有不可逆性牙髓炎患者的上颌后牙浸润麻醉的效果，发现两种方法在麻醉效果上没有区别，这个研究也是每组10个患者，也需要扩大样本量进一步研究。

Rosenberg等[49]发现，对不可逆性牙髓炎患者进行IANB或上颌浸润麻醉后，再进行补充麻醉，无论采用阿替卡因或者利多卡因都没有区别。然而，同样试验结果受到试验人数较少的质疑，需要进一步研究。

结论：对不可逆性牙髓炎患者采用阿替卡因进行上颌浸润麻醉的效果需要进一步研究。

IANB的成功率

对不可逆性牙髓炎患者的牙髓治疗临床研究中发现IANB的成功率（在进行开髓或者初始根管扩挫时轻度疼痛或者无痛为成功）为15%～57%。这些研究表明对不可逆性牙髓炎患者的局部麻醉只靠下牙槽神经阻滞麻醉非常困难。

结论：IANB对不可逆性牙髓炎患者通常无效。

阿替卡因行IANB的临床有效性

Claffey等[4]比较了含1：100,000肾上腺素的4%阿替卡因和2%利多卡因对不可逆性牙髓炎患者的下颌后牙IANB效果，成功率（在进行开髓或者初始根管扩挫时轻度疼痛或者无痛为成功）阿替卡因为24%，利多卡因为23%，两者之间无统计学差异。两者的成功率都不理想。Tortamano等[8]也发现，在对患有不可逆性牙髓炎患者的下颌后牙进行IANB时，使用阿替卡因和利多卡因的效果是相同的。反复的临床试验并没有证明阿替卡因对神经的阻滞比利多卡因更加有效。

结论：阿替卡因与利多卡因在不可逆性牙髓炎患者进行IANB时效果相当。

Gow-Gates技术的成功率

Sherman等[48]比较了含1：100,000肾上腺素的4%阿替卡因和2%利多卡因对患有不可逆性牙髓炎患者的后牙进行了Gow-Gates技术麻醉的效果，结果发现两种麻醉制剂的效果无区别，这个研究也是每组只有10个患者，需要加大样本量进一步研究

才能得到临床结论。

Aggarwal等[10]发现在不可逆性牙髓炎麻醉时 Gow-Gates技术比传统的IANB效果更好。成功率分别为52%和36%。同样他们的实验样本量也很小。

结论：对Gow-Gates技术的麻醉效果需要扩大样本量进行进一步研究。

为什么不可逆性牙髓炎牙髓麻醉效果不佳

牙髓病患者牙齿疼痛的时候牙髓已经发生了病理性变化，同时也存在麻醉问题。这些都是麻醉失败的原因。

然而，Fiedler研究发现，询问5位牙体牙髓医生关于麻醉失败的问题，你可以得到5种答案。一种解释是传统的麻醉技术不是总能提供深入的牙髓麻醉，就如前面的章节提到的一样。

另外一种解释是基于炎症部位的低pH减少了麻醉药物穿透神经膜的量的理论，结果导致神经离子化的结构减少从而使麻醉效果不佳。如果这种解释是正确的，那么上颌浸润麻醉效果不佳的问题就可以得到答案。但是对于发生牙髓炎的下颌后牙进行IANB效果不佳的问题，因为麻醉的地方离炎症的地方有一段距离，因此，无法用局部炎症的影响来解释为什么下牙槽神经阻滞麻醉效果不佳。有趣的是，一项基础研究调查发现如果炎症部位的组织被酸化，局部麻醉可能成功[50]，当然这也需要进一步研究。

对于麻醉失败的另外一种解释是炎症组织中的神经元已经改变了其静息电位，且动作电位阈值降低[51,52]。Modaresi[51]、Wallace等[52]发现局部麻醉剂在神经敏感性降低的情况下不足以阻滞这种脉冲式的传

导。

另外一种因素可能与河豚毒素–耐受类的钠离子通道有关，这种通道被证实可以对抗局部麻醉[53]。一种可能的原因是在不可逆性牙髓炎患牙的牙髓中这种钠离子通道的表达可能有所增加[54]。

最后，牙痛的患者通常比较焦虑，这也使他们的痛阈降低。因此，牙科医生应该在对患有不可逆性牙髓炎的患者进行IANB效果不佳的时候考虑采用补充麻醉技术，例如骨内麻醉[1,2,55,56]或者牙周膜麻醉[5]。

结论：许多因素共同造成了不可逆性牙髓炎患者局部麻醉的失败。

这不是你的错！

需要记住一个重要的事实，在实施根管治疗中并不能总是成功实现牙髓麻醉，但这不是你的错。

有症状患者的注射痛

骨内注射痛

牙痛患者对牙科注射疼痛反应不尽相同。McCartney等[57]对不可逆性牙髓炎患者的IANB注射痛进行了研究，发现57%～89%的患者在IANB注射的3个阶段出现中度甚至重度疼痛，55%～59%的患者认为进针的疼痛为中等疼痛，2%～9%的患者认为进针痛为重度疼痛。局部麻醉并没有减轻进针的疼痛。当把针头放到目标地方的时候，35%～70%的患者报告有中度的疼痛，10%～35%的患者报告有严重的疼痛。进针的疼痛是IANB注射的3个阶段中最痛的部分。有趣的是，在进针的过程中注射0.2～0.4mL局麻药与不注射局

麻药相比并没有显著减轻进针疼痛。在注射麻药的时候，52%的患者认为此刻的疼痛为重度疼痛，14%～21%的患者认为是极重度疼痛。因此，患不可逆性牙髓炎的患者在接受IANB注射的时候，57%～89%的患者可能认为有中到重度的疼痛。对于如何减少注射疼痛需要进一步研究。

结论：IANB注射对不可逆性牙髓炎患者而言可能是痛苦的注射方法。

颊神经阻滞注射痛

Drum等[58]采用27号1in长的注射器和1/4支含1：100,000肾上腺素的2%利多卡因进行颊神经阻滞麻醉注射（由于颊神经从下颌升支的前端经过，注射点位于最后一颗磨牙的尽量远端），30%的患者诉有中等程度的疼痛，10%的患者诉有重度疼痛。局部麻醉并不降低进针疼痛的发生概率。36%的患者在注射药物的时候有中等程度疼痛，3%的患者有重度疼痛。因此，几乎有1/3的有症状的患者在接受颊神经阻滞麻醉的时候出现中度到重度的疼痛。

结论：颊神经阻滞麻醉对有不可逆性牙髓炎患者来说可能是一个疼痛的注射方法。

不可逆性牙髓炎患者的浸润麻醉和补充麻醉

采用阿替卡因进行颊侧浸润麻醉作为IANB的补充麻醉

Matthews等[6]对采用含1：100,000肾上腺素的4%的阿替卡因进行颊侧麻醉作为IANB下颌不可逆性牙髓炎后牙失败后的补充麻醉的有效率进行研究，他们发现成功率（在开髓或者根管预备的时候有轻微的

疼痛或者无疼痛）为58%。

在类似的研究中，Oleson等[71]、Simpson等[59]发现，成功率分别为38%和52%。Aggarwal等[60]发现当采用颊侧浸润麻醉作为IANB的补充麻醉方法时，使用阿替卡因的成功率为54%，而同时使用阿替卡因和抗炎镇痛药物酮咯酸的成功率为62%。他们还发现采用了地塞米松的补充浸润成功率为45%[60]。遗憾的是，这样的成功率仍然不能为所有需要深入麻醉的患者提供可预测的牙髓麻醉。这个发现与另外一个研究的结果有冲突，这个研究发现采用含1：100,000肾上腺素的4%阿替卡因作为IANB的补充麻醉的牙髓麻醉的成功率为88%[61]。

Fan等[62]评估了对不可逆性牙髓炎患者采用IANB再加上阿替卡因颊侧浸润麻醉的效果。他们发现麻醉的成功率高达82%。然而，并不知道在进行颊侧浸润麻醉之前，有多少接受了IANB的患者牙髓已经被成功麻醉了。Matthew等[6]、Oleson等[7]、Simpson等[59]发现，他们只对接受IANB麻醉失败的患者进行了阿替卡因颊侧浸润麻醉。因此实验设计上的疏忽可能会影响Fan等[62]的研究结果。

总之，对患不可逆性牙髓炎的下颌后牙来说，用含1：100,000肾上腺素的4%的阿替卡因进行颊侧浸润麻醉的有效性不如骨内注射麻醉。

结论：对不可逆性牙髓炎患者来说，对接受IANB麻醉失败的患者采用阿替卡因颊侧浸润麻醉作为补充麻醉的方法不是可靠的。

采用利多卡因进行颊侧浸润麻醉作为IANB的补充麻醉

Parirokh等[27]发现，对不可逆性牙髓炎患者采用含1：80,000肾上腺素的2%的1.8mL利多卡因在IANB后进行下颌第一磨牙颊侧浸润麻醉的有效率为65%。然而并不知道在进行颊侧浸润麻醉之前，有多少接受了IANB的患者的牙髓就已经成功麻醉了。就是说，笔者并没有在进行颊侧浸润麻醉之前检测IANB麻醉的失败与否。这种设计上的失误可能影响研究结果。

总之，对不可逆性牙髓炎的下颌后牙来说，含1：80,000肾上腺素的2%的利多卡因进行补充颊侧浸润麻醉有效性不如骨内注射麻醉。

结论：对不可逆性牙髓炎患者来说，接受IANB麻醉失败的患者采用含1：80,000肾上腺素的2%的利多卡因进行颊侧浸润麻醉作为补充麻醉不是一种可靠的牙髓麻醉方法。

采用阿替卡因的颊侧和舌侧浸润麻醉作为IANB的补充麻醉

Aggarwal等[9]发现，对不可逆性牙髓炎患者来说，进行IANB之后行颊侧和舌侧浸润麻醉，阿替卡因的成功率（67%）高于利多卡因（47%）。然而，Aggarwal并不知道在进行颊侧和舌侧浸润麻醉之前，有多少接受了IANB的患者的牙髓就已经成功被麻醉了，即笔者并没有在进行颊侧浸润麻醉之前检测IANB麻醉的失败与否。这种设计上的失误可能影响研究结果。

结论：对不可逆性牙髓炎患者来说，接受IANB麻醉失败的患者采用阿替卡因进行颊侧和舌侧浸润麻醉作为补充麻醉不是一种可靠的牙髓麻醉方法。

采用阿替卡因进行单纯的颊侧加上舌侧浸润麻醉

Aggarwal等[10]发现，对不可逆性牙髓炎患者来说，采用含1：100,000肾上腺素的4%阿替卡因进行单纯的颊侧（1.1mL）加上舌侧（1.1mL）的浸润麻醉，下颌第一和第二磨牙的成功率只有27%。

结论：对不可逆性牙髓炎患者来说，采用阿替卡因进行单纯的颊侧加上舌侧（1.1mL）浸润麻醉不是一种可靠的牙髓麻醉方法。

不可逆性牙髓炎患者的牙周韧带补充麻醉

利多卡因的成功率

牙髓治疗中采用牙周韧带注射麻醉作为补充麻醉的牙髓麻醉成功率为50%～96%[5,63-65]。Walton和Abbott[65]报道在牙髓和修复治疗过程中，牙周韧带注射补充麻醉的成功率为63%，如果第一次牙周韧带注射麻醉失败了，再次牙周韧带注射的成功率为71%，总的成功率可达到92%。Smith等[64]报道了类似的结果。Cohen等[5]研究表明不可逆性牙髓炎患者牙周膜补充麻醉成功率为74%，再次牙周韧带注射将成功率提高到了96%。但是这种牙周韧带注射麻醉对下前牙无效[66,67]。

在对牙体牙髓医生的近期调查中（回复率为33%），Bangerter等[68]发现，牙周韧带注射比骨内注射用的更普遍些，年资高的牙髓病医生比年轻的牙髓病医生更喜欢用牙周韧带注射麻醉。这有可能和很多牙髓病医生没有接受过骨内注射系统培训有关系。

说明：笔者在学习骨内注射方法之前很多年都用的是牙周韧带注射麻醉。骨内注射补充麻醉因为不需要为获得有效的麻醉进行再次注射，并且能提供长时间的牙髓麻醉效

果，因此比牙周韧带注射麻醉更有效。

结论：牙周韧带注射补充麻醉需要多次注射才获得成功。

阿替卡因的成功率

Fan等[62]评估了对不可逆性牙髓炎患者进行IANB后，采用阿替卡因进行牙周韧带注射补充麻醉的牙髓麻醉效果。他们发现麻醉成功率为83%。然而，并不知道在进行牙周韧带注射补充麻醉之前，有多少接受了IANB的患者的牙髓就已经成功被麻醉了。就是说，笔者并没有在进行颊侧浸润麻醉之前检测IANB麻醉的失败与否。这种设计上的失误可能影响研究结果。

结论：对不可逆性牙髓炎患者来说，接受IANB麻醉失败的患者采用阿替卡因进行牙周韧带注射补充麻醉需要进行进一步研究。

采用计算机控制的局部麻醉的成功率

Nusstein等[69]评估了患有不可逆性牙髓炎进行IANB麻醉后失败的下颌后牙，采用计算机控制的局部麻醉注射系统（computer-controlled local anesthesia delivery systems ,CCLAD），以前也称为Wand，使用含有1：100,000肾上腺素的2%的利多卡因进行牙周韧带注射补充麻醉的效果，成功率为56%。这个成功率令人失望，因为CCLAD系统可以保持一个精确的注射速度将1.4mL麻醉剂平稳地输入牙周膜韧带内。这个研究采用了压力传感系统的原型，如果有进一步采用市场成品的压力传感单元的研究，例如STA单颗牙麻醉器（Milestone Scientic）采用的dynamic压力传感技术）就会非常有价值。

结论：对不可逆性牙髓炎患者来说，在IANB失败后，采用Compudent CCLAD压

力传感单元进行牙周韧带注射补充麻醉，成功率可达到56%。

采用牙周韧带注射补充麻醉的考虑

注射的不适

在实施活髓牙（不可逆性牙髓炎）治疗过程中，当IANB没有取得成功的麻醉之后，应用补充注射麻醉时，Cohen等[5]使用高压注射器进行牙周韧带注射麻醉，他们认为牙周韧带注射不会产生不适感。然而，Dreven等[26]报道在进行不可逆性牙髓炎患者牙周韧带注射时能感觉到中等程度的疼痛。Nusstein等[69]报道采用Compudent CCLAD系统，有18%的患者在注射针头进入和移动的时候有中等程度的疼痛，4%的患者有重度的疼痛。有10%的患者报告，在注射药物的时候有中等程度的疼痛，1%的患者有重度的疼痛。临床医生应该知道对不可逆性牙髓炎患者进行牙周韧带注射补充麻醉的时候可能会出现中度到重度的疼痛。

结论：对不可逆性牙髓炎患者进行牙周韧带注射补充麻醉的时候不到20%的患者可能会出现中度到重度的疼痛。

麻醉的起效和持续时间

牙周膜麻醉一般注射后立即起效，在牙髓治疗过程中，采用Compudent CCLAD系统进行牙周韧带注射补充麻醉，56%的患者麻醉时间可以持续整个根管清理过程（约35min）[69]，采用Compudent CCLAD系统麻醉的持续时间要长于采用牙周韧带注射针[69,70]。

结论：牙周膜麻醉一般注射后立即起效，当采用Compudent CCLAD系统进行牙周韧带注射补充麻醉时，整个麻醉时间可以持续约35min。

术后疼痛和预防

牙周韧带注射补充麻醉的术后不适可能增加常规的牙髓治疗术后疼痛。不要在发生牙髓坏死、根尖暗影、蜂窝织炎和囊肿的疼痛患牙使用牙周韧带注射麻醉，因为这样会非常疼痛，并且不能提供较好的麻醉效果。另外，如果患者患有双磷酸盐相关的下颌骨坏死并伴有临床症状，也不能进行牙周韧带注射麻醉。尽管没有进行研究，但服用双磷酸盐的患者可能可以接受牙周韧带注射麻醉。这需要更多的信息收集。

不可逆性牙髓炎补充和单纯骨内注射麻醉

骨内注射麻醉并不是一项新技术，在1935年Sterling V. Mead编著的《口腔外科麻醉学》教科书里面就有记载，有趣的是，20世纪30年代他在这本书中描述骨内麻醉章节的最后用非常简单的话做了一个总结：对我来说这个方法没有任何的优点并且没有必要[71]。

IANB麻醉后骨内补充麻醉的成功率

Nusstein等[1]发现对后牙不可逆性牙髓炎患者实施牙髓麻醉，应用Stabident system系统（Fairfax Dental, 图 4-12)通过下颌骨骨内注射1.8mL含1：100,000肾上腺素的2%利多卡因麻醉成功率为90%（在行根管治疗或仪器初始触及牙髓感觉轻度疼痛或无痛）。同样，在类似的研究中，Oleson等[7]、Simpson等[59]得到的成功率分别为94%和86%。Parente等[56]在传统的局部麻醉技术失败之后，对不可逆性牙髓炎患者进行Stabident骨内注射麻醉，他们发现初始用0.45 ~ 0.9mL含1∶100,000肾上腺素的2%利多卡因进行骨内注射补充麻醉对下颌后牙牙髓麻醉的成功率为79%，再次进行骨内麻醉可以将成功率提至91%。因此，注射1支利多卡因比注射1/4或者半支的效果更好[1,56]。

结论：采用1支含1∶100,000肾上腺素的2%利多卡因进行骨内注射补充麻醉对下颌后牙牙髓麻醉的成功率为90%。

采用甲哌卡因的Stabident系统麻醉

Reisman等[2]报道，采用1.8mL的3%甲哌卡因进行骨内注射补充麻醉使患有不可逆性牙髓炎的下颌后牙牙髓麻醉成功率提高到了80%，而单纯用下牙槽神经阻滞麻醉的成功率仅为25%。再次注射1支3%甲哌卡因进行骨内注射，成功率将达到98%。因此，1支3%甲哌卡因的麻醉效果不如1支含1∶100,000肾上腺素的2%利多卡因，但是3%甲哌卡因没有含肾上腺素麻醉剂的心率加快的副作用。

结论：3%甲哌卡因进行骨内注射补充麻醉对下颌后牙的牙髓麻醉成功率为80%，再次注射1支3%甲哌卡因进行骨内注射，成功率将达到98%。

采用阿替卡因的Stabident系统麻醉

Bigby等[72]发现，对患有不可逆性牙髓炎的下颌后牙，当IANB失败后，采用含1∶100,000肾上腺素的1.8mL的4%的阿替卡因进行骨内注射补充麻醉使的牙髓麻醉成功率为86%，阿替卡因与利多卡因的效果相似。

结论：当IANB失败后，阿替卡因骨内注射补充麻醉的效果和利多卡因相当。

X-Tip系统

Nusstein等[55]采用X-Tip系统（Dentsply Maillefer, 图4-13）进行IANB失败后的不可逆性牙髓炎患者的骨内注射补充麻醉。X-Tip系统的进针点为下颌磨牙或前磨牙的膜龈联合处根方3 ~ 7mm，采用含1∶100,000肾上腺素的1.8mL的2%利多卡因。他们发现采用X-Tip系统注射的33位患者中有6位（18%）发生了麻药倒流入口腔中的情况。发生麻药倒流的患者没有一个麻醉成功。剩下的（82%）没有发生麻药倒流的患者麻醉成功了。因此他们给出了这样的结论，当IANB没能提供深入有效的牙髓麻醉时并且在根尖部位应用时，X-Tip系统对患不可逆性牙髓炎的下颌后牙的牙髓麻醉非常成功。

总结：在没有出现麻药口内反流的情况下，采用含1∶100,000肾上腺素的1.8mL的2%利多卡因进行X-Tip系统骨内注射补充麻醉和采用Stabident系统的麻醉效果类似。

单纯骨内注射麻醉的成功率

IntraFlow系统（Pro-Dex, 图4-16）由一个含有麻药分配系统的低速手机和一个旋转的针头/钻针组成。当皮质骨被穿透后，开始注射麻药。IntraFlow系统已经没有生产了。Reemers等[73]的研究中，对15位不可逆性牙髓炎的患者进行了IntraFlow系统初始麻醉，发现有87%的成功率（两次连续的牙髓测试读数上 EPT）。然而，笔者没有进行开髓和检测疼痛等方法来检测一下假设的麻醉效果。另外，在使用橡皮障和放置数码头或者牙片的时候有可能需要舌侧麻醉，那么就要求另外单独注射麻醉剂。笔者发现注射针头堵塞引发的输液管周围麻醉剂的泄漏导致了之后的麻醉失败。当针头堵塞后，麻醉剂不知不觉地就从输液管接口处漏了，因此除了有麻醉失败的记录，并没有对这种麻药泄漏的反馈记录。

建议：从临床上达到的经验来看，当IANB失败时（有或没有唇缘的麻木），采用骨内注射补充麻醉，并不能提供牙髓的麻醉。因此，初始的骨内注射麻醉通常不成功。

结论：对不可逆性牙髓炎患者采用骨内注射补充麻醉作为初始麻醉在推荐临床使用之前还需要进一步研究。

成功的关键

骨内注射补充麻醉成功的关键在于麻醉剂能进入骨松质中。如果麻醉剂从注射孔反流入口腔中，当然就不可能有麻醉效果了。继续注射麻药或者换个进针部位再注射麻药进入骨松质是个不错的选择。少于10%的骨内注射，狭窄的骨松质空间会限制麻醉剂在根尖处的扩散[1,2,16,20,21,23,55,69,70,72,74-76]。因此，在这种情况下，即使麻醉剂已经注入了骨松质，麻醉仍然会失败。

结论：麻醉剂必须要注入骨松质里面。

补充骨内注射麻醉的注意事项

在进行骨内注射补充麻醉时候需要考虑告诉患者什么？

一个对骨内注射补充麻醉的可能的解释是：你的牙齿还没有我们期望的那样麻，因此，我们将再在牙齿周围放点儿使牙齿变麻的药物，你将会感觉有些震动，有可能你的心跳会加快（如果我们用了血管收缩剂的话）。而不应该说：我们将要钻穿你的牙龈和骨头，然后再打一针麻药。对IANB来说，我们不应该对患者做这样详细的描述：我们将要扎破你的口腔黏膜、结缔组织、肌肉，然后达到骨头，试图到达神经。我们可以这样简单地说：我们将要使你的牙齿变麻，这样你会感觉舒服些。骨内注射麻醉的术前医患沟通应该和其他局部麻醉的术前交代是一样的。

结论：骨内注射麻醉的术前医患沟通应该简洁，并且和其他局部麻醉的术前交代相同。

骨内注射麻醉的注射疼痛和注药疼痛

Nusstein等[1]、Reisman等[2]和Bigby等[72]发现，对患不可逆性牙髓炎的下颌后牙采用Stabident进行骨内注射麻醉的时候，分别有0%、9%及16%的患者描述有中度到重度的疼痛。另外5%、31%及22%的患者表示在注入麻药的时候有中度到重度的疼痛。Nusstein等[55]报道，采用X-Tip系统对不可逆性牙髓炎患者进行骨内注射时，有48%的患者表示有中度到重度的进针痛。27%的患者表示注射麻药时候有中度的疼痛。对两种注射系统来说，进针的疼痛只持续短短几秒钟，并且就是发生在旋转进针的时候。推药的疼痛通常发生在刚开始注入麻药加压的时候。通常，医生应该知道在采用Stabident或X-Tip系统对不可逆性牙髓炎患者进行麻醉进针和推药的时候会出现短暂的，但是中度到重度的疼痛。相对于无症状的牙齿来说，牙痛的患者可能已经比较焦虑了，疼痛的概率将会增加。

结论：对不可逆性牙髓炎患者来说，骨内注射补充麻醉可能会很痛。

即刻和持续性

麻醉即刻起效，就是立即，没有等

待时间。对不可逆性牙髓炎患者，采用Stabident或X-Tip系统进行骨内注射补充麻醉可以提供整个清创过程所需要的时间（至少35min）[1,2,55,72]。

结论：即刻就是立即，骨内注射补充麻醉的麻醉效果可以持续至少35min。

重复骨内注射补充麻醉

Jensen等[76]发现，采用含1∶100,000肾上腺素的1.4mL的2%的利多卡因在初始骨内注射麻醉后30min进行再次骨内注射，将提供额外的15~20min的牙髓麻醉效果。这和初始的骨内注射麻醉持续时间类似。因此，如果患者在牙髓治疗的后期开始感觉不舒服的话，再次进行骨内注射麻醉可能有用。然而，在一些病例中，在治疗过程的后期，IANB可能逐渐失效，因此，再次进行IANB可能也有帮助。

结论：再次进行骨内注射补充麻醉将提供额外的15~20min的牙髓麻醉效果。

在牙髓治疗过程中，IANB麻醉失败后什么时候开始感觉到疼痛？

IANB麻醉失败，开髓的时候在到达牙本质的时候就有38%的概率会发生中度疼痛，14%的概率发生重度疼痛[1,3,4,34]。如果顺利通过牙本质，在牙髓暴露的时候，18%的概率会发生中度疼痛，11%的概率会发生重度疼痛[1,3,4,34]。如果顺利通过牙本质，也顺利开髓，在进行根管初始预备的时候有6%的概率会发生中度疼痛，7%的概率会发生重度疼痛[1,3,4,34]。因此，最大的问题是开髓之前通过牙本质的时候。因此有必要在预备牙本质通道这个阶段使用补充麻醉，而不是叫患者忍住疼痛开髓。

总结：在IANB失败后，开髓之前制备牙本质通道的时候，52%的患者将会感觉中度或者重度的疼痛。

什么时候应该使用骨内注射麻醉？

考虑到初始IANB较高的失败率，为不可逆性牙髓炎患者提供骨内注射补充麻醉是明智的。也就是说，先进行IANB，然后对患牙进行冷测试，如果测试结果为阴性，可以进行治疗，如果测试结果为阳性，那就需要进行骨内注射补充麻醉。用含1∶100,000肾上腺素的1.8mL 4%的阿替卡因在患处进行骨内注射补充麻醉，可以减少钻牙的疼痛，提供补充麻醉。骨内注射将显著的减少患者的疼痛，并为即刻高效的治疗提供条件。

多数牙髓病医生没有采用这种注射方法是因为临床医生通常都是按照他们最初的临床训练做的，有些时候这些习惯非常难改变。例如，美国医学联盟杂志上刊登的1998年的研究就提倡包皮环切手术采用麻醉[77]。然而在这个研究的当时，96%的接受包皮环切手术的婴儿没有进行麻醉。在住院医生阶段，医生们接受的教育就是不需要麻醉，结果，现在要他们改变理念是个非常缓慢的过程。类似的问题在许多健康护理学科中很常见，可见保持知识的更新才能跟随时代的发展。

这本书展示了关于骨内注射麻醉非常有用的信息，建议读者可以采纳里面提到的一些策略。这一点也符合Torquemada定律：如果你确定你是正确的，你有责任把你的意愿强加在不同意你观点的人身上。

结论：IANB之后采用骨内注射补充麻醉将大大减少患者的疼痛，并为不可逆性牙髓炎患者即刻快速的治疗创造条件。

术后疼痛和问题

不可逆性牙髓炎患者，进行骨内注射

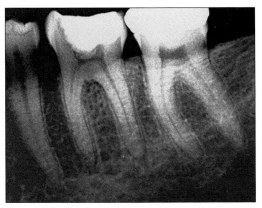

图6-1 对冠髓坏死，根髓为活髓或者部分活髓的患牙，并且在影像学上牙周膜有增宽的患牙，骨内注射麻醉有效果。

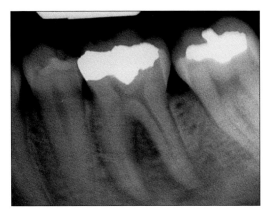

图6-2 对于伴有根尖周暗影的患牙进行骨内注射麻醉是非常疼痛的。

的患者的术后疼痛增加了根管治疗术后的疼痛。另外，患者在注射部位出现肿胀和/或渗出物的概率和没有牙痛症状的患者一样（5%），见第4章的进一步讨论。

对部分活髓的牙齿进行骨内注射补充麻醉

骨内注射补充麻醉对冠髓发生坏死而根髓有活力或部分根髓有活力的患牙，和影像学上发生了根尖周膜增宽的患牙有效（图6-1）。近期有冷热敏感史的患牙应该和发生了牙髓坏死并出现了根尖暗影并加重的患牙进行区别。

结论：骨内注射补充麻醉对牙髓有部分活力的患牙有效。

骨内注射补充麻醉和牙周膜韧带麻醉在发生了牙髓坏死和根尖周暗影的牙齿中的应用

有症状的患牙

没有研究对这些牙齿的麻醉成功率进行研究。很有可能是因为麻药注射的时候可能会非常疼痛，并且有效的麻醉有时候并不能起效，即使起效，麻醉持续时间也比较短。我们在俄亥俄州州立大学进行了初步研究，对有症状的发生了牙髓坏死和根尖周暗影的患牙（图6-2）来说，骨内注射补充麻醉和牙周膜韧带注射麻醉时注入麻药的时候会非常疼痛，实验不得不被终止。因此，除非有进一步的实验支持，骨内注射和牙周膜韧带麻醉不应用于发生了牙髓坏死和根尖周炎的有症状的患牙。

结论：骨内注射补充麻醉和牙周膜韧带注射麻醉不能被用于发生了牙髓坏死和根尖周炎的有症状的患牙。

无症状的患牙

尽管很少需要，但骨内注射补充麻醉和牙周膜韧带注射麻醉对发生了牙髓坏死和根尖周炎但无症状的患牙有效。

预防措施

不要对发生了牙髓坏死和根尖暗影，或是发生了蜂窝织炎或者根尖脓肿的疼痛牙齿进行骨内注射麻醉。因为这样会非常疼痛，并且没有显著的麻醉效果。临床症状明显的二膦酸盐相关的颌骨骨头坏死的患者不能进行骨内注射麻醉。尽管没有进行研究，口服二膦酸盐的患者可能可以进行骨内注射麻醉，当然，需要进一步研究证实。

牙髓内注射

有5%～10%的患不可逆性牙髓炎的下颌后牙，在进行了补充麻醉，甚至反复的补充麻醉，仍然没有麻醉效果。整个开髓的过程疼痛一直都持续着，那就有了牙髓内注射麻醉的指征。

操作

开始之前，要告知患者会采用额外的麻醉以保证他们的舒适性，而这一点额外的麻醉会有一点儿痛。

为了增加注射压力，可以采用棉球压住进针口以增加压力，防治麻醉剂反流。也可以用牙胶、蜡或者一块橡皮片作为按压物。如果可能的话，可以用钻针开髓，然后注射针直接进入开髓孔中。

另外一种办法是当髓室顶部分打开后，可以对分别对根管进行注射。标准注射器都配备的是27号短针头。用手或者止血钳作为针管的支撑防止针尖弯曲，将针头通过开髓孔进入根管内，其间缓慢注射麻药直至针头无法再楔入，慢慢地加大压力直到最大注射压力，持续5～10s。如果没有加压，麻醉剂将从开髓孔反流出来。这时针头需要进入更深，或者抽出来，换个更粗的针头（25号），再次进行注射。这个对磨牙来说，每个根管都需要这样的麻醉。

需要注意的问题

这个技术最主要的缺点是针头的放置

和注射都是直接进入非常敏感的活髓牙。注射本身会带来中度到重度的疼痛[1]。牙体牙髓病学杂志上，Miles[78]（需要进行牙髓治疗的接受过牙科训练的神经内科医生）报道，当进行牙髓内注射的时候会极端疼痛。同时他报道说，这种麻醉方法非常有效，但是要付出极高的代价。Miles认为，这样会使患者对牙髓病医生的信任减少，并且增加了焦虑。因为现在我们有了更为成功的补充麻醉方法，只有在其他所有补充麻醉方法都失败的情况下才会选择牙髓内注射麻醉。

这种技术的另外一个缺点就是麻醉时间较短（10min或者更少）。因此，必须在短时间内去除大部分的牙髓组织，达到正确的工作长度，以防止在根管预备过程中再次出现疼痛。还有一个缺点是必须充分暴露牙髓，以便于直接注射。但是在暴露牙髓前，在牙本质层面，麻醉无效的问题一直存在[1,3,4,34]。

牙髓内注射的优点是，如果施加压力的话，牙髓麻醉非常有效[79,80]。并且不需要特殊的注射针头。施加较大压力是牙髓麻醉起效的主要因素[79,80]。被动地放入麻药是不够的，麻醉剂不会弥散到整个牙髓。

结论：如果提供压力注射的话，牙髓内注射麻醉可以有效，但是这种麻醉方式只能在其他补充麻醉技术无效的情况下使用。

表面麻醉

DeNunzio[81]报道了在进行牙髓摘除术时可以使用的一种局部麻醉方法。在扩挫针上放置局部麻醉剂，放入根管里面，将残留的牙髓组织麻醉。笔者声明有10s的轻微不适。尽管笔者报道这种技术非常有效，但是还没有对这种方法进行客观研究的报道。

Moghadamnia[82]研究了对不可逆性牙髓炎患者进行局部麻醉时使用2%阿米替林凝胶作为辅助麻醉。阿米替林（三环类抗抑郁药）可以阻断钠通道，但是由于其副作用，并没有达到系统的使用标准。笔者发现当把阿米替林放置于暴露的牙髓时，可以降低视觉模拟疼痛评分长达9min。但临床中的问题是，在牙髓暴露之前牙本质切削就有疼痛。

结论：对牙髓内麻醉的局部麻醉需要进一步研究

启示

补充麻醉对于牙髓治疗至关重要。这些技术操作都非常简单，可以在临床大量使用。

记住Allen定律：每件事情对于大多数人都是看起来复杂，实际上不是！

参考文献

[1] Nusstein J, Reader A, Nist R, Beck M, Meyers WJ. Anesthetic efficacy of the supplemental intraosseous injection of 2% lidocaine with 1:100,000 epinephrine in irreversible pulpitis. J Endod 1998;24:487–491.

[2] Reisman D, Reader A, Nist R, Beck M, Weaver J. Anesthetic efficacy of the supplemental intraosseous injection of 3% mepivacaine in irreversible pulpitis. Oral Surg Oral Med Oral Pathol Oral Radiol Endod 1997;84:676–682.

[3] Kennedy S, Reader A, Nusstein J, Beck M, Weaver J. The significance of needle deflection in success of the inferior alveolar nerve block in patients with irreversible pulpitis. J Endod 2003;29:630–633.

[4] Claffey E, Reader A, Nusstein J, Beck M, Weaver J. Anesthetic efficacy of articaine for inferior alveolar nerve blocks in patients with irreversible pulpitis. J Endod 2004;30:568–571.

[5] Cohen H, Cha B, Spangberg L. Endodontic anesthesia in mandibular molars: A clinical study. J Endod 1993; 19:370–373.

[6] Matthews R, Drum M, Reader A, Nusstein J, Beck M. Articaine for supplemental, buccal mandibular infiltration anesthesia in patients with irreversible pulpitis when the inferior alveolar nerve block fails. J Endod 2009;35:343–346.

[7] Oleson M, Drum M, Reader A, Nusstein J, Beck M. Effect of preoperative ibuprofen on the success of the inferior alveolar nerve block in patients with irreversible pulpitis. J Endod 2010;36:379–382.

[8] Tortamano IP, Siviero M, Costa CG, Buscariolo IA, Armonia PL. A comparison of the anesthetic efficacy of articaine and lidocaine in patients with irreversible pulpitis. J Endod 2009;35:165–168.

[9] Aggarwal V, Jain A, Debipada K. Anesthetic efficacy of supplemental buccal and lingual infiltrations of articaine and lidocaine following an inferior alveolar nerve block in patients with irreversible pulpitis. J Endod 2009;35: 925–929.

[10] Aggarwal V, Singla M, Kabi D. Comparative evaluation of anesthetic efficacy of Gow-Gates mandibular conduction anesthesia, Vazirani-Akinosi technique, buccal-plus-lingual infiltrations, and conventional inferior alveolar nerve anesthesia in patients with irreversible pulpitis. Oral Surg Oral Med Oral Pathol Oral Radiol Endod 2010;109:303–308.

[11] Vreeland DL, Reader A, Beck M, Meyers W, Weaver J. An evaluation of volumes and concentrations of lidocaine in human inferior alveolar nerve block. J Endod 1989;15:6–12.

[12] Hinkley SA, Reader A, Beck M, Meyers WJ. An evaluation of 4% prilocaine with 1:200,000 epinephrine and 2% mepivacaine with 1:20,000 levonordefrin compared with 2% lidocaine with 1:100,000 epinephrine for inferior alveolar nerve block. Anesth Prog 1991;38:84–89.

[13] McLean C, Reader A, Beck M, Meyers WJ. An evaluation of 4% prilocaine and 3% mepivacaine compared with 2% lidocaine (1:100,000 epinephrine) for inferior alveolar nerve block. J Endod 1993;19:146–150.

[14] Chaney MA, Kerby R, Reader A, Beck FM, Meyers WJ, Weaver J. An evaluation of lidocaine hydrocarbonate compared with lidocaine hydrochloride for inferior alveolar nerve block. Anesth Prog 1991;38:212–216.

[15] Ågren E, Danielsson K. Conduction block analgesia in the mandible. A comparative investigation of the techniques of Fischer and Gow-Gates. Swed Dent J 1981;5:81–89.

[16] Dunbar D, Reader A, Nist R, Beck M, Meyers WJ. Anesthetic efficacy of the intraosseous injection after an inferior alveolar nerve block. J Endod 1996;22:481–486.

[17] Nist RA, Reader A, Beck M, Meyers WJ. An evaluation of the incisive nerve block and combination inferior alveolar and incisive nerve blocks in mandibular anesthesia. J Endod 1992;18:455–459.

[18] Childers M, Reader A, Nist R, Beck M, Meyers WJ. Anesthetic efficacy of the periodontal ligament injection after an inferior alveolar nerve block. J Endod 1996;22:317–320.

[19] Clark S, Reader A, Beck M, Meyers WJ. Anesthetic efficacy of the mylohyoid nerve block and combination inferior alveolar nerve block/mylohyoid nerve block. Oral Surg Oral Med Oral Pathol Oral Radiol Endod 1999;87:557–563.

[20] Reitz J, Reader A, Nist R, Beck M, Meyers WJ. Anesthetic efficacy of the intraosseous injection of 0.9ml of 2% lidocaine (1:100,000 epinephrine) to augment an inferior alveolar nerve block. Oral Surg Oral Med Oral Pathol Oral Radiol Endod 1998;86:516–523.

[21] Stabile P, Reader A, Gallatin E, Beck M, Weaver J. Anesthetic efficacy and heart rate effects of the intraosseous

injection of 1.5% etidocaine (1:200,000 epinephrine) after an inferior alveolar nerve block. Oral Surg Oral Med Oral Pathol Oral Radiol Endod 2000;89:407–411.

[22] Gallatin E, Stabile P, Reader A, Nist R, Beck M. Anesthetic efficacy and heart rate effects of the intraosseous injection of 3% mepivacaine after an inferior alveolar nerve block. Oral Surg Oral Med Oral Pathol Oral Radiol Endod 2000;89:83–87.

[23] Guglielmo A, Reader A, Nist R, Beck M, Weaver J. Anesthetic efficacy and heart rate effects of the supplemental intraosseous injection of 2% mepivacaine with 1:20,000 levonordefrin. Oral Surg Oral Med Oral Pathol Oral Radiol Endod 1999;87:284–293.

[24] Hannan L, Reader A, Nist R, Beck M, Meyers WJ. The use of ultrasound for guiding needle placement for inferior alveolar nerve blocks. Oral Surg Oral Med Oral Pathol Oral Radiol Endod 1999;87:658–665.

[25] Ridenour S, Reader A, Beck M, Weaver J. Anesthetic efficacy of a combination of hyaluronidase and lidocaine with epinephrine in inferior alveolar nerve blocks. Anesth Prog 2001;48:9–15.

[26] Dreven LJ, Reader A, Beck M, Meyers WJ, Weaver J. An evaluation of an electric pulp tester as a measure of analgesia in human vital teeth. J Endod 1987;13:233–238.

[27] Parirokh M, Satvati SA, Sharifi R, et al. Efficacy of combining a buccal infiltration with an inferior alveolar nerve block for mandibular molars with irreversible pulpitis. Oral Surg Oral Med Oral Pathol Oral Radiol Endod 2010;109:468–473.

[28] Hsiao-Wu GW, Susarla SM, White RR. Use of cold test as a measure of pulpal anesthesia during endodontic therapy: A randomized, blinded, placebo-controlled clinical trial. J Endod 2007;33:406–410.

[29] Miller SO, Johnson JD, Allemang JD, Strother JM. Cold testing through full-coverage restorations. J Endod 2004;30:695–700.

[30] Rousseau WH, Clark SJ, Newcomb BE, Walker ED, Eleazer PD, Scheetz JP. A comparison of pain levels during pulpectomy, extractions, and restorative procedures. J Endod 2002;28:108–110.

[31] LeClaire AJ, Skidmore AE, Griffin JA Jr, Balaban FS. Endodontic fear survey. J Endod 1998;14:459–476.

[32] Van Wijk AJ, Hoogstraten J. Reducing fear of pain associated with endodontic therapy. Int Endod J 2006;39: 384–388.

[33] Jackson DL, Johnson BS. Conscious sedation for dentistry: Risk management and patient selection. Dent Clin N Am 2000;46:767–780.

[34] Lindemann M, Reader A, Nusstein J, Drum M, Beck M. Effect of sublingual triazolam on the success of inferior alveolar nerve block in patients with irreversible pulpitis. J Endod 2008;34:1167–1170.

[35] Gale EN, Carlsson SG, Ericksson A, Jontell M. Effects of dentists' behavior on patients' attitudes. J Am Dent Assoc 1984;109:444–446.

[36] Davidhizar R, Shearer R. Improving your bedside manner. J Pract Nurs 1998;48:10–14.

[37] Schouten BC, Eijkman MA, Hoogstraten J. Dentists' and patients' communicative behavior and their satisfaction with the dental encounter. Community Dent Health 2003;20:11–15

[38] Fletcher KE, Furney SL, Stern DT. Patients speak: What's really important about bedside interactions with physician teams. Teach Learn Med 2007;19:120–127.

[39] Strichartz GR. Novel ideas of local anaesthetic actions on various ion channels to ameliorate postoperative pain. Br J Anaesth 2008;101:45–47.

[40] Cohen JS, Reader A, Fertel R, Beck M, Meyers WJ. A radioimmunoassay determination of the concentrations of prostaglandins E2 and F2alpha in painful and asymptomatic human dental pulps. J Endod 1985;11:330–335.

[41] Isett J, Reader A, Gallatin E, Beck M, Padgett D. Effect of an intraosseous injection of depo-medrol on pulpal concentrations of PGE2 and IL8 in untreated irreversible pulpitis. J Endod 2003;29:268–271.

[42] Wells JE, Bingham V, Rowland KC, Hatton J. Expression of Nav1.9 channels in human dental pulp and trigeminal ganglion. J Endod 2007;33:1172–1176.

[43] Luo S, Perry GM, Levinson SR, Henry MA. Na$_v$1.7 expression is increased in painful human dental pulp [abstract]. Mol Pain 2008;21:16.

[44] Warren CA, Mok L, Gordon S, Fouad AF, Gold MS. Quantification of neural proteins in extirpated tooth pulps. J Endod 2008;34:7–10.

[45] Hargreaves K, Keiser K. Local anesthetic failure in endodontics: Mechanisms and management. Endod Topics 2003;1:26.

[46] Owatz CB, Khan AA, Schindler WG, Schwartz SA, Keiser K, Hargreaves KM. The incidence of mechanical allodynia in patients with irreversible pulpitis. J Endod 2007;33:552–556.

[47] Srinivasan N, Kavitha M, Loganathan CS, Padmini G. Comparison of anesthetic efficacy of 4% articaine and 2% lidocaine for maxillary buccal infiltration in patients with irreversible pulpitis. Oral Surg Oral Med Oral Pathol Oral Radiol Endod 2009;107:133–136.

[48] Sherman MG, Flax M, Namerow K, Murray PE. Anesthetic efficacy of the Gow-Gates injection and maxillary infiltration with articaine and lidocaine for irreversible pulpitis. J Endod 2008;34:656–659.

[49] Rosenberg PA, Amin KG, Zibari Y, Lin LM. Comparison of 4% articaine with 1:100,000 epinephrine and 2% lidocaine with 1:100,000 epinephrine when used as a supplemental anesthetic. J Endod 2007;33:403–405.

[50] Tsuchiya H, Mizogami M, Ueno T, Takakura K. Interaction of local anaesthetics with lipid membranes under inflammatory conditions. Inflammopharmacology 2007;15:164–170.

[51] Modaresi J, Dianat O, Soluti A. Effect of pulp inflammation on nerve impulse quality with or without anesthesia. J Endod 2008;34:438–441.

[52] Wallace JA, Michanowicz AE, Mundell RD, Wilson EG. A pilot study of the clinical problem of regionally anesthetizing the pulp of an acutely inflamed mandibular molar. Oral Sur Oral Med Oral Pathol 1985;59:517–521.

[53] Roy M, Narahashi T. Differential properties of tetrodotoxin-sensitive and tetrodotoxin-resistant sodium channels in rat dorsal root ganglion neurons. J Neurosci 1992;12:2104–2111.

[54] Sorensen H, Skidmore L, Rzasa R, Kleier S, Levinson S, Henry M. Comparison of pulpal sodium channel density in normal teeth to diseased teeth with severe spontaneous pain [abstract]. J Endod 2004;30:287.

[55] Nusstein J, Kennedy S, Reader A, Beck M, Weaver J. Anesthetic efficacy of the supplemental X-Tip intraosseous injection in patients with irreversible pulpitis. J Endod 2003;29:724–728.

[56] Parente SA, Anderson RW, Herman WW, Kimbrough

WF, Weller RN. Anesthetic efficacy of the supplemental intraosseous injection for teeth with irreversible pulpitis. J Endod 1998;24:826–828.

[57] McCartney M, Reader A, Beck M. Injection pain of the inferior alveolar nerve block in patients with irreversible pulpitis. Oral Surg Oral Med Oral Pathol Oral Radiol Endod 2007;104:571–575.

[58] Drum M, Reader A, Beck M. Long buccal nerve block injection pain in patients with irreversible pulpitis. Oral Surg Oral Med Oral Pathol Oral Radiol Endod. 2011;112:e51–54.

[59] Simpson M, Drum M, Reader A, Nusstein J, Beck M. Effect of preoperative ibuprofen/acetaminophen on the success of the inferior alveolar nerve block in patients with symptomatic irreversible pulpitis. J Endod 2011;37:593–597.

[60] Aggarwal V, Singla M, Rizvi A, Miglani S. Comparative evaluation of local infiltration of articaine, articaine plus ketorolac, and dexamethasone on anesthetic success of inferior alveolar nerve block with lidocaine in patients with irreversible pulpitis. J Endod 2011;37:445–449.

[61] Haase A, Reader A, Nusstein J, Beck M, Drum M. Comparing anesthetic efficacy of articaine versus lidocaine as a supplemental buccal infiltration of the mandibular first molar after an inferior alveolar nerve block. J Am Dent Assoc 2008;139:1128–1135.

[62] Fan S, Chen WL, Pan CB, et al. Anesthetic efficacy of inferior alveolar nerve block plus buccal infiltration or periodontal ligament injections with articaine in patients with irreversible pulpitis in the mandibular first molar. Oral Surg Oral Med Oral Pathol Oral Radiol Endod 2009;108:89–93.

[63] Malamed S. The periodontal ligament (PDL) injection: An alternative to inferior alveolar nerve block. Oral Surg Oral Med Oral Pathol 1982;53:117–121.

[64] Smith GN, Walton RE, Abbott BJ. Clinical evaluation of periodontal ligament anesthesia using a pressure syringe. J Am Dent Assoc 1983;107:953–956.

[65] Walton RE, Abbott BJ. Periodontal ligament injection: A clinical evaluation. J Am Dent Assoc 1981;103:571–575.

[66] Meechan JG, Ledvinka JI. Pulpal anesthesia for mandibular central incisor teeth: A comparison of infiltration and intraligamentary injections. Int Endod J 2002;35:629–634.

[67] White JJ, Reader A, Beck M, Meyers WJ. The periodontal ligament injection: A comparison of the efficacy in human maxillary and mandibular teeth. J Endod 1988;14:508–514.

[68] Bangerter C, Mines P, Sweet M. The use of intraosseous

anesthesia among endodontists: Results of a questionnaire. J Endod 2009;35:15–18.

[69] Nusstein J, Claffey E, Reader A, Beck M, Weaver J. Anesthetic effectiveness of the supplemental intraligamentary injection, administered with a computer-controlled local anesthetic delivery system, in patients with irreversible pulpitis. J Endod 2005;31:354–358.

[70] Berlin J, Nusstein J, Reader A, Beck M, Weaver J. Efficacy of articaine and lidocaine in a primary intraligamentary injection administered with a computer-controlled local anesthetic delivery system. Oral Surg Oral Med Oral Pathol Oral Radiol Endod 2005;99:361–366.

[71] Mead S. Anesthesia in Dental Surgery. St Louis: Mosby, 1935.

[72] Bigby J, Reader A, Nusstein J, Beck M, Weaver J. Articaine for supplemental intraosseous anesthesia in patients with irreversible pulpitis. J Endod 2006;32:1044–1047.

[73] Reemers T, Glickman G, Spears R, He J. The efficacy of the IntraFlow intraosseous injection as a primary anesthesia technique. J Endod 2008;34:280–283.

[74] Coggins R, Reader A, Nist R, Beck M, Meyers WJ. Anesthetic efficacy of the intraosseous injection in maxillary and mandibular teeth. Oral Surg Oral Med Oral Pathol Oral Radiol Endod 1996;81:634–641.

[75] Gallatin J, Reader A, Nusstein J, Beck M, Weaver J. A comparison of two intraosseous anesthetic techniques in mandibular posterior teeth. J Am Dent Assoc 2003;134:1476–1484.

[76] Jensen J, Nusstein J, Drum M, Reader A, Beck M. Anesthetic efficacy of a repeated intraosseous injection following a primary intraosseous injection. J Endod 2008;34:126–130.

[77] Andersson C. Local anesthesia for infants undergoing circumcision. J Am Med Assoc 1998;279:1171.

[78] Miles T. Dental pain: Self-observations by a neurophysiologist. J Endod 1993;19:613–615.

[79] Birchfield J, Rosenberg PA. Role of the anesthetic solution in intrapulpal anesthesia. J Endod 1975;1:26–27.

[80] VanGheluwe J, Walton R. Intrapulpal injection: Factors related to effectiveness. Oral Surg Oral Med Oral Pathol 1997;19:38–40.

[81] DeNunzio M. Topical anesthetic as an adjunct to local anesthesia during pulpectomies. J Endod 1998;24:202–203.

[82] Moghadamnia AA, Partovi M, Mohammadianfar I, et al. Evaluation of the effect of locally administered amitriptyline gel as adjunct to local anesthetics in irreversible pulpitis pain. Indian J Dent Res 2009;20:3–6.

特殊牙髓处理的临床提示

Clinical Tips for Management of Specific Endodontic Situations

阅读本章节后，读者应该掌握：
- 叙述如何成功地麻醉下颌磨牙、前磨牙和前牙。
- 叙述如何成功地麻醉上颌磨牙、前磨牙和前牙。
- 定义其他牙髓麻醉的注意事项。
- 讨论所学内容尝试着改善不可逆性牙髓炎患者的下牙槽神经阻滞麻醉的成功性。
- 评估未来方向。

　　在本书的许多章节都概述了大量有关牙髓麻醉的知识内容。因此，我们是基于牙髓麻醉的要求，从而给出临床处理的建议。首先我们必须认识到，当我们在讨论麻醉效果时，我们所讲的是绝大多数患者的临床表现。当然，不能排除一些患者的效果表现是在常规之外的。一些患者很容易在正常操作流程中获得麻醉，而一些患者只有经过了多次补充注射麻醉药物才能获得良好的麻醉效果。

　　为了确保获得最佳的牙髓麻醉效果，我们概述全书相关知识所得给出临床建议。当术者在做出有关局部麻醉决定的时候，应该利用他们自身良好的专业判断，考虑每位患者个体化的要求。

　　记住最佳原则：人们要利用现有的信息，并实现一个非常好的解决方案。

不可逆性牙髓炎注意事项

　　对于牙体牙髓医生来说，在面对患有不可逆性牙髓炎的牙齿时，最难获得麻醉效果的是下颌磨牙，其次是下颌前磨牙，再次是上颌磨牙和上颌前磨牙。而最容易获得较好麻醉效果的是上颌前牙。

　　在一些患牙中，根管内近根尖处的牙髓是具有牙髓活力的感染的炎性组织，但是髓腔内的牙髓则是坏死的，并且对于牙髓活力测试无反应。在这些病例中，进入髓腔通路时不会引发疼痛，但是当尝试着

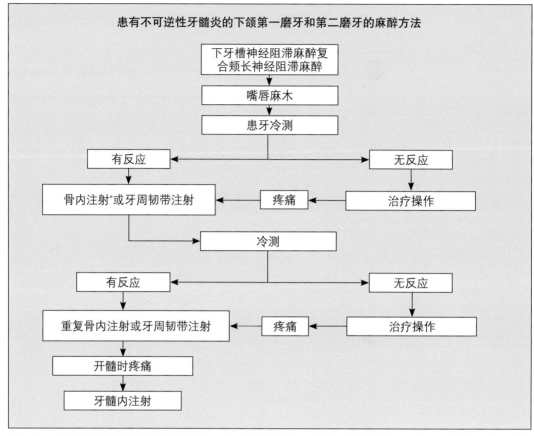

患有不可逆性牙髓炎的下颌第一磨牙和第二磨牙的麻醉方法

下牙槽神经阻滞麻醉复合颊长神经阻滞麻醉

→ 嘴唇麻木

→ 患牙冷测

有反应 ← → 无反应

骨内注射*或牙周韧带注射 ← 疼痛 ← 治疗操作

冷测

有反应 ← → 无反应

重复骨内注射或牙周韧带注射 ← 疼痛 ← 治疗操作

开髓时疼痛

牙髓内注射

图7-1　患有不可逆性牙髓炎的下颌第一磨牙和第二磨牙的麻醉方法流程图。*骨内注射前，用在颊侧用含肾上腺素的4%阿替卡因进行浸润麻醉。

利用根冠锉到达工作长度时，就会引起剧痛。骨内的局部麻醉注射对这类的疼痛缓解是有帮助的，牙髓内的麻药注射也可以并应用于此中牙髓状况。然而，不可逆性牙髓炎的此种临床表现一定要从牙髓坏死和具有根尖低密度影（不仅是最宽的牙周膜）的典型症状的患牙中鉴别出来。在这种情况下，骨内的和牙髓内的局部麻药注射可能不会有效，仍然伴有疼痛。而且，这种牙髓内的麻醉注射方法，存在将细菌推向根尖周组织的可能性。

20世纪70年代，在牙周韧带和骨内注射补充麻醉技术出现之前，我们采用的是传统麻醉方法。在软组织麻醉迹象出现之后，疼痛减轻，患者得到放松。局部麻醉会产生经典的软组织麻醉表征，减轻疼痛症状。然而，当进入牙髓通路时，疼痛会时常产生。当前，补充麻醉注射方法的应用可以很显著地减少牙髓治疗过程中所产生的疼痛。

下颌麻醉

第一和第二磨牙

患有不可逆性牙髓炎的麻醉处理方式

选择在图7-1中展示。

给予局部表面麻醉至少1min。应用1:100,000肾上腺素的2%利多卡因的局麻药缓慢地进行下牙槽神经阻滞麻醉（inferior alveolar nerve block，IANB）。这种缓慢的注射方式（至少60s）将能带来更少的注射疼痛，并且增加其麻醉的成功率[1]。作为一种可选择的、两阶段的注射方法可能会被使用[2]。CompuDent（Miles Scientific）电脑控制的局部麻醉技术（CCLAD）系统——之前被称为*Wand*——也可以减少注射时的疼痛[3-7]。增加1/4～1/2安瓿的含1:100,000肾上腺素的2%利多卡因的局麻药颊长神经阻滞麻醉。等待10min，检查嘴唇的麻木程度。如果没有出现麻木的症状，再多等几分钟。如果没有嘴唇发麻的症状产生，再次行IANB。一旦嘴唇麻木（软组织麻木时下颌补充麻醉注射成功的标准），对牙齿进行冷测试。如果患者能感觉到凉，则追加补充麻醉。你可以多等待几分钟，然后重新对患牙进行冷测，因为一部分患者表现出对牙髓麻醉效果的滞后性。如果患者对冷测试无反应，那么可以开始进行后续的治疗。如果患者对冷测试有感知，那么追加补充麻醉。记住，如果嘴唇已经麻木，即便是追加IANB，对牙髓的麻醉效果也不起作用。

当需要补充麻醉时

因为1.8mL含1:100,000肾上腺素的4%阿替卡因在下颌第一磨牙颊侧浸润麻醉功率仅为47%～56%[8,9]，应用IANB醉第二磨牙成功率更低，最好能利用1.8mL 3%的甲哌卡因注射第一磨牙远中和第二磨牙近中位置。这种建议不是基于与含有血管收缩麻醉溶剂有关的心血管风险，而是临床研究发现，3%甲哌卡因能获得有效麻醉效果的同时不增加心率[10,11]。小部分的患者在应用含有肾上腺素的麻醉药品时会出现过度的心率增加，这样增加治疗的难度，有时为了等待患者的心率恢复正常再进行牙髓治疗，需要花费更多多的治疗时间。然而，许多牙体牙髓医生也应用2%的利多卡因进行骨内麻醉。每位临床医生可能通过临床观察哪一种局部麻醉药（3%甲哌卡因或者含有1:100,000肾上腺素的2%利多卡因）能获得最好的麻醉效果。

在拟施行骨内麻醉的位点上方注射少量含1:100,000肾上腺素的4%阿替卡因可以帮助降低骨内注射时的疼痛。注射后等待几分钟然后再进行骨内注射。

再次对牙齿进行冷测试。如果患者没有感觉，则进行后续的治疗。应用橡皮障，开始牙髓治疗。通常应告知患者若治疗时有疼痛感觉则暂停操作。如果在牙本质层疼痛发生，则去除橡皮障，注射3%的甲哌卡因或者2%的利多卡因；这样应该能够获得成功的麻醉效果[12]。这种方法应该在绝大多数的磨牙麻醉中起效。临床医生应该确保在最初的下牙槽神经阻滞麻醉（inferior alveolar nerve block，IANB）中获得嘴唇麻木状态，局麻药能通过骨内麻醉持续渗入松质骨内。

如果疼痛发生在牙髓暴露时，去除橡皮障，注射3%的甲哌卡因或者2%的利多卡因。如果疼痛持续，那么行髓腔内注射。

有时，发现在初次暴露牙髓时，患者会感到疼痛，但是髓腔内的麻药注射未能引出疼痛。推测这可能是由于牙髓最初暴露时髓腔内压力的变化产生的疼痛。然而，很难解释为什么在髓腔注射麻醉是不会产生疼痛。

应用3%甲哌卡因时，麻醉状态会持续30min出现[11]，而应用含1:100,000肾

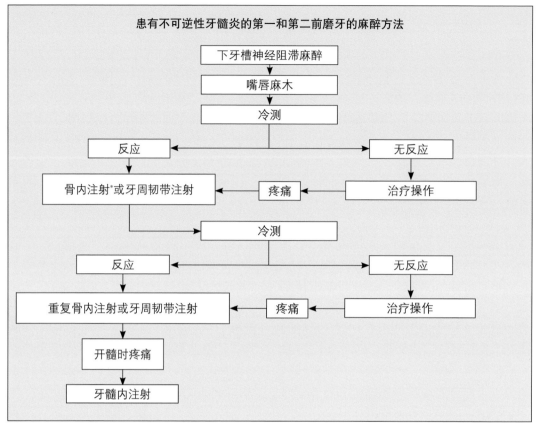

患有不可逆性牙髓炎的第一和第二前磨牙的麻醉方法

图7-2　下颌第一和第二前磨牙不可逆性牙髓炎麻醉流程示意图。*在颊侧浸润注射含肾上腺素的4%阿替卡因后再实施骨内注射麻醉。

上腺素的2%利多卡因时，麻醉效果持续60min[13,14]。如果患者在进一步治疗时出现疼痛，可能是IANB效果减退的现象，应重新进行骨内麻醉。如果骨内麻醉效果不佳，可重新实施IANB可能会有帮助。

补充麻醉作为备选方案

尽管它没有骨膜下麻醉的高效性，牙周膜内麻醉方法可以应用含有1：100,000肾上腺素的2%利多卡因在牙齿的近中和远中进行。重新对牙齿进行冷测试。如果患者没有反应，则进行后续治疗。如果患者能感觉到冷，重新行牙周膜内麻醉。第一次的牙周膜内麻醉的成功率为

63%～74%[15-17]；重新麻醉可以将成功率提高到92%～96%[15,16]。需记住的是牙周膜内麻醉的持续效果将维持仅仅10～20min。因此，它可能会需要重新麻醉。

第一和第二前磨牙

第一和第二前磨牙不可逆性牙髓炎麻醉流程图如图7-2所示。

表面麻醉至少1min后。缓慢注射Cartridge包装2%利多卡因其中含1：100,000肾上腺素行IANB。缓慢推注（至少60s）能够降低患者的痛苦并且增加麻醉的成功率[1]。另外还可选择两步法注射[2]。使用CompuDent CCLAD 系统也能够降低注射疼

痛[3-7]。等待10min后检查患者嘴唇是否麻木。如果还没有麻木，再等待几分钟。如果嘴唇仍没有麻木，再进行一次IANB。嘴唇麻木（下颌软组织麻醉是附加注射成功所必需的），用制冷剂对患牙进行冷测。如果患者仍有感觉，应补充麻醉。因为部分患者牙髓麻醉起效慢，也可以等待几分钟再对患牙进行冷测试。如果患者对冷测试无感觉则可以开始治疗。如果患者又有痛感，可补充麻醉。

当需要补充麻醉时

可在骨内注射进针处相应位置行含肾上腺素的阿替卡因浸润麻醉。等待几分钟后，推注1.8mL 3%甲哌卡因或1.8mL 2%利多卡因其中含[11]1：100,000肾上腺素附加骨内注射麻醉。对患牙进行冷测，如果患者没有感觉，开始治疗。安装橡皮障，开髓。告知患者如果感到疼痛请示意医生，医生将停止治疗。如果在钻磨至牙本质层时患者感到疼痛，去除橡皮障重复上面骨内注射操作。对于大部分前磨牙麻醉以上方法都是适用的。

如果在刚钻磨至牙髓时就感到疼痛，去除橡皮障，重复以上注射。如果疼痛仍持续，行髓腔内注射。

附加骨内注射麻醉，含1：100,000肾上腺素的3%甲哌卡因麻醉约30min[11]，含1：100,000肾上腺素的2%利多卡因麻醉约60min[13,14]。如果患者在就诊中感到疼痛，重复注射。要谨记治疗中IANB很可能被代谢掉，如果重复注射无效，再行IANB可能会起作用。

其他替代方法

尽管牙周韧带内注射麻醉效果相较于骨内麻醉欠佳，医生不妨选用这种在患牙

近中或远中邻面注射含有1：100,000肾上腺素的2%利多卡因。冷测试患者无反应可开始治疗。如果患者仍有感觉，重复注射。

另外在IANB之后在患牙颊侧注射1.8 mL含1：100,000肾上腺素阿替卡因也可能获得良好的麻醉效果[8,9,18]，注意整支麻药要全部注射。然而，研究中患者数目较少[8,9]，该方法在前磨牙不可逆性牙髓炎麻醉成功与否还需要进一步研究。

尖牙、侧切牙和中切牙

尖牙、侧切牙和中切牙不可逆性牙髓炎麻醉流程图如图7-3所示。

表面麻醉至少1min后。缓慢注射Cartridge包装2%利多卡因其中含[1]1：100,000肾上腺素行下牙槽神经阻滞麻醉。缓慢推注（至少60s）能够降低患者的痛苦并且增加麻醉的成功率[1]。另外还可选择两步法注射[2]。使用CompuDent CCLAD系统也能够降低注射疼痛[3-7]。等待15～20min，应为前牙牙髓麻醉较后牙起效慢。检查患者嘴唇是否麻木。如果还没有麻木，再等待几分钟。如果嘴唇仍没有麻木，再进行一次下牙槽神经阻滞麻醉。嘴唇麻木（下颌软组织麻醉是附加注射成功所必需的）后再唇侧浸润注射含1：100,000肾上腺素的4%阿替卡因1.8mL。对患牙进行冷测试。如果患者仍有感觉，重复以上浸润注射。因为部分患者牙髓麻醉起效慢，也可以等待几分钟再对患牙进行冷测试。如果患者对冷测试无感觉，则可以开始治疗。如果患者仍有感觉，应补充骨内注射。

何时需要骨内注射麻醉

前牙的牙周膜内注射麻醉易失败[19]，建议选择骨内注射麻醉。在前牙远中骨内

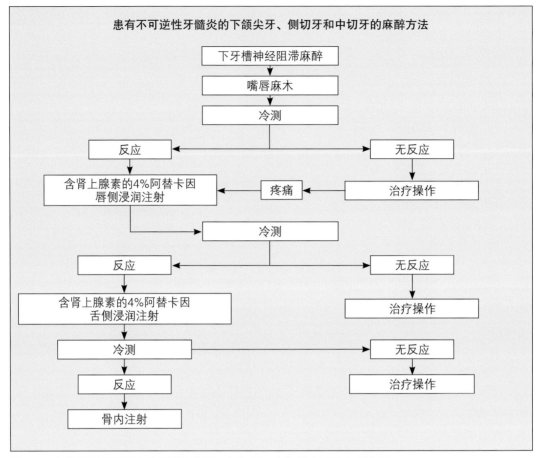

患有不可逆性牙髓炎的下颌尖牙、侧切牙和中切牙的麻醉方法

下牙槽神经阻滞麻醉

嘴唇麻木

冷测

反应　←　无反应

含肾上腺素的4%阿替卡因
唇侧浸润注射　←　疼痛　←　治疗操作

冷测

反应　←　无反应

含肾上腺素的4%阿替卡因
舌侧浸润注射　　治疗操作

冷测　→　无反应

反应　　治疗操作

骨内注射

图7-3　患有不可逆性牙髓类的下颌尖牙、侧切牙、中切牙麻醉流程示意图。

注射含1∶100,000肾上腺素的3%甲哌卡因或2%利多卡因1.8mL。冷测试无感觉可开始治疗。如果患者仍有感觉可重复注射麻醉。

颊侧浸润注射含1∶100,000肾上腺素的4%的阿替卡因可以使牙髓麻醉持续30min。骨内注射，含1∶100,000肾上腺素的3%甲哌卡因麻醉效果可以持续大约30min[11]，含1∶100,000肾上腺素的2%利多卡因可以持续约60min[13,14]。如果患者在诊疗后期感到疼痛，重复注射含1∶100,000肾上腺素的4%的阿替卡因唇侧浸润麻醉或者重复骨内注射麻醉。要谨记

治疗中IANB也有可能被代谢掉，如果重复注射无效，再行IANB可能会起作用。

上颌麻醉

磨牙和前磨牙

图7-4列出了在不可逆性牙髓炎中磨牙和前磨牙麻醉步骤。

局部麻醉给药至少持续1min，使含1∶100,000肾上腺素的浓度为2%的利多卡因慢慢渗透。缓慢注射（至少60s）可以减轻患者的痛苦。还有一种选择是使用两

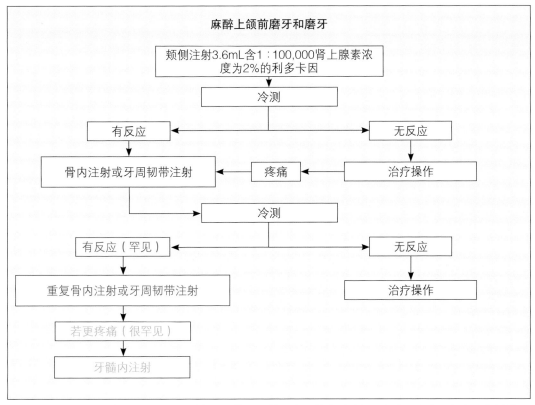

图7-4　患有不可逆性牙髓炎的上颌前磨牙及第一、第二磨牙的麻醉流程。红色：罕见；绿色：很罕见。

步法注射技术[2]。应用CompuDent CCLAD系统也可以减少注射疼痛[3-7]。另外增加含1：100,000肾上腺素的浓度为2%的利多卡因（总体积3.6mL）可以延长麻醉时间[20]。如果需要麻醉舌侧软组织，将含1：100,000肾上腺素的浓度为2%的利多卡因注射到腭侧组织。CompuDent CCLAD系统可以减小腭侧注射疼痛[21,22]。注射麻醉剂5min后对牙齿进行冷测试。如果患者没有反应，则继续治疗；如果患者对冷刺激有应答，3～5min后重新测试，若患者对冷刺激仍有应答，进行补充麻醉。

当需要补充麻醉时

有些患者的浸润麻醉效果不佳，可以进行骨内注射。骨内麻醉使用3%的甲哌卡

因溶液或者含1：100,000肾上腺素的浓度为2%的利多卡因注射牙齿远中。这种方法多用于麻醉后牙。

上颌浸润麻醉的持续时间没有下颌长。因此如果在预备或充填的过程中患者出现疼痛，补充浸润麻醉是必要的。有时磨牙腭根会出现疼痛，在腭根根尖上方注射0.5mL的麻醉剂就可以有效增加麻醉效果[23]。

补充麻醉的另一种选择

牙周韧带麻醉可能不如骨内麻醉效果好，但是它可以在牙齿的近中和远中注射含1：100,000肾上腺素的2%的利多卡因。对牙齿再次冷测，如果患者没有反应，则继续治疗；如果患者对冷测有反应，那么

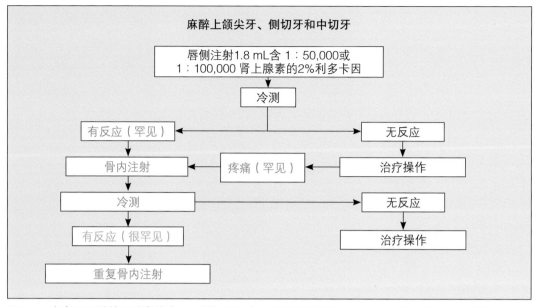

图7-5 患有不可逆性牙髓炎的尖牙、侧切牙及中切牙的麻醉流程。红色：罕见；绿色：很罕见。

再次进行韧带内注射。

尖牙、侧切牙和中切牙

图7-5列出了在不可逆性牙髓炎中尖牙、侧切牙和中切牙麻醉步骤。

局部麻醉给药至少持续1min，使含1：50,000或1：100,000肾上腺素的浓度为2%的利多卡因慢慢渗透。更高浓度的肾上腺素（1：50,000）可以延长麻醉剂的有效时间[24]。缓慢的注射（至少60s）可以减轻患者的痛苦。还有一种选择是使用两步法注射技术[2]。应用CompuDent CCLAD系统也可以减少注射疼痛[3-7]。若因使用橡皮障夹而需麻醉舌侧软组织，则将含1：100,000肾上腺素的浓度为2%的利多卡因注射到腭侧组织。CompuDent CCLAD系统可以减小腭侧注射疼痛[21,22]。注射麻醉5min后对牙齿进行冷测。如果患者没有反应，则继续治疗。大部分情况下用这种方法麻醉前牙都是有效的。如果患者对冷刺激有反应，等3~5min后重新测试，若患者对冷刺激仍有反应，可进行补充麻醉。

当需要补充麻醉时

尽管很少需要补充麻醉，但是当给予补充麻醉时，骨内注射效果最好。因前牙韧带内麻醉非常疼，并且无症状前牙的成功率是39%，麻醉有效时间为10min，所以骨内麻醉是最好的选择[19]。有些患者的浸润麻醉效果不佳，而骨内麻醉效果好。注射1.8mL的浓度为3%的甲哌卡因或含1：100,000肾上腺素的2%的利多卡因。

我们必须认识到前牙麻醉效果在最初渗透后是逐渐下降的。如果在预备或充填的后期过程中患者出现疼痛症状，额外注射1.8mL的含1：50,000或1：100,000肾上腺素的2%的利多卡因。额外渗透可以延长麻醉时间。如果要进行骨内注射，那么可能需要使用1.8mL麻醉溶液进行额外注射，因为上颌骨内麻醉时间在不能持续60min之久。

牙髓麻醉的其他注意事项

全部牙髓坏死和根尖病变的牙齿

当患者有出现症状的牙齿，并且检查发现全部牙髓坏死、根尖周围呈现X线透射影，这是根尖周围组织疼痛的指征。因为这些牙齿在治疗和操作过程中可能引起疼痛，所以必须采取额外的措施。

在局部麻醉之后，进行常规注射：IANB和下颌牙齿的长时间颊部注射。对于无肿胀的上颌牙齿，传统的浸润麻醉即可。如果软组织出现肿胀（例如，蜂窝织炎或者脓肿），注射在肿胀的任意一侧，或行第二分支阻滞麻醉，即上牙槽后神经阻滞（posterior superior alveolar nerve block, PSA），或者根据涉及的牙位进行眶下神经阻滞。这些注射将会提供一定程度的骨和软组织麻醉。在获得一些麻醉效果后，放置橡皮障，缓慢地开始操作。通常如果牙齿没有被过度扭转，很容易进入髓室。如果器械合适，手用和旋转锉进入和预备可以没有痛苦地进行。

常规注射有时不能提供深层麻醉，尤其是用于上颌牙。不要使用骨内注射、韧带内注射以及髓腔内注射。尽管对不可逆性牙髓炎有效，但是这些注射对于带有根尖病变的有症状的坏死牙可能很痛并且无效。相反，要向患者解释他们没有深层麻醉是由于骨内牙齿周围的炎症，并且使用温和的锉操作。

出现牙髓坏死和根尖病变的无症状的牙齿

出现牙髓坏死但是没有症状的牙齿是最容易被麻醉的；患者舒适感是较容易获得的。如果在开始的时候尝试不麻醉，但在使用器械操作的过程当中，患者仍然有可能会感到疼痛。

可采用传统麻醉方法，如：对于下颌磨牙可进行IANB和长颊注射，对上颌牙齿可进行浸润注射。然后进行髓腔入路的预备和根管的预备，通常来说这时患者不会觉得难受，会觉得舒适。在极其少数的情况下，可能会在根管预备时感觉不适，则可进行牙周膜麻醉或者骨内麻醉。不要进行牙髓内麻醉，因为细菌或者碎片可从根管内被压出根尖孔。在上颌麻醉要消退时，补充浸润麻醉是必要的。

切开引流

我们总是尝试在切开引流之前进行一定程度的麻醉。如果可以这样做的话，患者在后续的切开引流过程中的耐受会更好。在下颌通常应用传统的IANB和长颊注射（对于磨牙）。在上颌，可以用含1：100,000的肾上腺素的2%的利多卡因1.8mL在肿胀的唇侧或颊侧的任何一边进行浸润麻醉。因为我们很大程度上关注软组织麻醉，以下的注射方式可以被应用：PSA神经阻滞麻醉用于磨牙，二级分离神经阻滞麻醉用于磨牙和前磨牙，眶下麻醉用于前牙。对于腭侧的肿胀，应用含1：100,000的肾上腺素的2%的利多卡因0.5mL注射于腭大孔麻醉磨牙和前磨牙，或者注射入鼻腭孔麻醉前牙。然而，如果肿胀已经超过孔的边界，不要应用这些麻醉，而是在肿胀的另一边应用浸润麻醉。CompuDent CCLAD系统的应用将会减少腭侧注射的疼痛[21,22]。因为远期麻醉的效果不可预期，要告之患者。

为什么不在肿胀的部位进行麻醉？

传统的观念认为直接在肿胀的部位进

行麻醉是禁忌。这是因为这样做的话很容易导致感染的蔓延，另外由于肿胀区域相对较低的pH会影响麻醉剂的作用从而可以降低麻醉药物的效果。然而，一项基础科学调查被发现叫作"酸化"局部麻醉可以被成功地应用于炎症区域[26]。无论如何，不在肿胀区域注射麻药的最根本的原因是会很痛而且相对效用较低。蜂窝织炎区域增加了血液供给，所以在这个区域注射麻药会使麻药很快地被血液循环所带走从而不能高效的局部麻醉相关区域。因此，注射入肿胀区的麻药的作用就会被削弱。

根尖周手术

在根尖手术时软组织和骨组织均需麻醉，在下颌应用IANB以及颊长神经麻醉是相当有效的。而在前庭沟追加浸润麻醉可以有效使血管收缩，尤其是在下颌前牙区。在上颌浸润麻醉通常是有效的，在手术区域给予麻醉药剂量要大一些，对于上颌前牙根尖切除术，患牙应用含1：50,000肾上腺素的2%利多卡因，邻近牙应用1：100,000肾上腺素的2%利多卡因。Gutmann等[27]报道说在手术过程中可使用更高浓度的血管收缩剂。含1：100,000肾上腺素的2%利多卡因也可前磨牙和磨牙，或根尖周。在腭部组织最初麻醉之后，1：100,000肾上腺素的2%利多卡因也可以用在患牙的根尖区。

如果手术区域有炎症或者患者紧张焦虑，麻醉效果可能不完全起效。翻瓣后如麻醉效果不充分，通过补充浸润麻醉或者局麻药注射在疼痛区，麻醉效果不理想。与非手术区相比，手术区的麻醉效果会减半，因为翻瓣和打开骨腔后麻药效果会因出血而稀释，也可因为充血而减弱麻醉效果，有趣的现象是当手术进行到后半段时

如果麻药效果不充分[28]，在手术区域上给予腭部浸润麻醉，对于上颌来说是有效的。另外可以考虑在磨牙区给予PSA神经阻滞或上高结节二级分离神经阻滞麻醉，在前磨牙区给予眶下神经阻滞麻醉。在下颌，重复进行IANB通常可以有效帮助恢复术中麻醉效果。

作为一种预防的措施，骨内注射通常可以被应用于常规注射之后手术开始之前。这可以增加麻醉深度提供更好的止血。Baker等[29]发现，任何浸润或者骨内麻醉都可以使骨出血减少。然而，并没有在组合应用浸润麻醉和骨内麻醉对于骨面出血的影响进行相关研究。关于组合这两种方式对于出血量的影响还需要进一步研究证实。

长效麻醉剂已在外科手术中被提倡应用[30,31]。在下颌这是合理有效的。但用在上颌，长效麻醉剂的麻醉持续时间相对较短，而且肾上腺素的聚集作用也较低，这会增加术中的出血[32,33]。Meechan和Blair[34]发现，当用于根尖手术的浸润麻醉时，长效麻醉剂对于软组织的麻醉时长是含有肾上腺素的利多卡因的两倍，但并没有显著降低患者的疼痛感受，也没有显著减少患者出现痛觉丧失所需要的时间。因此，在为上颌根尖手术做浸润麻醉的时候，含有肾上腺素的长效麻醉剂并不比含有肾上腺素的利多卡因更有优势。

在根尖手术之后，建议实施长效麻醉[35]。然而，术后疼痛通常不是太严重可以直接吃非处方止痛药止痛[34,36-40]。Morin等[41]发现，报道中女性在种植手术后出现疼痛的密度要大于男人，而男人更容易出现术后数天的持续性的低阈值的疼痛。

尝试在不可逆性牙髓炎患者中提高IANB的成功率

三唑仑镇静

焦虑的患者会降低疼痛的耐受同时增加麻醉的难度[42]。因为三唑仑被周知可以降低焦虑情绪，它的应用也许会提高IANB的成功率。Lindemann等[43]开展了一个有意义的随机双盲安慰剂对照实验来评估舌下给予三唑仑对于不可逆性牙髓炎患者实施下牙槽神经阻滞麻醉功效的影响。他们发现，舌下给予0.25mg的三唑仑对于不可逆性牙髓炎患者成功应用下牙槽神经阻滞麻醉的没有影响。

值得重视的是，即使在牙体治疗时应用了镇静，为了消除疼痛应用局部麻醉是必需的。Young等[44]认为焦虑患者的疼痛是被低估和治疗不足的。Payen等[45]、Aissaoui等[46]则认为焦虑的患者会对疼痛有察觉，会对疼痛做出一定的反应，但是在他们不焦虑的时候甚至不会记得这种疼痛。因此，对于焦虑的患者来说除非应用长效局部麻醉，他们都能察觉或经受疼痛。

结论：在根管治疗时，抗焦虑药物不是被应用于减轻疼痛的目的。

预防性应用布洛芬和对乙酰氨基酚

麻醉前1h给予不可逆性牙髓炎患者布洛芬或对乙酰氨基酚是一种提高麻醉效果的预防性方法。这种方法的原理是前列腺素降低了周围神经伤害感受器的敏感度[47,48]。诸如布洛芬等药物的干预降低了前列腺素的浓度，导致这些伤害感受器的活动度降低[48]。因此，通过术前给药提高IANB的效果是一种行之有效的方法。

Modaresi等[49]推荐布洛芬作为麻醉的术前应用药物。然而，他们通过牙髓活力电测仪测量麻醉后牙齿的敏感程度（TSL）来评价成功率（深度麻醉的判断）。不可逆性牙髓炎患者电测时得到较低的读数或者无反应，这不能保证达到深度麻醉[50,51]。Ianiro等[52]术前应用对乙酰氨基酚或者布洛芬与对乙酰氨基酚两者结合使用发现，这两组的成功率相对于安慰剂组来说，分别高达71%和76%（成功率衡量标准即开髓时无疼痛）。然而，两组的组间差别并不大。

Oleson等[9]评估了不可逆性牙髓炎患者行IANB前给予800mg布洛芬对麻醉成功率的影响。IANB术前应用布洛芬的成功麻醉率为41%，而安慰剂组为35%（成功的标准：开髓及器械通畅时轻度疼痛或无痛），但两组的组间差异并不大。因此，典型的不可逆性牙髓炎患者术前给予800mg布洛芬并不能明显提高麻醉的成功率。Aggarwal等[53]评估了典型不可逆性牙髓炎患者进行IANB前给予600mg布洛芬对麻醉成功率的影响。他们发现安慰剂组的成功率为29%，布洛芬组为27%，没有明显的组间差异。

Simpson等[54]评估了典型不可逆性牙髓炎患者行IANB术前给予800mg布洛芬及1000mg对乙酰氨基酚对麻醉成功率的影响。实验组的成功率为32%，安慰剂组为24%，两组的组间差异不明显。因此，术前给予800mg布洛芬及1,000mg对乙酰氨基酚并不能明显提高典型不可逆性牙髓炎患者的麻醉成功率。

结论：麻醉术前给予布洛芬或对乙酰氨基酚并不能提高临床上典型症状的不可逆性牙髓炎患者行下牙槽神经阻滞麻醉后的麻醉效果。

无症状的不可逆性牙髓炎预防性应用布洛芬和消炎痛

Parirokh等[55]评估了无症状的不可逆性牙髓炎患者行IANB术前给予600mg布洛芬或者75mg消炎痛对麻醉成功率的影响。布洛芬组成功率为78%，消炎痛组为62%，安慰剂组为32%，证明布洛芬及消炎痛两种药的疗效均明显好于安慰剂。然而，该组患者就诊时都没有自发痛症状。因此，这些结果只能应用于就诊时没有出现自发痛的患者。

结论：对于无临床症状的不可逆性牙髓炎患者就诊时没有出现自发痛时，可以在行IANB前给予布洛芬或消炎痛，可以提高麻醉效果。

预防性应用美洛昔康

在另一组提高麻醉效果的试验中，Mellor等[56]对典型症状的不可逆性牙髓炎患者行下牙槽神经阻滞麻醉或上颌浸润麻醉术前15min在患牙附近注射了美洛昔康（痛立消）1mL（30mg）。他们发现痛立消并没有缓解拔髓过程中的疼痛，反而在注射过程中引起了明显的疼痛。然而，正如Hargreaves[57]所指出的，没有得到明显的效果可能与样本量过小（实验组与安慰剂组各5例）、疼痛引发机制、时间因素等有关。Aggarwal等[53]同样实施了一组典型不可逆性牙髓炎患者麻醉术前注射痛立消的实验，他们发现痛立消对提高IANB成功率没有明显的效果。然而，他们的每组研究对象也不足24人。

结论：对于不可逆性牙髓炎患者痛立消是否能提高麻醉的成功率有待进一步的研究。

必须实施根管治疗过程中的疼痛控制

根管清创（活髓切断术、牙髓切断术）是解除不可逆性牙髓炎患者疼痛的最可靠方法[58]。在清创时，临床医生可应用强效的止痛药物或消炎药来缓解疼痛。但这种疼痛会一直持续，而且消炎药的使用对未治疗的不可逆性牙髓炎没有明显效果[59-61]。而且对于止痛药物的使用要有一定的适应证，抗生素不能应用于不可逆性牙髓炎。

Gallatin等[62]评估了未治疗的不可逆性牙髓炎患者应用骨内注射长效醋酸甲基强的松龙对疼痛控制的效果。他们发现醋酸甲基强的松龙在临床上在患者进行根管治疗之前，可以缓解患者的疼痛到可接受范围内长达7d。这一数据支持了该药物可以作为根管治疗前控制疼痛的一个有效的方法。

因为醋酸甲基强的松龙可以初步缓解牙髓的炎症[63]，这种给药方案也可以在患者复诊进行根管治疗时，提高麻醉的成功率。不幸的是，Agarwala等[64]、Stein等[65]发现术前应用醋酸甲基强的松龙并不能提高IANB的麻醉效果。因此，对于未治疗的不可逆性牙髓炎患者术前预防性给予醋酸甲基强的松龙并不能带来可以接受的效果。

结论：醋酸甲基强的松龙在患者接受根管治疗之前患者的疼痛达7d之久，这证明了它可以作为在最终治疗实施之前作为一个控制疼痛的有效方法。但是，该药物并不能提高复诊者根管治疗时进行IANB后的成功率。

牙髓切断术作为过渡治疗方案

对于不可逆性牙髓炎，患者总要在进行根管治疗和拔牙两者间进行选择。

由于经济原因，很多患者会选择拔牙。McDougal等[66]为不可逆性牙髓炎患者实施牙髓切断术并进行采用暂时性修复材料、玻璃离子等修复患牙。他们发现经过这样处理的患者，10%在6个月后仍伴有疼痛，22%在12个月后有疼痛表现。尽管牙髓切断术结合暂时性修复不是理想的治疗方法，但是仍然给经济不宽裕的患者提供了进行最终根管治疗的缓冲时间[66,67]。

未来的方向

找寻更新更好的麻醉方式的研究仍在不断地进行。关于延长麻醉效果持续时间的麻醉制剂的研究证明上述药物在治疗根管治疗术后疼痛方面有一定的效果[68]。将来，临床医生应用脂质体包裹的胶囊麻醉制剂可以使得特定区域产生一天或数天的麻醉效果。麻醉的时效性可以通过脂质体的溶解模式或脂质体内包裹的药物的量来调整。

另一种可吸收性，控释药物系统（Xybres, Orthocon）可以产生持续今天的麻醉效果，不伴有明显的区域神经毒性或系统毒性[69]。

再者，辣椒素及瞬时感受器电位V亚家族-1受体与拮抗剂可能会应用于伴发感染的临床疼痛控制[70-72]。

可观数量的正在进行的研究都在力求找到更佳的局部麻醉方法，让临床医生可以更好地缓解患者的疼痛。

药物的给药方式模型也是研究热点之一。微型针管是一项新型的给药技术[73,74]。微型针管的应用可能在局部或表面麻醉应用中实现黏膜区域的无痛注射。

参考文献

[1] Kanaa M, Meechan J, Corbett I, Whitworth J. Speed of injection influences efficacy of inferior alveolar nerve blocks: A double-blind randomized controlled trial in volunteers. J Endod 2006;32:919–923.

[2] Nusstein J, Steinkruger G, Reader A, Beck M, Weaver J. The effects of a 2-stage injection technique on inferior alveolar nerve block injection pain. Anesth Prog 2006; 53:126–130.

[3] Palm AM, Kirkegaard U, Poulsen S. The wand versus traditional injection for mandibular nerve block in children and adolescents: perceived pain and time of onset. Pediatr Dent 2004;26;481–484.

[4] Oztas N, Ulusu T, Bodur H, Dougan C. The wand in pulp therapy: An alternative to inferior alveolar nerve block. Quintessence Int 2005;36:559–564.

[5] Sumer M, Misir F, Koyuturk AE. Comparison of the Wand with a conventional technique. Oral Surg Oral Med Oral Pathol Oral Radiol Endod 2006;101: 106–109.

[6] Yesilyurt C, Bulut G, Taşdemir T. Pain perception during inferior alveolar injection administered with the Wand or conventional syringe. Br Dent J 2008;205:258–259.

[7] Yenisey M. Comparison of the pain levels of computer-controlled and conventional anesthesia techniques in prosthodontics treatment. J Appl Oral Sci 2009;17: 414–420.

[8] Matthews R, Drum M, Reader A, Nusstein J, Beck M. Articaine for supplemental, buccal mandibular infiltration anesthesia in patients with irreversible pulpitis when the inferior alveolar nerve block fails. J Endod 2009;35:343–346.

[9] Oleson M, Drum M, Reader A, Nusstein J, Beck M. Effect of preoperative ibuprofen on the success of the inferior alveolar nerve block in patients with irreversible pulpitis. J Endod 2010;36:379–382.

[10] Replogle K, Reader A, Nist R, Beck M, Weaver J, Meyers WJ. Cardiovascular effects of intraosseous injections of 2 percent lidocaine with 1:100,000 epinephrine and 3 percent mepivacaine. J Am Dent Assoc 1999;130:649–657.

[11] Gallatin E, Stabile P, Reader A, Nist R, Beck M. Anesthetic efficacy and heart rate effects of the intraosseous injection of 3% mepivacaine after an inferior alveolar nerve block. Oral Surg Oral Med Oral Pathol Oral Radiol Endod 2000;89:83–87.

[12] Reisman D, Reader A, Nist R, Beck M, Weaver J. Anesthetic efficacy of the supplemental intraosseous injection of 3% mepivacaine in irreversible pulpitis. Oral Surg Oral Med Oral Pathol Oral Radiol Endod 1997;84: 676–682.

[13] Dunbar D, Reader A, Nist R, Beck M, Meyers WJ. Anesthetic efficacy of the intraosseous injection after an inferior alveolar nerve block. J Endod 1996; 22:481–486.

[14] Guglielmo A, Reader A, Nist R, Beck M, Weaver J. Anesthetic efficacy and heart rate effects of the supplemental intraosseous injection of 2% mepivacaine with 1:20,000 levonordefrin. Oral Surg Oral Med Oral Pathol Oral Radiol Endod 1999;87:284–293.

[15] Walton RE, Abbott BJ. Periodontal ligament injection: A clinical evaluation. J Am Dent Assoc 1981;103:571–575.

[16] Cohen H, Cha B, Spangberg L. Endodontic anesthesia

in mandibular molars: A clinical study. J Endod 1993;19:370–373.

[17] Nusstein J, Claffey E, Reader A, Beck M, Weaver J. Anesthetic effectiveness of the supplemental intraligamentary injection, administered with a computer-controlled local anesthetic delivery system, in patients with irreversible pulpitis. J Endod 2005;31:354–358.

[18] Nist RA, Reader A, Beck M, Meyers WJ. An evaluation of the incisive nerve block and combination inferior alveolar and incisive nerve blocks in mandibular anesthesia. J Endod 1992;18:455–459.

[19] White JJ, Reader A, Beck M, Meyers WJ. The periodontal ligament injection: A comparison of the efficacy in human maxillary and mandibular teeth. J Endod 1988;14:508–514.

[20] Mikesell A, Drum M, Reader A, Beck M. Anesthetic efficacy of 1.8 mL and 3.6 mL of 2% lidocaine with 1:100,000 epinephrine for maxillary infiltrations. J Endod 2008;34:121–125.

[21] Primosch RE, Brooks R. Influence of anesthetic flow rate delivered by the Wand local anesthetic system on pain response to palatal injections. Am J Dent 2002;15:15–20.

[22] Nusstein J, Lee S, Reader A, Beck M, Weaver J. Injection pain and postinjection pain of the anterior middle superior alveolar injection administered with the Wand or conventional syringe. Oral Surg Oral Med Oral Pathol Endod 2004;98:124–131.

[23] Guglielmo A, Drum M, Reader A, Nusstein J. Anesthetic efficacy of a combination palatal and buccal infiltration of the maxillary first molar. J Endod 2011;37:460–462.

[24] Mason R, Drum M, Reader A, Nusstein, Beck M. A prospective, randomized, double-blind comparison of 2% lidocaine with 1:100,000 and 1:50,000 epinephrine and 3% mepivacaine for maxillary infiltrations. J Endod 2009;35:1173–1177.

[25] Scott J, Drum M, Reader A, Nusstein J, Beck M. The efficacy of a repeated infiltration in prolonging duration of pulpal anesthesia in maxillary lateral incisors. J Am Dent Assoc 2009;140:318–324.

[26] Tsuschiya H, Mizogami M, Ueno T, Takakura K. Interaction of local anaesthetics with lipid membranes under inflammatory conditions. Inflammopharmacology 2007;15:164–170.

[27] Gutmann JL, Frazier LW, Baron B. Plasma catecholamine and haemodynamic responses to surgical endodontic anaesthetic protocols. Int Endod J 1996;29:37–42.

[28] Yamazaki S, Seino H, Ozawa S, Ito H, Kawaai H. Elevation of a periosteal flap with irrigation of the bone for minor oral surgery reduces the duration of action of infiltration anesthesia. Anesth Prog 2006;53:8–12.

[29] Baker TF, Torabinejad M, Schwartz SF, Wolf D. Effect of intraosseous anesthesia on control of hemostasis in pigs. J Endod 2009;35:1543–1545.

[30] Davis W, Oakley J, Smith E. Comparison of the effectiveness of etidocaine and lidocaine as local anesthetic agents during oral surgery. Anesth Prog 1984;31:159–164.

[31] Rosenquist J, Rosenquist K, Lee P. Comparison between lidocaine and bupivacaine as local anesthetics with diflunisal for postoperative pain control after lower third molar surgery. Anesth Prog 1988;35:1–4.

[32] Gross R, McCartney M, Reader A, Beck M. A prospective, randomized, double-blind comparison of bupivacaine and lidocaine for maxillary infiltrations. J Endod 2007;33:1021–1024.

[33] Crout RJ, Koraido G, Moore PA. A clinical trial of long-acting local anesthetics for periodontal surgery. Anesth Prog 1990;37:194–198.

[34] Meechan JG, Blair GS. The effect of two different local anaesthetic solutions on pain experience following apicectomy. Br Dent J 1993;175:410–413.

[35] Malamed S. Handbook of Local Anesthesia, ed 5. St Louis: Mosby, 2004.

[36] Chong BS, Pitt Ford TR. Postoperative pain after root-end resection and filling. Oral Surg Oral Med Oral Pathol Oral Radiol Endod 2005;100:762–766.

[37] Iqbal MK, Kratchman SI, Guess GM, Karabucak B, Kim S. Microscopic periradicular surgery: Perioperative predictors for postoperative clinical outcomes and quality of life assessment. J Endod 2007;33:239–244.

[38] Penarrocha M, Garcia B, Marti E, Balaguer J. Pain and inflammation after periapical surgery in 60 patients. J Oral Maxillofac Surg 2006;64:429–433.

[39] Garcia B, Penarrocha M, Marti E, Gay-Escodad C, von Arx T. Pain and swelling after periapical surgery related to oral hygiene and smoking. Oral Surg Oral Med Oral Pathol Oral Radiol Endod 2007;104:271–276.

[40] Tsesis I, Fuss Z, Lin S, Tilinger G, Peled M. Analysis of postoperative symptoms following surgical endodontic treatment. Quintessence Int 2003;34:756–760.

[41] Morin C, Lund JP, Villarroel T, Clokie CM, Feine JS. Differences between the sexes in post-surgical pain. Pain 2000;85:79–85.

[42] Carter LE, McNeil DW, Vowles KE, et al. Effects of emotion on pain reports, tolerance and physiology. Pain Res Manag 2002;7:21–30.

[43] Lindemann M, Reader A, Nusstein J, Drum M, Beck M. Effect of sublingual triazolam on the success of inferior alveolar nerve block in patients with irreversible pulpitis. J Endod 2008;34:1167–1170.

[44] Young J, Siffleet J, Nikoletti S, Shaw T. Use of Behavioral Pain Scale to assess pain in ventilated, unconscious and/or sedated patients. Intensive Crit Care Nurs 2006;22:32–39.

[45] Payen JF, Bru O, Bosson JL, et al. Assessing pain in critically ill sedated patients by using a behavioral pain scale. Crit Care Med 2001;29:2258–2263.

[46] Aissaoui Y, Zeggwagh AA, Zekraoui A, Abidi K, Abouqal R. Validation of a behavioral pain scale in critically ill, sedated, and mechanically ventilated patients. Anesth Anal 2005;101:1470–1476.

[47] Henry MA, Hargreaves KM. Peripheral mechanisms of odontogenic pain. Dent Clin North Am 2007;51:19–44.

[48] Obrien TP, Roszkowski MT, Wolff LF, Hinrichs JE, Hargreaves KM. Effect of a non-steroidal anti-inflammatory drug on tissue levels of immunoreactive prostaglandin E2, immunoreactive leukotriene, and pain after periodontal surgery. J Periodontol 1996;67:1307–1316.

[49] Modaresi J, Dianat O, Mozayeni MA. The efficacy comparison of ibuprofen, acetaminophen-codeine, and placebo premedication therapy on the depth of anesthesia during treatment of inflamed teeth. Oral Surg Oral Med Oral Pathol Oral Radiol Endod 2006;102:399–403.

[50] Nusstein J, Reader A, Nist R, Beck M, Meyers WJ. Anesthetic efficacy of the supplemental intraosseous injection of 2% lidocaine with 1:100,000 epinephrine in irreversible pulpitis. J Endod 1998;24:487–491.

[51] Dreven LJ, Reader A, Beck M, Meyers WJ, Weaver J. An evaluation of an electric pulp tester as a measure of analgesia

in human vital teeth. J Endod 1987;13:233–238.

[52] Ianiro SR, Jeansonne BJ, McNeal SF, Eleazer PD. The effect of preoperative acetaminophen or a combination of acetaminophen and ibuprofen on the success of the inferior alveolar nerve block for teeth with irreversible pulpitis. J Endod 2007;33:11–14.

[53] Aggarwal V, Singla M, Kabi D. Comparative evaluation of effect of preoperative oral medication of ibuprofen and ketorolac on anesthetic efficacy of inferior alveolar nerve block with lidocaine in patients with irreversible pulpitis: A prospective, double-blind, randomized trial. J Endod 2010;36:375–378.

[54] Simpson M, Drum M, Reader A, Nusstein J, Beck M. Effect of preoperative combination of ibuprofen/acetaminophen on the success of the inferior alveolar nerve block in patients with symptomatic irreversible pulpitis. J Endod 2011;37:593-597.

[55] Parirokh M, Ashouri R, Rekabi AR, et al. The effect of premedication with ibuprofen and indomethacin on the success of inferior alveolar nerve block for teeth with irreversible pulpitis. J Endod 2010;36:1450–1454.

[56] Mellor AC, Dorman ML, Girdler NM. The use of an intra-oral injection of ketorolac in the treatment of irreversible pulpits. Int Endod J 2005;38:789–792.

[57] Hargreaves KM. Letter to the editor. Int Endod J 2006;39:334–335.

[58] Oguntebi B, DeSchepper E, Taylor T, White C, Pink F. Postoperative pain incidence related to the type of emergency treatment of symptomatic pulpitis. Oral Surg Oral Med Oral Pathol Oral Radiol Endod 1992;73:479–483.

[59] Nagle D, Reader A, Beck M, Weaver J. Effect of systemic penicillin on pain in untreated irreversible pulpitis. Oral Surg Oral Med Oral Pathol Oral Radiol Endod 2000;90:636–640.

[60] Keenan JV, Farman AG, Fedorowicz Z, Newton JT. A Cochrane systematic review finds no evidence to support the use of antibiotics for pain relief in irreversible pulpitis. J Endod 2006;32:87–92.

[61] Sutherland S. Antibiotics do not reduce toothache caused by irreversible pulpitis. Are systematic antibiotics effective in providing pain relief in people who have irreversible pulpitis? Evid Based Dent 2005;6:67.

[62] Gallatin E, Reader A, Nist R, Beck M. Pain reduction in untreated irreversible pulpitis using an intraosseous injection of Depo-Medrol. J Endod 2000;26:633–638.

[63] Isett J, Reader A, Gallatin E, Beck M, Padgett D. Effect of an intraosseous injection of depo-medrol on pulpal concentrations of PGE2 and IL8 in untreated irreversible pulpitis. J Endod 2003;29:268–271.

[64] Agarwala V, Reader A, Nusstein JM, Beck M. Anesthetic effect of a preemptive intraosseous injection of Depo-Medrol in untreated irreversible pulpitis [abstract]. J Endod 2006;32:238.

[65] Stein K, Reader A, Agarwala V, Nusstein J, Beck M. Anesthetic effectiveness of a preemptive injection of Depo-Medrol in untreated irreversible pulpitis [abstract]. J Endod 2007;33:332.

[66] McDougal RA, Delano EO, Caplan D, Sigurdsson A, Trope M. Success of an alternative for interim management of irreversible pulpitis. J Am Dent Assoc 2004;135:1707–1712.

[67] DeRosa T. A retrospective evaluation of pulpotomy as an alternative to extraction. Gen Dent 2006;54:37–40.

[68] Garry MG, Jackson DL, Geier HE, Southam M, Hargreaves KM. Evaluation of the efficacy of a bioerodible bupivacaine polymer system on antinociception and inflammatory mediator release. Pain 1999;82:49–55.

[69] Wang CF, Djalali AG, Gandhi A, Knaack D, De Girolami U, Strichartz G. An absorbable local anesthetic matrix provides several days of functional sciatic nerve blockade. Anesth Analg 2009;108:1027–1033.

[70] Knotkova H, Pappagallo M, Szallasi A. Capsaicin (TRPV1 agonist) therapy for pain relief: Farewell or revival. Clin J Pain 2008;24:142–154.

[71] Kissin I. Vanilloid-induced conduction analgesia: Selective, dose-dependent, long-lasting, with a low level of potential neurotoxicity. Anesth Analg 2008;107:271–281.

[72] Gerner P, Binshtok AM, Wang CF, et al. Capsaicin combined with local anesthetics preferentially prolongs sensory/nociceptive block in rat sciatic nerve. Anesthesiology 2008;109:872–878.

[73] Al-Qallaf B, Das DB. Optimizing microneedle arrays to increase skin permeability for transdermal drug delivery. Ann N Y Acad Sci 2009;1161:83–84.

[74] Wu Y, Qiu Y, Zhang S, Qin G, Gao Y. Microneedle-based drug delivery: Studies on delivery parameters and biocompatibility. Biomed Microdevices 2008;10:601–610.